Gottfried Hertzka/Wighard Strehlow

Die Küchengeheimnisse
der Hildegard-Medizin

Gottfried Hertzka/Wighard Strehlow

*Die Küchengeheimnisse
der Hildegard-Medizin*

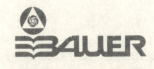

Verlag Hermann Bauer
Freiburg im Breisgau

CIP-Kurztitelaufnahme der Deutschen Bibliothek

*Hertzka, Gottfried:*
Die Küchengeheimnisse der Hildegard-Medizin/
Gottfried Hertzka; Wighard Strehlow. –
Freiburg im Breisgau: Bauer, 1984.
 ISBN 3-7626-0288-3

NE: Strehlow, Wighard:

1984
ISBN 3-7626-0288-3
© 1984 by Verlag Hermann Bauer KG, Freiburg im Breisgau.
Alle Rechte vorbehalten.
Gesamtherstellung: Zobrist & Hof AG, Liestal/Schweiz.
Printed in Switzerland.

# Inhalt

| | |
|---|---|
| Vorwort. . . . . . . . . . . . . . . . . . . | 7 |
| Das erweiterte Inhaltsverzeichnis zur Einführung . . . . . | 11 |
| Allgemeine Hinweise. . . . . . . . . . . . . . . . . . | 17 |
| Butter, Käse, Fett und Öle. Eier. Braten und Backen . . . | 27 |
| Christentum auch in der Küche . . . . . . . . . . . . . | 36 |
| Dinkel, das Getreidewunder . . . . . . . . . . . . . . | 52 |
| Essig, Salz und Saures . . . . . . . . . . . . . . . . | 66 |
| Frühstück – aber richtig! . . . . . . . . . . . . . . . | 79 |
| Gift im Kochtopf . . . . . . . . . . . . . . . . . . | 90 |
| Hülsenfrüchte. . . . . . . . . . . . . . . . . . . . | 96 |
| Ingwer und die klassischen Gewürze . . . . . . . . . . | 103 |
| Johannisbeeren und Beerenfrüchte . . . . . . . . . . . | 110 |
| Krankendiät . . . . . . . . . . . . . . . . . . . . | 117 |
| Lebensmittel »Getreide« . . . . . . . . . . . . . . . | 129 |
| Milch . . . . . . . . . . . . . . . . . . . . . . . | 136 |
| Nachtisch (Dessert) und Süßigkeiten . . . . . . . . . . | 139 |
| Obst und Weintrauben . . . . . . . . . . . . . . . . | 149 |
| Psyllium und die Psyche. . . . . . . . . . . . . . . . | 166 |
| Quantität und Qualität . . . . . . . . . . . . . . . . | 174 |
| Rezepte für die Dinkelküche . . . . . . . . . . . . . . | 179 |
| Spinat und Gemüse . . . . . . . . . . . . . . . . . . | 194 |
| Schweinefleisch. . . . . . . . . . . . . . . . . . . | 198 |

Stuhlgang und gute Verdauung . . . . . . . . . . . . . . 202

Trinken und Getränke . . . . . . . . . . . . . . . . . 214

Untergewicht und Übergewicht. . . . . . . . . . . . . 226

Vitamine und Viridine (Grünes) . . . . . . . . . . . . 243

Wild- und Fleischspeisen . . . . . . . . . . . . . . . 254

Xantophyl und die Farbstoffe in der Küche. . . . . . . . 271

Ysop und heimische Gewürze. . . . . . . . . . . . . . 277

Zucchini, Exoten und Kartoffel. . . . . . . . . . . . . 284

Hildegard v. Bingen, eine Kurzbiographie . . . . . . . . 295

Register

   Naturmittel. . . . . . . . . . . . . . . . . . . . . . 237

   Krankheiten und Verschiedenes . . . . . . . . . . . . 306

# Vorwort

Die »Küchengeheimnisse« entstanden durch die Zusammenfassung aller einschlägigen Stellen aus dem Medizinbuch Hildegards über »Die Subtilitäten der verschiedenen Naturgeschöpfe« und wie man durch sie dem Menschen zu Hilfe kommen kann. Über die Bedeutung der wieder aufgefundenen Hildegard-Medizin in der ärztlichen Praxis und ihre Rolle im Gesamtschriftwerk der heiligen Hildegard informiert das in vierter Auflage im Christiana-Verlag (Stein a. Rhein, Schweiz) erschienene Buch *Das Wunder der Hildegard-Medizin*.

Dort findet sich der Nachweis ihrer mystischen Entstehungsquelle. Nur dadurch erklärt sich die ebenso neuartige wie auch gewaltige Wissensfülle und hochmoderne Aktualität der medizinischen Hildegard-Schrift und somit auch dieses Buches. Diese geht noch über den Stand unserer gegenwärtigen Ernährungswissenschaft hinaus, wie sich der Leser bald überzeugen kann.

Das Buch ist in wesentlichen Teilen das Ergebnis ärztlicher und praktischer Erfahrungen. Es handelt sich dabei um keine »neue Küche«, sondern um eine Ergänzung jeder heute üblichen Küchenpraxis von dem bisher unbekannten Standpunkt der Hildegard-Medizin aus. Gesucht wird nicht der Nährwert der einzelnen Nahrungsmittel, sondern nach ihrem Heilwert wird gefragt, ausschließlich bezogen auf den Menschen. Das kann jede Küche brauchen, auch wenn wahrscheinlich mancher nicht hundertprozentig allen Angaben dieses Buches folgen will. Aber die bereits zahlreich gewordenen Hildegard-Freunde – und vor allem auch Familien, Krankenhäuser und Sanatorien, die auf die schwächsten Glieder der Küchengemeinschaft Rücksicht nehmen müssen – werden sicher mit Gewinn die vielen bisher unbekannten Möglichkeiten nützen, über den Speisezettel gesundheitsfördernd einzugreifen.

Mancher wird erstaunt sein zu erfahren, welche Tücken und Gefahren auch von der »natürlichsten und biologischsten Küchenpraxis« drohen können. Jüngst stand im Brief einer Patientin: »Können Sie mir ein gutes Diätbuch nennen, Herr Doktor?« Nun, ein Diätbuch sind die Küchengeheimnisse ebensowenig wie ein Kochbuch im landläufigen Sinn. Wenn man aber unter »Diät« die Beschränkung auf das »Nur-Gute« in der menschlichen Ernährung versteht, dann befinden wir uns mit Hildegard von Bingen auf dem richtigen Weg. Wenn es außerdem gelang, für die Hildegardischen Küchenweisheiten die richtige Form zu finden, dann müßte es ein gutes Buch für die gesunde Volksküche geworden sein.

Wie im erfolgreichen *So heilt Gott*-Buch (11. Aufl. Christiana-Verlag, Stein a. Rhein 1984) wurde wieder das Alphabet als Einteilungsgrundlage der Kapitel gewählt. In der folgenden »Einführung« finden Sie als erweitertes Inhaltsverzeichnis zu jedem Kapitel kurze Angaben über seinen Sinn und Zweck. So ergibt sich aus der Zusammenfassung unter einem höheren Gesichtspunkt ein besserer Blick für das Wesentliche. Wer spezielle Fragen beantwortet haben will, findet im ausführlichen Namensregister am Schluß des Buches die gesuchten Stichworte.

Die einschlägigen Stellen aus den (lateinischen) Hildegard-Büchern wurden für dieses Buch zumeist eigens übersetzt; die zitierten Stellen des Originals werden in Klammer angeführt. Zum Verständnis der Angaben Hildegards wurde ein neuer wissenschaftlicher Begriff eingeführt: die Subtilität oder menschenbezogene Arteigenheit, gemäß welcher Hildegard alle Naturdinge beschreibt und wovon, ihrer Darstellung nach, alle guten oder schlechten Wirkungen abhängen. Wissenschaftliche Forschungen spielen bei Hildegard keine Rolle, weil ihr Wissen aus der Weisheit Gottes stammt. In mancher Hinsicht könnten sich für unsere Gelehrten wichtige Impulse ergeben. Wir jedenfalls brauchen uns (noch) keine Zahlentabellen zu merken.

Für wertvolle Ratschläge, Korrekturen und Hilfen bei der Niederschrift schulden wir einigen treuen Hildegard-Freunden großen Dank. In christlichem Geist haben diese aber gebeten, nicht namentlich genannt zu werden. Gott wird ihnen alle Mühen lohnen.

Als mitverantwortlich durch Originalbeiträge zeichnet erstmalig Dr. rer. nat. Wighard Strehlow, mein Nachfolger in der Konstanzer Hildegard-Praxis. Er bringt die besten Voraussetzungen mit, die Hildegard-Medizin und Hildegard-Idee zur schulmäßigen Anerkennung zu führen.

Schienen über Radolfzell am Bodensee, 7. Mai 1984

Dr. med. Gottfried Hertzka

# Das erweiterte Inhaltsverzeichnis
## zur Einführung

**A**llgemeine Hinweise
Die zitierten Hildegard-Texte wurden für dieses Buch meist
eigens übersetzt und in Klammern die (lateinischen) Originalstel-
len angegeben. Eine kritische Hildegard-Forschung geht nicht
ohne Lateinkenntnisse. Dem Leser dieses Volksbuches soll diese
Arbeit erspart werden.

**B**utter, Käse, Fett und Öle
Eier. Braten und Backen
Ein Grundanliegen dieses Buches war, Sorgen abzubauen. Rohkost wird bei Hildegard klein geschrieben. Alle Bedenken wird
das Buch auch nicht ausräumen können. Hildegard schreibt in
einer gerade noch heilen Welt für eine heile Welt.

**C**hristentum auch in der Küche
Viele falsche Propheten bieten in dieser Umbruchzeit ihre Waren
auf dem Marktplatz der Welt an. Was muß bleiben?

**D**inkel – das Getreidewunder
Ohne Dinkel keine Hildegard-Küche. Nur dadurch werden oft
wissenschaftliche Streitfragen entschärft. Vergleiche auch die
Kapitel »F«, »L« und »R«.

**E**ssig, Salz und Saures
Allein der Mensch und sein Geschmackssinn und kein Tierexpe-
riment entscheidet über Wert und Unwert des Essig- und Salzan-
teiles in deiner Ernährung.

**F**rühstück – aber richtig!
Vielleicht wurde im Eifer manches überspitzt ausgedrückt. Vernünftige Menschen sehen darüber hinweg nach dem Grundsatz: »Prüfet aber alles, und das Gute behaltet.« (1. Thess. 5, 21)

**G**ift im Kochtopf
Nicht nur die Dosis, sondern auch die Subtilität macht's, ob etwas Gift ist oder nicht. Darüber lesen wir ganz Erstaunliches.

**H**ülsenfrüchte
Niemand soll auf die Hildegard-Küche verpflichtet werden. Nur sollte man wissen, wie unwahrscheinlich viele Faktoren von seiten der Ernährung primär kränkend oder sogar krankmachend auf den Organismus einwirken. Wissend vorbeugen ist ein Teil der Hildegard-Medizin.

**I**ngwer und die klassischen Gewürze
Vergleiche Kapitel »Y«: Ysop und heimische Gewürze.

**J**ohannisbeeren und Beerenfrüchte
Hildegard hat keine Erfahrungen gemacht oder gesammelt, sonst wäre es ganz unerklärbar, wie so gewöhnliche Früchte wie die Stachelbeeren fehlen.

**K**rankendiät
Die Küchengeheimnisse sollten weder ein Medizinbuch noch ein Diätbuch werden. Die einzige Ausnahme bildet dieses Kapitel.

**L**ebensmittel »Getreide«
Wieviel subtile Unterschiede gibt es allein schon bei den Getreiden! Um Wichtiges stärker einzuprägen, wird hier – wie auch an wenigen anderen Stellen des Buches – einiges aus früheren Kapiteln wiederholt.

**M**ilch
Bei der großen Fülle hildegardischer Einzelheiten muß jedem der Gedanke kommen: Wer kann sich das alles merken? Da bleibt nur eines übrig: nötigenfalls immer wieder nachlesen.

**N**achtisch (Dessert) und Süßigkeiten
Einem übermäßigen Einsatz von Zucker beugen wir dadurch
vor, daß wir dem Süßen die Rolle eines Nachtisches zuweisen.

**O**bst und Weintrauben
Wenn die Welt nach den Wirren unserer Tage wieder in einen
dauerhaften Normalzustand übergeht, schlägt die Stunde Hildegards: Obst und Obst ist zweierlei.

**P**syllium und die Psyche
Wenn es wahr ist, daß die (himmlischen) Gnaden eine (rechtver-
standene) Natur voraussetzen, dann sind Hildegards Subtilitäten
Gold wert. Wer sonst hat bisher den Sinn des Herrn in der Natur
erfaßt? (1. Kor. 2, 16)

**Q**uantität und Qualität
Vom Standpunkt der Hildegard-Medizin sind nicht die Chemie
und die Zahlen (Formeln) maßgebend, sondern in erster Linie
die individuellen Eigenarten aller Naturdinge. Vor aller Wissenschaft stehen die Naturgeheimnisse.

**R**ezepte für die Dinkelküche
Ohne gezielten Dinkeleinsatz scheint in vielen Fällen bei Magen-
Darm-Erkrankungen eine durchgreifende Hilfe unmöglich. Es
gibt aber ein Heer gesunder Hildegard-Freunde und Familien,
die mehr aus dem Dinkel herausholen wollen. Sie können es.

**S**pinat und Gemüse
Allen Gemüseliebhabern sollte man ins Stammbuch schreiben:
Dinkel ist das beste Gemüse!

**Sch**weinefleisch
Ein kurzes, aber zum Hildegard-Verständnis wichtiges Kapitel.

**St**uhlgang und gute Verdauung
Wichtig und viel gefragt. Was nach Hildegard dazu gesagt werden kann.

13

**Trinken und Getränke**
Als hundertprozentiges Gesundheitsgetränk gibt es bei Hildegard nur den Fencheltee. Aber man kann den Durst auf mancherlei Weise löschen, wobei verschiedenes zu berücksichtigen ist. Vergleiche Kapitel »A«.

**Untergewicht und Übergewicht**
An beidem kann der Mensch leiden. Alle bisherigen Ernährungsvorschläge für diese Menschen kennen Hildegard noch nicht.

**Vitamine und Viridine (»Grünes«)**
Die Vitaminfrage tritt bei Hildegard dank Dinkel und der arteigenen Heilwerte einzelner Pflanzen in den Hintergrund. Ich wage zu behaupten, daß es so viele Vitamine gibt wie Naturdinge.

**Wild- und Fleischspeisen**
Von den vielen nach Hildegard möglichen Fleischsorten kommen gewöhnlich nur wenige auf den Tisch. Für Kur und Heilzwecke darf man auch mal nach Außergewöhnlichem greifen.

**Xantophyl und die Farbstoffe in der Küche**
Verachtet mir die Welt der Augen nicht, doch macht euer Urteil nicht von ihnen abhängig!

**Ysop und heimische Gewürze**
Vergleiche »I«: Ingwer und die klassischen Gewürze.

**Zucchini, Exoten und Kartoffel**
Wo Hildegard auf unsere Fragen keine Antwort gibt, lassen wir die Vernunft walten.

# Abkürzungen der benützten und zitierten Originalwerke Hildegards

PL     Die Zahlen bedeuten Columnenangaben (Halbseiten) der *Patrologia Latina* (Ed. Migne) Band CXCVII, in dem 1855 zwei Drittel aller Hildegard-Schriften veröffentlicht wurden.

CC     Die angeführten Zahlen sind Seiten und Zeilenangaben der von Paul Kaiser 1903 bei Teubner/Leipzig herausgegebenen *Causae et Curae* (Ursachen und Behandlungen) des Lehrbuches der Hildegard-Medizin.

Pitra     Seitenangaben der von Kard. Pitra 1887 herausgegebenen *Analecta Opera Sanctae Hildegardis* (Band VIII der *Analecta Sacra*). Deutsche Übersetzung von Heinrich Schipperges (*Mensch in der Verantwortung,* Otto Müller Verlag, Salzburg 1972).

BH     Seitenzahlen der textkritischen Heilmittelausgabe der *Basler Hildegardgesellschaft* (Basel 1983/84).

# Allgemeine Hinweise

über das Essen und Trinken im Sommer und im Winter, die unabhängig von Gesundheit oder Krankheit gelten, aber unter Umständen darüber entscheiden, stehen in Hildegards Lehrbuch der Medizin (Causae et Curae). Dort heißt es zum Beispiel:

> »Wenn der Mensch ißt, teilen die (Lymph-)Bahnen, welche die Geschmacksstoffe wahrnehmen, diese an den Körper mit. Die inneren (Lymph-)Bahnen, nämlich die der Leber, des Herzens und der Lunge, erhalten aus diesen Speisen deren arteigenen Saftstoff und verteilen ihn überall im Körper. So wird das Blut des Menschen gemehrt und der Körper genährt, wie ein Feuer vom Blasbalg zum Aufflammen gebracht wird und wie das Gras grünt und wächst durch Tau.« (CC 112, 1 ff.)

Bei Hildegard steht nur von Bahnen (Venae), die aber nicht dem entsprechen, was wir unter Venen verstehen, sondern den inneren Gewebsspalten. Ganz ähnlich wie die beschriebenen »Zündstoffe« wirken die Vitamine. Wir wissen heute, daß ihre Aufnahme über die Leber vor sich geht, es blieb uns jedoch noch unbekannt, daß auch das Herz und die Lunge (Oxydation?) an ihrer Aneignung (Assimilation) maßgebend beteiligt sind, wie Hildegard es beschreibt. Anscheinend stellt jede Pflanze ihren arteigenen (subtilen) Vitamin-»Saft« zur Verfügung. Im Zusammenhang damit fährt der Hildegard-Text fort:

> »Wenn der Mensch ißt und trinkt, führt ein nur dem Menschen eigener Trakt der Regulation (Rationalitas) die Geschmacksstoffe und den arteigenen (subtilioren) Saftstoff sowie die Duftstoffe dem Gehirn zu und macht dort Wärme durch das Anfüllen seiner (Gefäß-) Bahnen. Alles übrige von den Speisen

und Getränken gelangt in den Magen und Darm und liefert Kalorien dem Herzen und dem Blut und der Lunge, die ihrerseits die Geschmacksstoffe und arteigenen Saftstoffe und Duftstoffe in ihre Gewebe aufnehmen, so daß diese davon gefüllt, geschwellt und genährt werden, wie wenn man einen dürren ausgetrockneten Darm in ein Wasser legt, wobei der Darm wieder weich und aufgeschwollen und voll wird.« (CC 113, 3ff.)

Über die Vorgänge, die zu Hunger und Durst führen, steht bei Hildegard:

»Nach dem Essen soll der Mensch nicht sogleich schlafen, ehe nicht die Geschmacksstoffe und die arteigenen Saftstoffe samt dem Duftstoff an die Stellen gelangten, für die sie bestimmt sind. Nach dem Essen enthalte er sich vielmehr eine kleine Weile des Schlafens. Wenn er nämlich sofort nach dem Essen einschläft, leitet dieser Schlafvorgang die Geschmacksstoffe und Feinstoffe samt den Duftstoffen der Speisen an nicht zuständige und gerade entgegengesetzte Stellen und versprengt sie wie Staub in die (allgemeinen) Gewebsbahnen hierhin und dorthin. Wenn sich aber der Mensch eine kurze Weile zurückgehalten hat und dann erst für eine (kleine) Stunde sich schlafen legt, dann gedeihen davon sein Fleisch und sein Blut, und es macht ihn gesund.« (CC 114,5ff.)

Die Fachsprache Hildegards läßt sich schwer übersetzen. Was ich hier als Lymphbahnen oder Lymphräume bezeichnet habe, lautet im Lateinischen »venae«. Wer die medizinischen Bücher Hildegards liest, kommt nicht in Versuchung, dieses Wort schlechthin mit Gefäßen oder mit Adern zu übersetzen. Man beachte hier auch, daß es immer wieder um die drei gleichen Feinstoffe (der Nahrung) geht, um das, was wir schmecken, was wir riechen und was uns jede Speise an arteigenem (subtilen) Stoff liefert. Auch beim Ausdruck »Fleisch« und »Blut« handelt es sich nicht um Gemeinplätze, sondern der Text meint genaugenommen den Zellkern (beziehungsweise die Gewebszellen) und meistens auch die Blutzellen (als Träger der wichtigsten Blutfunktionen).

»Es geschieht oft, daß ein Mensch beim Erwachen, sei es am Tag oder sei es nachts, wegen des Kaloriengehaltes (calor) und der Trockenheit des Gegessenen Durst leidet. Aber er soll sich hüten, dann sofort zu trinken, solange die Schläfrigkeit noch in ihm steckt, weil er sich dadurch Erkrankungen zuzöge und Kreislauf und Säftemischungen zu ungebührlichen Stürmen aufgepeitscht würden. Aber auch, nachdem er hellwach geworden ist, soll er noch eine kleine Weile auf ein Getränk verzichten, auch wenn es ihn stark dürstet, und zwar so lange, bis alle Schläfrigkeit gänzlich von ihm gewichen ist.
Wenn jemand (dann) nach dem Schlafen Durst hat, soll er Wein oder Bier trinken, gleichgültig, ob er gesund oder krank ist, und nicht etwa Wasser, weil das Wasser dann dem Blut und seiner Säftemischung mehr schaden als ihnen helfen würde.« (CC 114,15 ff.)

Nach dem Schlafen soll man also auf keinen Fall sofort trinken. Ob es später – beim Bier und beim Wein als Getränken – darauf ankommt, daß man etwas Vergorenes trinkt, um Wiedereinschlafen zu erleichtern? Auch bei den Wintergetränken kommt dem Bier und dem Wein der Vorrang zu, wie wir noch hören werden. Nach einem längeren Abschnitt über Getränke bei Fieberkranken fährt nun der Hildegard-Text fort:

»Abends kann der Mensch die gleichen Speisen essen und die gleichen Getränke trinken, die er tagsüber zu sich genommen hat, wenn er will; und zudem soll er so zeitig zur Nacht essen, daß er noch seinen Spaziergang machen kann, ehe er sich zum Schlafen niederlegt.« (CC 116,12 ff.)

Es folgt nun ein längeres Kapitel über Essen und Trinken in den verschiedenen Jahreszeiten:

»Wenn der Mensch bei strenger Winterkälte, wobei er selbst innerlich kalt ist, (sehr) heiße Speisen ißt, dann geschieht es leicht, daß er sich den Melancholiestoff zuzieht und die Melancholie selbst in sich aufrührt. Wer aber recht kalte Speisen ißt und dabei selbst innerlich kalt ist, akquiriert davon Fieber(-Stoffe).

Wer aber zur kalten Winterszeit, indes er selbst innerlich kalt ist, guttemperierte Speisen ißt, das heißt solche, die weder zu heiß noch zu kalt sind, zieht aus ihnen einen mäßigen Erholungseffekt, weil sie ihm ein gutes Blut einbringen. Wer aber zur Zeit der Winterkälte an einem sehr warmen Ort wohltemperierte Speisen ißt, die weder zu heiß noch zu kalt sind, den schädigen jene Speisen nicht, aber die Erwärmung, die er dann am warmen Ort besitzt, schwächt ihn.

Wenn ein Mensch in der kalten Winterszeit essen will, soll er es an einem Ort tun, der nicht zu warm und nicht zu kalt ist, sondern temperiert, und soll nicht zu heiße und nicht zu kalte Speisen essen, sondern ebenfalls temperierte, und so wird er sich mit den Speisen die Gesundheit erhalten.

Denn selbst wenn er mit Hilfe von Kleidern an einem kalten Ort sich noch soviel Wärme verschafft, soll er doch während des Essens nicht im Kalten sitzen, weil die beim Essen mit eingeatmete kalte Luft in krank werden läßt.

Wenn die Wärme eines (Kohlen-)Feuers hinter seinem Rükken beim Essen aufsteigt, läßt ihn das gesünder sein, als wenn die Wärme ihm ins Gesicht strahlen würde.« (CC 117,2 ff.)

Hier handelt es sich um eine fast wissenschaftlich anmutende, detaillierte Schilderung, wie es solche im Lehrbuch Hildegards viele gibt.

»Im Sommer, wenn (auch) dem Menschen innerlich recht warm ist, erweckt das Verzehren von (zu) heißen Speisen leicht die Gicht. Wenn der Mensch im Sommer innerlich recht warm ist und sehr kalte (eiskalte!) Speisen ißt, führt das in ihm zur Verschleimung. Daher soll der Mensch im Sommer nach Wärme und Kälte hin ausgewogen temperierte Speisen zu sich nehmen. Die werden ihm gutes Blut und gesundes Fleisch bringen.

Wenn der zur Sommerszeit innerlich hitzige Mensch dann viel
äße, würde sich sein Blut übermäßig vom reichlichen Essen
erhitzen und seine Säfte würden sich zum Schlechteren wandeln. Seine Fleischpartien würden aufgebläht und unrichtig
aufgelockert, weil die Temperatur dann zu hoch ist. Ißt er
jedoch eine mäßige Menge, schwächt ihn das keineswegs,
sondern erhält ihm die Gesundheit.
Im Winter dagegen, wenn der Mensch auch innerlich sehr
ausgekühlt ist, verschafft es ihm Gesundheit und macht fett,
wenn er viel ißt.« (CC 117,26 ff.)

In früheren Zeiten, als keine Supermärkte ein Überangebot an
Lebensmitteln boten, galt eine gewisse Stattlichkeit (»Fettigkeit«) des Menschen als nicht unerwünscht. Das ist nicht nur als
Reserve, sondern auch für die Nerven gut. Der Hildegard-Text
meint dabei sicher den gesunden Fettansatz und nicht das krankhafte Fett, wie aus dem Lehrbuch eindeutig hervorgeht.

»Zu allen Jahreszeiten hüte sich der Mensch, kochendheiße
und noch dampfende Speisen zu verzehren. Wenn diese
gekocht sind, so warte er, bis die Kochhitze und das Dampfen
vergehen. Denn das Siedende und Dampfende zu essen bläht
den Bauch und rührt leicht die Stoffe auf, die Hautausschläge
(Lepra) hervorrufen.
Wenn ein Mensch aber unter großer Traurigkeit leidet, esse er
von den für ihn geeigneten Speisen reichlicher, damit er durch
die Nahrung sich erholen kann, da ja Traurigkeit auf ihm
lastet. Wenn einer von großer Fröhlichkeit erfüllt ist, esse er
mäßiger, denn sein Blut (Kreislauf) ist dann entfesselt und
zum Umherschweifen geöffnet. Denn wenn er dann reichlich
speist, verwandelt sich der Zustand seiner Blutsäfte in das
stürmische Gewoge der Fieber.
Im Winter trinke der Mensch nicht soviel, weil dann auch die
Luftfeuchtigkeit seine Säfte feucht macht; wenn er nämlich
dann viel tränke, verwandelt er die in ihm befindlichen Säfte
und zöge sich selbst Krankheiten zu.
Auch trinke er im Winter eher Wein oder Bier und vermeide
das Wasser, wenn möglich, weil in dieser Jahreszeit die

Wasser wegen der Durchfeuchtung der Erde nicht gesund sind.

Im Sommer mag er mehr trinken als im Winter, und zwar entsprechend Menge und Art der Nahrungsmittel, die er dann zu sich nimmt, weil zu dieser Zeit die Säfte trockener werden. Wegen der Austrocknung der Erde macht es ihm dann weniger aus, wenn er Wasser trinkt, als im Winter. Wenn der Mensch im Sommer innerlich sehr erhitzt, im übrigen aber körperlich gesund ist, soll er lieber etwas lauwarmes Wasser trinken und daraufhin ein wenig auf und ab gehen, damit es ihm warm wird. Das nützt der Gesundheit seines Körpers mehr, als wenn er Wein trinken würde.

Wenn sein Körper aber schwach ist, soll er im Sommer mit Wasser gemischten Wein trinken oder Bier, weil er sich davon mehr erholt als durch das Wassertrinken.

Zu allen Zeiten, gleich ob Sommer oder Winter, hüte sich der Mensch vor übermäßigem Trinken, da auch zuviel Regen der Erde beim Eindringen schadet. Genauso verführt jener Mensch, der über das Maß trinkt, seinen Körper zu einem schädlichen Zustand von Säftezersplitterung (diversi humores).

Aber der Mensch soll sich auch nicht übermäßig das Getränk vorenthalten, wovon Schwerfälligkeit im Denken und Handeln resultiert.

Auch könnten dann die verzehrten Speisen keine gute Verdauung einbringen und auch im Körper nicht Gesundheit liefern, wie denn auch die Erde klumpig und hart und trocken wird und keine guten Früchte liefert, wenn ihr des Regens Feuchtigkeit vorenthalten wird.« (CC 118,5ff.)

Der Vergleich des Menschen mit dem Erdreich beruht auf einem wesenhaften Zusammenhang zwischen der großen und der kleinen Welt, dem Makrokosmos und dem Mikrokosmos. Ursprünglich war der Mensch als »fünftes Element« geplant. Das vierte Element, die Erde, sollte ihm untertan sein. Durch das erste Essen im Paradies wurde dieses Verhältnis umgekehrt und der Mensch ein Knecht des vierten Elementes Erde. Die Knechtschaft der Schöpfung ist nun sein eigener Zustand geworden.

Erst auf dem mühsamen Umweg über die Erlösung kann er sich der ursprünglichen Menschennatur als »Kind Gottes« wieder nähern. Die Schöpfung wartet darauf, daß die Menschheit, von erdhaften Zwängen erlöst, ihr wieder in souveräner Würde gegenübersteht (Röm. 8,19). Alle Hildegardischen Ratschläge zielen darauf ab, dem zur »Erde« gewordenen Menschen den Weg wieder freizumachen für ein Menschentum, wie es sich Gott ursprünglich gedacht hat.

Der Abschnitt über die Ursachenkette im Lehrbuch Hildegards schließt mit folgenden Worten:

»Wie einem Käse, der in seinem Bottich gepreßt wird, sich immer neue Milchgerinnsel anlagern, bis er fertig ist, so muß man auch dem Kind und einem jungen Menschen fleißig Essen und Trinken reichen, bis sie ins reife Alter gekommen sind, sonst könnten Kind und Knabe nicht wachsen, sondern sie würden eingehen. Aber auch dem Greis und einem von Kräften Gefallenen muß (oft) Speise und Trank gereicht werden; denn wenn Blut und Fleischpartien in solchen Menschen abnehmen, muß man ihnen mit entsprechenden Nahrungsmitteln nachhelfen.

Denn der Mensch ist wie das Erdreich. Wenn die Erde zuviel an Feuchte hätte, würde sie darunter zu leiden haben. Wenn sie geringe oder gar keine Feuchte bekommt, kann man davon keinen Erfolg erwarten. Hat die Erde aber den angemessenen maßvollen Feuchtigkeitsgehalt, ist es gut für sie. So ist es auch beim Menschen.

Wenn er an reichlichem oder zu reichlichem ungebundenem Feuchtigkeitsgehalt leidet, nämlich im Bereich der Augen, Ohren, Nase und des Mundes, hat er davon mehr Leiden als Gesundheit. Wenn er aber im Bereiche der Glieder mäßige und vor allem keine (frei) fließende Feuchtigkeit besitzt, wird ihm das gefährlich. Wenn sein Feuchtigkeitsgehalt (auf das Nötige) beschränkt ist, dann dient ihm das zur Gesundheit.« (CC 165,3ff.)

In der Pathologie Hildegards spielt die Feuchtigkeit in den Augen und in den Ohren eine erstaunlich große Rolle. Wird diese vermindert oder vermehrt, folgen daraus gefährliche Krankheitszustände. Es muß sich dabei um die Bildung von Gewebshormonen handeln, die in ganz kleinen Mengen auf die Gesundheits- und Krankheitsvorgänge Einfluß nehmen. Wir wissen bisher davon nichts.

Diesen allgemeinen Diätratschlägen darf ich noch die Einleitung der Kapitel über die Fische und über die Tiere hinzufügen, wo über die Verträglichkeit, über die »Gesundheit« des Fleisches von Tieren gesprochen wird.

»Es gibt Fische, die ihrer Natur nach auf dem Grunde des Meeres und der Flüsse sich aufhalten und dort ihr Futter suchen und den Gewässerboden aufwühlen wie die Schweine die Erde. Dort fressen sie Wurzeln von einigen Pflanzen, die ausdauernd wachsen, und suchen dort auch anderes, andersartiges Futter, das ihnen paßt. Bisweilen steigen sie in die Mitte der Gewässer auf, bisweilen sinken sie an den Grund hinunter und bleiben meistens dort. Ihr Fleisch ist etwas weich und nicht gesund und nicht geeignet zum Essen, weil sie sich meistens auf dem Grund der Gewässer aufhalten ...

Es gibt noch andere Fische, die sich hauptsächlich in der Mitte und im Gebiet eines reinen Fluß- oder Meerwassers aufhalten und dort ihr Futter suchen. Dort finden sie auch Pflanzen an vorspringenden Felszacken, die sehr gesund sind und von denen sie sich nähren, und die soviel Gesundheit in sich haben, daß der Mensch jegliche Krankheit durch sie vertreiben könnte, wenn er sie finden würde. Diese Fische sind gesund zu essen, und ihr Fleisch ist kräftig, weil sie vornehmlich im reinen Wasser sich aufhalten. Manchmal sinken auch sie zum Grund hinunter und steigen wieder in die Höhe, aber vornehmlich, wie gesagt, halten sie sich in der Mitte der Flüsse auf.

Und es gibt andere Fische, die sich an der Oberfläche des Meeres und der Flüsse aufzuhalten pflegen und dort im Abschaum und dem obenschwimmenden Unrat ihr Futter suchen und von der Sonnenwärme mehr als andere Fische

durchdrungen werden. Manchmal ziehen sie sich auch in kleine Höhlungen zurück, in denen schmutzig stinkendes Wasser steht, das nicht abfließen kann. Deshalb ist ihr Fleisch ungesund und weich, und sie sind nicht gut zu essen.«
(PL 1265 Cff.)

Diese Gesichtspunkte bei der Auswahl von Fischfleisch werden später berücksichtigt, wenn Hildegard von diesem oder jenem Fisch schreibt, daß er gesund oder nicht gesund sein soll (»W«). Interessant ist der Schluß dieses allgemeinen Fisch-Vorwortes. Es heißt dort:

»Gott hat einigen Fischen eine Art Verstand entsprechend ihrer Natur und ihrer Art gegeben, so daß sie bestimmte Pflanzen und Wurzeln im Wasser erkennen. Diese verspeisen sie, wenn sie keine andere Nahrung haben, und deren Kraft und Natur sind so stark, daß sie dadurch ein halbes Jahr oder vier Monate ohne Nahrung leben können, wenn sie jene einmal kennengelernt und gekostet haben. Dennoch nimmt ihr Fleisch deswegen nicht ab oder wird weniger. Wenn diese Fische nachher wieder Hunger verspüren und sie keine andere Nahrung haben, dann können sie sich durch lange Zeit am Leben erhalten von den gleichen Kräutern und Wurzeln, die sie einmal erkannt haben. Wenn der Mensch diese Pflanzen und Wurzeln auch wüßte, und wenn er sie erkennen und erreichen könnte und manchmal davon verspeisen würde, könnte auch er durch vier oder fünf Monate ohne andere Speise sein, nachdem er sie einmal genossen hat. Aber sein Fleisch würde davon verhärtet und wie ausgewunden werden und nicht mehr so geschmeidig wie jetzt. Als Adam aus dem Paradies vertrieben war, kannte er sie und suchte sie in Gewässern und aß sie bisweilen, wenn er keine andere Speise hatte. Aber nachdem er andere Nahrung haben konnte, hat er sie gemieden. Denn diese Gewächse wachsen nicht leicht heran und vergehen auch nicht leicht. Wenn daher Fische oder Tiere etwas von ihnen gefressen haben, bleiben sie lange in ihrem Bauch unverdaut liegen, weil sie nur sehr schwer verdaut werden. Daher spüren die Tiere, die sie fressen, durch

lange Zeit keinen Hunger, und sie werden erst mit der anderen
Nahrung, welche nachher gefressen wird, verdaut.«
(PL 1268 Cff.)

Bei den Vögeln steht nur:

»Die geflügelten Tiere sind kälter als Tiere, die auf dem Lande
sich fortbewegen, denn sie werden nicht aus so hitziger Lei-
denschaft erzeugt. Deshalb haben sie auch reineres Fleisch als
die Tiere der Erde, weil sie nicht nackt aus der Mutter
hervorgehen, sondern mit Schalen bedeckt.« (PL 1285 C)

Von den vierfüßigen Tieren und über die Genießbarkeit ihres
Fleisches heißt es ganz allgemein:

»Jene Tiere, die andere fressen und von verdorbener Nahrung
sich nähren und auch in der Nachkommenschaft viele Junge
bekommen, wie etwa der Wolf, der Hund, das Schwein,
widersprechen der menschlichen Natur genau wie die Unkräu-
ter, weil der Mensch so etwas nicht tut. Das Vieh aber, das
reine Nahrung frißt, zum Beispiel Gras und ähnliche Weide-
kräuter, und auch in der Nachkommenschaft nicht viele Junge
hat, ist für den Menschen gut zu essen wie gute und nützliche
Heilkräuter. Aus beiden Arten von Tieren kann man aber
Heilmittel gewinnen.« (PL 1312 B)

Wir sehen aus diesen Ausführungen Hildegards, worauf bei
der Auswahl der Nahrung Wert zu legen ist. Es sind völlig andere
Gesichtspunkte, als man sie sonst kennt, und es wird gut sein,
wenn wir schon von Anfang an darauf aufmerksam gemacht
werden.

# Butter, Käse, Fett und Öle.
# Eier. Braten und Backen

## Butter

»Die aus der Milch gepreßte Butter hat eine feine Farbe.
Kuhbutter ist besser und gesünder als die von Schafen und
Ziegen.« (PL 1323 D)

Was Hildegard als feine Farbe bezeichnet, ist das natürliche
Buttergelb. Der Ausdruck »fein« bedeutet zweifelsohne ihren
Gehalt an Feinstoffen, an Vitaminen und auch anderen Aroma-
stoffen, die der Organismus der Kuh aus den gefressenen Kräu-
tern fabriziert und an die Milch, das Milchfett und somit an die
Butter abgibt. Hildegard fährt fort:

»Ein phthisischer Mensch (eine andere Handschrift hat an
dieser gleichen Stelle: ein Mensch mit Atemnot und einer, der
hustet) oder einer, der dürren Leibes ist (abgemagert, abge-
zehrt), der esse jederlei Art von Butter, und sie heilt ihn
innerlich und trägt zu seiner Erholung bei.« (PL 1198 B/C)

Man wird davon mit Nutzen bei Lungenkranken Gebrauch
machen, vor allem bei den Tuberkulösen. Ich weiß, daß bei
Lungenkrankheit schon mancher durch ein gutes Fett sich selbst
geheilt hat. Die Tuberkulose war die Krankheit der Armen, die
nicht einmal die Butter aufs Brot hatten. In diesem Falle kann
man mit gleichem Nutzen auch Ziegenbutter und Schafbutter
essen. Es ist eine Güte Gottes, daß andere Butter genausogut
hilft, weil arme Leute ja eher Ziegen und Schafe halten als Kühe.

»Auch einem gesunden Menschen, der nur einen mäßigen Fleischansatz (Fettansatz) hat, ist es gut, Butter zu essen. Wer aber fettes Fleisch (Übergewicht) hat, esse Butter nur mäßig, damit er nicht noch dicker werde davon. Milch und Butter und Käse von der Kuh kann ein Gesunder und ein Kranker, ein Kalter und ein Warmer essen, wenn er das nötige Maß einhält. Andernfalls würde ihr Leib an Umfang zunehmen.« (PL 1323 D)

Wir können also Butter auf den Frühstückstisch bringen und auch die Speisen mit Butter zubereiten.

## Käse

»Der Käse aus der Milch der verschiedenen Tiere besitzt das Wesen dieser Tiere, von denen die Milch stammt, und teilt sich dementsprechend auch dem Esser mit. Einem Menschen, der ein gesundes und gehärtetes und trockenes Fleisch (Fettgewebe, Bindegewebe, Muskelgewebe) an seinem Leib hat, dem schadet es nicht viel, wenn er harten und trockenen Käse ißt. Jenem anderen aber, der ein weiches, ein fettes und ein saftiges (feuchtes) Fleisch hat, schadet es nicht, wenn er einen weichen und frischen Käse ißt.« (PL 1324 C)

Nach Hildegard müßten immer zweierlei Käsesorten angeboten werden, ein Weichkäse oder ein Frischkäse – womit Quark, Topfen, gemeint ist – und auch ein härterer, ein gehärteter Käse. Jeder muß sich darüber Rechenschaft geben, welche von den beiden Käsearten ihm am nützlichsten ist. Bei dieser Gelegenheit könnte man gleich ein bißchen Gewissenserforschung halten.
Schafkäse oder Ziegenkäse haben die Natur des Schafes oder der Ziege in sich, von denen es heißt:

»Das Schaf, ob Widder oder Lamm, ist kalt, aber doch wärmer als das Rind, und auch feucht und einfacher Natur, und enthält keinerlei Bitterkeit oder Herbheit.« (PL 1324 A)

Näheres bei den Fleischarten (»W«). Die Begriffe »warm« und »kalt« interessieren uns, wenn wir von der Ziege hören:

»Die Ziege hat eine überstürzte Wärme und ein haltloses Wesen.« (PL 1325 A)

Das bedeutet noch nicht, daß ihr Fleisch nicht gesund wäre, nur muß man damit rechnen, daß bei Ziegenmilch und Ziegenkäse – ähnlich dem Ziegenfleisch – etwas von dieser Plötzlichkeit, Sprunghaftigkeit an den Menschen übergehen kann. Davon wird man Gebrauch machen bei Menschen, die gehemmt sind, denen ein Schuß »Ziege« gar nicht schaden könnte. Und ein wenig »Schafsgeduld«, wenn man zu gerne »meckert«. Als Speisefett wird lediglich die Butter der Kühe, der Ziegen und der Schafe beschrieben.

Bei Käse-Unverträglichkeit streue man Mutterkümmel darüber. (PL 1138 B)

## Öle

Über das im Mittelalter »Baumöl« genannte *Olivenöl* schreibt Hildegard:

»Das Öl, aus der Frucht des Ölbaumes gepreßt, taugt nicht sehr viel, wenn man es ißt, weil es Brechreiz hervorruft und andere Speisen schwerer macht beim Essen. Aber es nützt für sehr viele Medikamente.« (PL 1230 A)

Das kommt praktisch einer Verbannung des Olivenöls aus unserer mitteleuropäischen Küche gleich. Ich halte dagegen die Verwendung des Öles aus den Bucheckern für möglich, weil Hildegard schreibt:

»Wenn jemand die Frucht vom Buchenbaum (Bucheckern) ißt, dann wird ihm das nicht zum Schaden, sondern er wird fett davon.« (PL 1236 B)

Etwas deutlicher steht beim *Nußöl* (Walnuß-Öl):

»Das Öl, das aus den Nüssen ausgepreßt wird, ist warm und macht den Fleischansatz der Esser fett und seinen Geist fröhlich. Aber vom Nußöl nimmt der Schleim (Phlegma) etwas zu, so daß die Brust eines Menschen mit Schleim (Livor) erfüllt wird. Dennoch können Kranke sowohl wie Gesunde dieses Öl zu sich nehmen und damit fertig werden und es ertragen. Nur den Schwachen macht es etwas dämpfig in der Brust.«
(PL 1220 A/B)

Wir werden Nußöl dann nicht einsetzen, wenn es sich um lungenschwache Menschen handelt. Bei Kranken ist deshalb das Nußöl nicht wünschenswert, weil man immer wieder die Lungenentzündung fürchtet, einen extremen Fall von Brustverschleimung. Das Nußöl an sich könnte sonst durchaus in der Küche seinen Platz haben, wenn es gut gewonnen, das heißt kalt geschlagen ist. Es gibt ein ganz hervorragendes französisch-provencalisches Nußöl, das zum Salatbereiten und anderen Dingen, namentlich bei Magerkeit, verwendet werden könnte. Wie wir hören, schadet es auch kräftigen Menschen nicht und macht sogar etwas fröhlich.

Hildegard erwähnt auch das *Mohnöl:*

»Das Öl, das man aus dem Mohnsamen preßt, dient nicht der menschlichen Ernährung, auch nicht zur Wiederherstellung seiner Kräfte und macht weder gesund noch eigentlich krank. Das Öl ist nämlich kalt, die Mohnkörner aber warm.«
(PL 1167 B)

Wir können mit dieser Angabe nicht viel anfangen. Im Notfall darf man Mohnöl verwenden, aber wirklich nur im Notfall.

*Leinöl* kommt bei Hildegard nicht vor. Sie schreibt vom Leinsamen nur:

»Lein(-Samen) ist warm und taugt nicht zum Essen.«
(PL 1202 B)

Diese Grundbeurteilung der Leinpflanze bezieht sich auf den Pflanzenkörper und sicher auch auf den Samen. Innerlich muß Lein als Menschenfeind bezeichnet werden. Ich rate von Leinöl und Leinsaat in der Küche ab. Der Schaden wird sicher früher oder später zum Vorschein kommen. Ähnliches könnte vom Raps und *Rapsöl* gelten, die bei Hildegard nicht erwähnt werden.

Vom *Distelöl* schreibt Hildegard nichts. Nach dem, was über die Distel steht, können wir es nicht brauchen. Eine gewisse Distelart kann nach Hildegard gegessen werden, aber nur von gesunden Menschen, denen sie weder viel schadet noch viel nützt, weil sie ihrem Blut keine Feinstoffe vermittelt. Meine persönliche Erfahrung geht dahin, daß Distelöl das Herz angreifen kann.

Von österreichischer Seite wurde ich auf ein anderes Öl aufmerksam gemacht, auf das *Kürbiskern-Öl.* Besonders zur Bereitung von Rettichsalaten und Selleriesalat und ähnlichen Wurzelsalaten soll es sich hervorragend eignen. Es ist aber etwas dickflüssig. Bei Hildegard steht nichts vom Kürbisöl; der Kürbis selbst gilt als gesund. Vielleicht trifft dies auch auf das naturbelassene Kürbiskernöl zu.

Merkwürdigerweise wird die Sonnenblume bei Hildegard nicht erwähnt, zumindest wurde sie bisher nicht identifiziert. Das wundert uns, denn Sonnenblumen muß es auch damals schon in Deutschland gegeben haben. Ich selbst habe nie schlechte Erfahrungen mit *Sonnenblumenöl* gemacht und habe es vielfach als Salatöl empfohlen und auch für andere Zwecke. Niemals habe ich eine schädigende Wirkung davon bemerkt.

Zu nennen wäre auch das sogenannte *Fischöl,* der Lebertran. Nachdem alles vom Walfisch nur gut und heilsam ist, kann ich mir denken, daß Walfischtran ein ganz hochqualifiziertes Heilmittel sein muß. Hildegard schreibt über die Leber vom Walfisch:

»Walfischleber zu essen reinigt inwendig deinen Magen (Darm) und nimmt all ihren Unrat weg wie der beste Abführ (-Trunk) ...« (PL 1271 C)

Diese hohe Empfehlung der Leber gilt sicher auch für den Lebertran, falls er aus dem Walfisch gewonnen wird. Wir haben Lebertran leider nur aus der Dorschleber. Den Dorsch habe ich bei Hildegard aber noch nicht entdeckt. Man kann eine Leber nicht mit einer anderen Leber vergleichen, und Dorsch ist Dorsch, Walfisch ist Walfisch. Echter Walfischlebertran wäre ein ganz hervorragendes Darmreinigungsmittel und könnte mit großem Nutzen das sicherlich nicht ganz ungiftige und ominöse Rizinusöl für diesen Zweck der Darmreinigung ersetzen. Auch das Öl aus dem Walfischfett, der Walfischtran, aus dem vielfach Margarine hergestellt wurde, dürfte eine heilsame Wirkung haben. Ich vermute, daß seine Wirkung etwa dem Walfischfleisch entspricht (»W«).

Wir brauchen nicht fettarm zu kochen und brauchen nicht fettängstlich zu sein. Das gilt auch vom

## Braten und Backen

Schmalzgebackenes und Braten an sich wird bei Hildegard im eigentlichen Sinne nur selten erwähnt (siehe Krankenkost »K«). Wir müssen hier unsere Vernunft einschalten und werden es für so gut und so schlecht halten, wie das Fett ist, das zu diesem Zweck benützt wird. Wir werden auch nicht ängstlich sein, daß eventuell dabei die Hitze eine Denaturierung, eine Erzeugung giftiger Stoffe hervorbringen könnte. Was von Natur aus gesund ist, wird auch durch den Back- und Bratprozeß nicht so leicht krankmachend. Zu diesem Schluß komme ich, weil Hildegard das sicher sonst irgendwo erwähnt hätte. Wenn wir aber mit Schweineschmalz und mit anderen nicht guten Fetten und Ölen backen, dann werden Nahrungsmittel unter Umständen »giftiger«, als sie es vielleicht allein durch den Backprozeß würden.

# Eier

«Die Eier der Vögel sind sämtlich mehr kalt als warm und gegessen schädlich, weil sie zäh und schleimig sind und fast wie ein Gift. Sie können heftig verletzen. Der Mensch soll sie nicht essen, weil, wenn er sie ißt, sie Feigmale machen und einen bösen Wurm wachsen lassen, der den Menschen frißt.
Die Eier der Hühner, der Haushühner, die können gegessen werden ...« (PL 1200 C)

Wer zuerst beim Lesen einen Schrecken bekommen hat und dem das Ei dadurch gründlich in die Glieder gefahren ist, kann aufatmen, denn Hildegard meint die Eier anderer Vögel, also zum Beispiel die Kiebitzeier, die in gewissen Gegenden als Delikatesse gelten. Nur die Hühnereier dürfen gegessen werden. Der Hildegard-Text fährt fort:

»Hühnereier, also die Eier von Haushühnern, können gegessen werden, aber doch nur mit Maß, weil sie schwachen Eingeweiden des Menschen so schädlich sind wie rohes und nicht gekochtes und nicht verarbeitetes Mehl, da sie sich den Eingeweiden ankleben wie Seiger und Schleim und auch Schleim und Fäulnis im Magen und Darm hervorrufen. Ein Mensch, der gesunde Eingeweide hat, der kann jedoch mit den Eiern fertig werden, wenn er sie ißt; doch soll er sie nur mäßig essen, weil auch er von ihnen leicht krank werden kann (das heißt Anlage zur Erkrankung bekommt). Auch für einen gesunden Menschen sind weiche Eier eher gesund als harte, die im Magen Beschwerden machen. Einem Kranken aber taugen weder weiche noch harte Eier zum Essen.
Wenn ein Kranker unbedingt Eier essen will, dann gieße er in das (Koch-)Wasser etwas Wein und lasse es im Topf kochend aufwallen, und dann schlage er die Eier in dieses Wasser unter Wegwerfen der Schalen. Und wenn sie gekocht sind, dann esse er die gekochten; die schaden ihm nicht, weil dann Gift und Eiter, welcher in den Eiern ist, durch das Feuer ausgekocht wurden.
Das Ei samt der Schale am Feuer zu rösten ist (noch) besser

und nützlicher für den Esser, als das Ei ohne Schale in Wasser zu kochen. Denn das Feuer zieht die Fäulnis, die in den Eiern steckt, durch die Schale aus, das Wasser aber nimmt diese nicht weg, solange die Schale darüber ist.
Der Dotter des Eies ist gesünder zu essen als das Weiße. Und der Eidotter, mäßig hart gekocht, ist gesünder zur Speise als der weiche.
Wenn ein Mensch das Ei roh ißt, dann schadet er sich sehr, weil es in ihm Fäulnis hervorruft.« (PL 1200 D)

Das sind klare Worte. Also keine rohen Eier! Wenn jemand Eier auf dem Frühstückstisch haben will, so kann man des Kuriosums halber tatsächlich in der Schale geröstete Eier auftischen. Warum nicht? Man kann selbstverständlich auch das verlorene Ei vorsetzen, und – um sicher zu gehen – gibt man nur den Dotter dieses verlorenen, das heißt in Weinwasser ohne Schale gekochten Eies zu essen. Auch für eine Mayonnaise kein Rohei verwenden, sondern nur das gekochte Eigelb! Ich halte das für wichtig, und wenn wir eine Mayonnaise machen, sollen wir daran denken. Die Überzeugung, daß ein rohes Ei gesund sei, ist bei vielen Menschen tief verankert. Als Krankenkost – so meint man – müsse man noch und noch Eier geben. Das Ei hat einen gewissen Symbolwert. Man glaubt, daß in ihm alle möglichen Naturkräfte, Vitalkräfte, stecken würden. Bei Hildegard lesen wir es anders.
Wir verwenden die Eier von Haushühnern. Hildegard gibt uns dazu eine Reihe von Anweisungen. Wenn wir für Rührei oder Omlette Eier (Eigelb) nehmen oder mit verbacken in Kuchen oder anderem Gebäck, ist dagegen nichts einzuwenden. Jedoch lautet die Grundregel für den Eierverbrauch auf alle Fälle: Nur mit Maß!

»Die Eier von der Gans für sich allein zu essen ist schädlich, wenn sie nicht mit einer anderen Speise verkocht werden.« (PL 1201 A)
»Wie immer zubereitet, sind Gänseeier (allein) schädlich und machen Skrofeln und andere Krankheitszustände im Menschen.« (PL 1293 D)

Diese etwas widersprüchlichen Sätze kann man unter Umständen auf einen Nenner bringen, wenn man annimmt, daß man Gänseeier mitverkochen kann, sie aber nicht für sich allein essen soll. Alles in allem gesehen, sind jedoch ihre Schadenwirkungen vermutlich größer als ihr Nutzen, und ich sehe keinen zwingenden Grund, Gänseeier in der Küche zu verwenden. Ähnliches gilt auch von Enteneiern:

»Die Eier von der Ente sind Gift und wirken an einem Menschen wie der Biß einer Viper.« (PL 1294 C)
Die Enteneier schaden dem Menschen, sind aber immer noch gesünder und besser als das Fleisch der Ente, weil die Ente voll Fäulnis ist, die jedoch in ihrem Fleisch zurückbleibt und nicht so vollständig in ihre Eier übergeht.« (PL 1201 A)

Also man wird am besten weder Gänse- noch Enteneier in einer Gesundheitsküche verwenden.

Der sogenannte Lecithingehalt der Eier spielt für die Hildegard-Küche keine Rolle. Wenn es in einer modernen Diätanweisung heißt: »Wegen ihres Lecithingehaltes sind Eier eine wertvolle Ergänzung der Kost«, so beeinflußt uns das ebensowenig wie die Warnung vor Eiern wegen ihres Cholesteringehaltes. Wenn dagegen in einer Diätanleitung für Leber- und Gallenkranke geschrieben steht: »Schlecht verträglich und daher verboten sind rohe Eier, da sie Koliken auslösen, sowie hartgekochte Eier, Setzeier und Mayonnaisen. Erlaubt sind dagegen weichgekochte Eier, und mit Vorsicht gelegentlich lockeres Rührei mit wenig Fett bereitet oder eine Omlette ...«, dann kommt das Hildegard schon ein wenig näher. Die Hildegard-Weisung gilt allerdings ohne Rücksicht auf die Art der Krankheit. Das eine ist einfach gesund und das andere weniger. Wir wollen nicht ängstlich sein, aber einen Eierkult wollen wir auch nicht pflegen.

# Christentum auch in der Küche

Mein ganzes Buch über Hildegards Küchengeheimnisse wäre umsonst geschrieben worden, wenn es den großen Geist der Freiheit eines Christenmenschen verleugnete. Über den vielen neuartig erscheinenden Ratschlägen dürfen wir nie vergessen, was Paulus sagt: »Alles ist euer! Ihr aber seid Christi.« (1. Kor. 3,23) Der wahre Christ steht als neue Kreatur über allen Naturgesetzen der ersten Schöpfung. (PL 916–955) Alles bei Hildegard atmet diesen Geist. Wir müssen uns also immer dessen bewußt sein, daß es hier nicht um neue Gesetze und Vorschriften geht, deren Übertretung und Mißachtung vielleicht gar eine Sünde wäre. Doch wird es gut sein für uns Menschen, die wir noch auf dem Wege sind, die Grenzsteine der alten Natur zu beachten. Mein Buch soll eine helfende Richtschnur sein.

Um Mißverständnisse auszuschalten, mußte auch dieses Kapitel geschrieben werden. Allein schon die Frage, ob für einen Christen das Genießen beziehungsweise Schlemmen auch einmal erlaubt oder grundsätzlich verboten sei, muß beantwortet werden. Als Kardinal Roncalli es sich bei einem Festessen schmecken ließ und daraufhin angesprochen wurde, meinte er: »Es steht nirgends geschrieben, daß die guten Dinge nur für die Sünder dasein sollen ...« Das liegt in der Linie der heiligen Theresia von Ávila, der man einmal bei einem Gastmahl ähnliches vorwerfen wollte und die zur Antwort gab: »Wenn Fasten, dann fasten; wenn Rebhuhn, dann Rebhuhn!« Ein guter Christ vermag sich an Überfluß und an Mangel anzupassen. Er pflegt in seinem Kämmerlein zu beten (und zu fasten), benimmt sich aber in der Öffentlichkeit möglichst unauffällig. Ich bin überzeugt, daß Theresia von Ávila zehnmal mehr gefastet und gebetet hat als die übrigen Rebhuhn-Esser.

Wer wüßte nicht, daß man sogar Jesus von Nazareth in seinen

Tagen vorwarf: »... seht diesen Schlemmer und Trinker ...«
(Mt. 11,19), weil er nicht so wie Johannes der Täufer war, der
»nicht aß und nicht trank«. Es gibt aber auch nicht wenige
fromme Menschen, die durch Abbruch von Speise und Trank
»das Himmelreich mit Gewalt an sich reißen wollen«. Solche
Fragen haben denkende Menschen viel beschäftigt.

Hat nicht das Christentum alle Lebensbereiche revolutioniert?
Uns kommt das nicht mehr zum Bewußtsein. Freilich, wenn man
nur von den vier Evangelien und Lehren unseres Herrn Jesus
ausgeht und von seiner geistigen Freiheit und überwältigenden
Großzügigkeit in vielen Fragen des Alltags, dann wäre der
»kulinarische« Ertrag gering. Jesus hat in seinen drei Lehrjahren
möglichst normal gelebt und als wiederholt geladener Gast beim
Mahl sicher alles gegessen. Er selbst rät zum Beispiel seinen
Jüngern auf der Wanderschaft: »Bleibt in dem Hause (wo man
euch aufnimmt), eßt und trinkt, was sie haben ... Kommt ihr in
eine Stadt und nimmt man euch auf, so eßt, was man euch
vorsetzt ...« (Lk. 10,7f.) Es steht aber nicht alles in den Evangelien, sondern der Herr sagt ausdrücklich: »... vieles ... könnt ihr
jetzt noch nicht verstehen ... aber der Geist wird euch über alles
belehren ... (Joh. 16,12f.)

Ich nehme an, daß Hildegards Gesamtwerk einen Teil dieser
Verheißungen erfüllt. Das gilt von Hildegards theologisch-philo-
sophischen Schriften genauso wie von ihren medizinischen.

Als ich vor Jahren darauf hinwies, daß wir von Hildegard eine
spezifisch christliche Medizin haben, lachte man mich aus. Und
nun gar noch eine »christliche« Küche! Aber warum eigentlich
nicht? Wieviel falsch verstandenes oder gar unchristliches
Gedankengut findet sich auf dem Ernährungssektor! Oft ist es
erst durch den Vergleich mit christlichen Gedanken und Lehrsät-
zen zu erkennen. Uralte Probleme und menschliche Grundmu-
ster tauchen heute wieder auf. Zum Beispiel das Verhältnis
altjüdischer Bräuche und strenger Gesetze zur jungen Freiheit
des neutestamentlichen Christentums. Es liegt mir fern, den
Wert der jüdischen Gesetzesfrömmigkeit herabzusetzen und eine
christliche Küche einem »Judentum in der Küche« gegenüberzu-
stellen, wie etwa Richard Wagner von einem »Judentum in der
Musik« schrieb. Ich sehe aber ebensowenig ein, warum ich das in

den Hildegard-Büchern überall aufleuchtende Besondere der christlichen Erkenntnis verstecken soll.

Die streng jüdische koschere Küche beruht auf dem Gegensatz von Reinem und Unreinem, was nichts anderes bedeutet als Gutes oder Schlechtes. Das Wissen um Gut und Böse geht auf ein Urwissen der Menschheit zurück und somit letztlich auf Gott, lehrt die jüdische Überlieferung. Was läge näher, als daß die Hildegard-Schriften daran anknüpfen müßten, wenn ihr Wissensinhalt auch aus dem göttlichen Wahrheits- und Weisheitsquell stammt? Offenbar kann man die Natur nicht einfach in Gut und Böse einteilen. Die medizinischen Hildegard-Texte bieten dafür ein Beispiel. Nicht einmal das Essen von Schweinefleisch ist nach Hildegard völlig verwerflich, obwohl doch die biblische Überlieferung jene fromme achtköpfige Familie rühmt, deren Glieder lieber einen grausamen Tod auf sich nahmen, als das göttliche Gebot zu übertreten, das den Gnuß »unreinen« Schweinefleisches streng verbot. (2. Makk 6,18 ff.; 7,1 ff.)

Jesus lehrte zur Empörung der jüdischen Geistlichen, daß die Begriffe von Rein und Unrein, also von Gut und Böse, anders verstanden werden können: »Nichts, was von außen in den Menschen eingeht, kann ihn verunreinigen, weil es nicht in sein Herz, sondern in den Magen eingeht und dann auf dem natürlichen Weg ausgeschieden wird.« *So erklärte er alle Speisen für rein.* Dann fuhr er fort: »Was aus dem Menschen herauskommt, das verunreinigt den Menschen, denn aus den Herzen der Menschen kommen die bösen Gedanken: Unzucht, Diebstahl, Mord, Ehebruch, Habgier, Bosheit, Arglist, Ausschweifung, Neid, Lästerung, Hochmut und Unverstand. All dieses Böse kommt von innen und verunreinigt den Menschen.« (Mk 7,18)

In den Ohren der judäischen Zeitgenossen klang diese Lehre Jesu unverantwortlich revolutionär. Die äußerliche Reinheit machte einen wesentlichen Bestandteil der mosaischen Religion aus und stand in so hohem und unantastbarem Ansehen wie etwa heute die Lehren der Hygiene bei den »Priestern der Naturwissenschaft«. Sauberkeit bis zur Keimfreiheit (Sterilität) in einem Operationssaal gehört heute zu den Dogmen der Medizin. Dieser Jesus fegt mit einem Wort eine tausendjährige, ehrwürdige Tradition vom Tisch! Welch beglückende neue Freiheit das junge

38

Christentum daraus schöpfte, sehen wir im berühmten Paulus-Wort: »Dem Reinen ist alles rein. Dem Befleckten jedoch und Ungläubigen ist nichts rein.« (Tit 1,15)

Gerade dieser Apostel wehrte sich heftig dagegen, daß man die »Christen« wieder zum Sauerteig der altjüdischen (Hygiene[?]-) Vorschriften zwingen wollte. (1. Kor 5,7) Jesus hatte eine andere Vorstellung von der Reinheit und lehrte die Herzensreinheit: »Selig, die ein reines Herz haben! Denn sie werden Gott schauen.« (Mt 5,8)

Wenn auch heute wie einst im Judentum viele Menschen asketische Übungen und Opfer, Fasten und andere mühsame Vorschriften (Vegetarismus zum Beispiel) auf sich nehmen, um dadurch besser, reiner zu werden, dann steckt dahinter – eingestanden oder nicht – der Wunsch, sich Gott wohlgefällig zu machen oder gar eines Gotteserlebnisses würdiger zu werden. Viele schützen als Leitmotiv die Sorge um ihre Gesundheit vor. Aber wissen diese Leute nicht, »daß alles (auch die Gesundheit!) ihnen nachgeworfen wird ...« (Lk 12,31) wenn ihr Herz rein ist, wenn sie das Reich und seine Gerechtigkeit gesucht (und gefunden) haben? Bei Lukas, dem Arzt, heißt es vorher in diesem Zusammenhang noch deutlicher: »So fragt denn auch nicht danach, was ihr essen und was ihr trinken sollt, und beunruhigt euch (deswegen) nicht ...« (Lk. 12,29) Solchen Menschen, die »christgläubig« geworden sind, wird nicht einmal getrunkenes (= tödliches) Gift schaden. (Mk 16,18) Es war die Überzeugung der Urchristen, daß ihnen mit dem vollen Glauben alles, auch die Gesundheit, zufallen müsse. Sie wunderten sich anfangs, daß Leute aus ihren Reihen krank werden und sogar sterben konnten (1. Kor 11,30)

In diesem Sinne finden wir bei Hildegard vom medizinischen Standpunkt aus keine allgemeinen Hinweise auf reine oder unreine Nahrung und auch keinen Rat zu asketischen Einschränkungen. Das entscheidende Argument scheint bei ihr die Harmonie an Leib und Seele zu sein. Also doch auch die Seele? Gewiß, zum Gesundsein oder Gesundwerden brauchen wir die Seele. Sie ist auch nach Hildegard die große Gesundheitskraft im Menschen. Wenn der Mensch den Anregungen seiner Seele folgen würde, wäre auch seine Gesundheit aufs beste bestellt. Wohl besteht ein Gegensatz zwischen den Wünschen des Leibes und den Wünschen der Seele. Der Leib täte gut, auf die Seele zu hören, schiebt diese aber oft rücksichtslos beiseite. Die Seele hingegen nimmt immer auf das Leibliche Bezug und schließt es in ihr Planen ein. Was der Seele ihre ordnenden Aufgaben erschwert, schadet auch dem Leib und ist also ungesund.

Essen und Trinken sind die Rohstoffe, deren sich die Seele bedient, um den Leib bei Leben und Gesundheit zu erhalten. Daß im Material Unterschiede (Subtilitäten) liegen, so daß einiges dem Leib besser, anderes schlechter bekommt, dafür kann die Seele nichts. Unsere Vernunft soll dafür sorgen, daß wir uns nur das Geeignete zuführen. Paulus schreibt einmal: »Euch ist alles (zu essen) erlaubt. Jedoch nicht alles ist von Nutzen!« (1. Kor 6,12)

Die einfache Schwarzweißzeichnung von Erlaubtem (»Reinem«) und Unerlaubtem (»Unreinem«) läßt sich in dieserForm nur selten aufrechterhalten. Das Maß des Nutzens und Schadens im einzelnen abzuwägen kennzeichnet in unübertrefflicher Weise die Hildegard-Küche. Hier gibt es keine grundsätzlich radikalen Etiketten, obwohl aus praktischen Gründen in vielen Fällen auch dieses Buch der Küchengeheimnisse von guten (empfehlenswerten) und von schlechten (abzuratenden) Nahrungsmitteln spricht.

Noch viel weniger läßt sich die Hildegard-Küche auf das künstliche Polarisierungssystem der heidnisch-asiatischen Religionen ein, das sich auf allen Gebieten, auch in der Küche, auswirkt. Zu den bekanntesten derartigen Diätsystemen gehört die Mazdaznanbewegung und die sogenannte Makrobiotik. Der Medizinstudent Otto Hanisch war in den Bannkreis der Zarathustra-Lehre geraten mit ihrer Vorstellung vom Weltkampf zwischen Licht und Finsternis. Alles »Lichtfreundliche« wird als gut und alles »Finstere« als böse bezeichnet. Dieser Dualismus, der schon im Urchristentum als gnostisch-manichäische Irrlehre verworfen wurde, führt auf dem Küchensektor dazu, daß man alles oberirdisch Wachsende, vor allem die Früchte, als gut, und alles unter der Erde, im finstern Gewachsene (zum Beispiel die Kartoffel) als böse ansieht. Entsprechend der Liebe zum Licht spielt der Lauf des Sonnenjahres dabei eine Rolle. Nach diesen Vorstellungen brauchen die (guten, »elektrisch« veranlagten) Edelmenschen vor allem Süßes und Sonnennahrung, die negativen (magnetischen) Menschen jedoch – Gemüse. All dieses geht auf den asiatisch-heidnischen Dualismus von Yin und Yang zurück. Gesundheit schaffende Kost hinge nach dieser Auffassung von einem Gleichgewichtszustand dieser beiden »Urkräfte« in jedem Nahrungsmittel ab.

Zum Unterschied von der zarathustrisch-parsischen Lehre verzichtet der chinesisch-japanische Dualismus auf ein Urteil über Gut und Böse. Diese 50:50-Teilung der Welt zwischen dem Machtbereich Gottes und dem Machtbereich des Bösen hat etwas Dämonisches.

Nur entfernt erinnert einiges davon an den elementaren Gegensatz von Kalt und Warm, der sich auch bei Hildegard findet, wo ebenfalls öfters dem Ausgleich der Gegensätze das Wort geredet wird. Doch liegen die Dinge nach Hildegard komplizierter, weil es zwei Gegensatzpaare zu berücksichtigen gilt, nämlich kalt/warm und trocken/feucht. Sie schreibt:

»Wer aber gesund sein will, soll nach von Natur aus warmen Speisen von Natur aus kalte und nach von Natur aus kalten von Natur aus warme genießen, nach natürlich trockenen von Natur aus feuchte und nach von Natur aus feuchten solche, die trocken sind, gekocht oder nicht gekocht, die ihrer Natur nach entweder warm oder kalt sind, damit sie so gut gegeneinander abgestimmt werden.« (CC 136,8 ff.)

Alle Schwarzweißgegensätze tragen in die Natur eine »schreckliche Vereinfachung« hinein, die der komplexen und komplizierten Wirklichkeit nicht gerecht wird. Jede Vereinfachung fasziniert die »billigen Denker«, wie Heinrich Hansjakob solche Menschen nannte, und wird immer rasch Anhänger finden. Fast alle modernen Ernährungslehren beruhen auf so einer kurzschlüssigen Vereinfachung.

Eine große, aber keineswegs auf christlichen Erkenntnissen beruhende Diätrichtung möchte ich hier noch erwähnen, den Vegetarismus, aus dem letztlich die ganze Reformkostbewegung hervorging. Der Name ist nicht viel älter als hundert Jahre

(1847). Diese Bewegung war ursprünglich ein Protest gegen das Überhandnehmen des Fleischverbrauches und die dadurch nötig gewordene Massenschlächterei, als das Fleisch vom Festtagsessen zum Alltagsessen wurde.

Die Anhänger der vegetarischen Lebensweise werden nicht müde, immer neue Begründungen für ihr Verhalten zu entwickeln. Aber nichts kann darüber hinwegtäuschen – und viele Vegetarier geben es ganz offen zu – daß sie letztlich die alten Bibelstellen aus dem ersten Mosesbuch zum Zeugen anrufen, als Gott dem ersten Menschenpaar, das diesen Namen verdient, den Auftrag gab: »Euch übergebe ich alles samentragende Kraut auf der ganzen Erde und aller Bäume Samenfrucht, damit es euch zur Nahrung diene ... (Gen 1,29)

Das ist ein ernst zu nehmendes Argument. Aber schon in einer der ersten Generationen trat eine Scheidung der Menschen in Ackerbauern (Kain) und Viehzüchtern (Abel) ein, wobei nicht der Fleischesser Abel, sondern der Ackerbauer Kain zum ersten Mörder wurde. Wahrscheinlich waren die Essener, denen Johannes der Täufer nahestand, Vegetarier, wie auch viele Einsiedler und spätere Ordensleute. Aber es gibt keine für alle Christen verbindliche Lehre, wonach Fleischgenuß als widergöttlich abzulehnen wäre. Im Gegenteil lautet eine berühmte Stelle im Römerbrief des hl. Paulus wie folgt: »Der eine hat genügend Glauben, so daß er alles essen kann, ein anderer, der noch schwach ist (im Glauben), ißt eben nur Gemüse. – Wer alles essen kann, soll den nicht verachten, der (Fleisch) nicht ißt, und der (es) nicht ißt, soll den, der (alles) ißt, auch nicht verdammen.« (Röm 14,2)

Paulus geht auf diese Problematik noch tiefer ein und erklärt: »Im Reiche Gottes kommt es nicht auf Essen und Trinken an, sondern auf Gerechtigkeit und Frieden und Freude im Heiligen Geiste.« (Röm 14,17) Er schreibt allerdings auch: »Gibt eine meiner Speisen dem Bruder Ärgernis, so wollte ich lieber in Ewigkeit kein (Opfer-)Fleisch mehr essen – um nur ja nicht meinem Bruder Ärgernis zu geben ...« (1. Kor 8,13)

Es müssen sich also von den frommen Juden (und Heiden) damals viele »fleischfreie« Brüder den Christen angeschlossen haben, was uns nicht wundert, denn fast alle, die nach hohen

Idealen strebten, wurden von den ethischen Forderungen des Christentums angezogen. Es gibt auch heute noch Orden, die kein Fleisch auf den Tisch bringen (Kartäuser und Trappisten), und die Kirche kennt Fastentage und Fastenzeiten, die zur Einschränkung des Fleischgenusses raten. Fleisch- und Weingenuß steigern mit und ohne entsprechende Disposition die Sinnlichkeit des Menschen, was nicht im Sinne der christlichen Lehre liegt, worauf die Hildegard-Bücher an verschiedenen Stellen hinweisen.

Am krankmachenden Effekt eines übermäßigen Fleischanteils im alltäglichen Essen besteht heute kein Zweifel. Wir wollen also die vegetarischen Diäten nach Bircher-Brenner, Waerland oder Schnitzer/Bruker respektieren. Sie sind aber für uns nicht verbindlich und noch weniger deren Betonung des Rohkostanteils, zumal sie alle den Dinkel nicht einmal dem Namen nach kennen.

Einfaches Leben ist gesünder und gottgefälliger als Überfütterung und Luxus. Das hat die christliche Tradition immer gelehrt. Schon im Buch der Sprüche steht: »Der Fromme ißt bis zum Sattsein; des Lasterhaften Bauch hat nie genug.« (Spr. 13,25) Die gute Gabe einer maßvollen Enthaltsamkeit gehört zu einem abgerundeten christlichen Leben: »Viele wandeln ..., wie ich jetzt unter Tränen wiederhole, als Feinde des Kreuzes Christi. Ihr Ende ist Verderben, ihr Gott der Bauch ...« (Phil. 3,18f.)

Hier wird klar ausgesprochen, was die Menschen zum Vielessen treibt: Sie machen den Bauch zu ihrem Herren und Gott, dem sie gehorchen und dienen. Ein Hildegard-Buch formuliert diesen sich im Unterbewußtsein festsetzenden Freßtrieb mit folgenden Worten, die sie »Stimmen böser Geister« nennt:

»Warum ein sklavisches Subjekt sein, wo es am Platze wäre, Herr zu sein?« (Pitra 90)

Der Bauch hat sich selbständig gemacht und flüstert dem damit belasteten Menschen zu: Für einen Herrenmenschen gehört es sich, zu genießen, was Küche und Keller bieten. Alles andere wäre unterwürfiges Sklavendasein. Nur Knechte müssen sich nach dieser Auffassung das Schlemmen versagen.

Es handelt sich beim Fresser um eine falsche Vorstellung vom

Erwachsensein. Solche Leute sehen das Zeichen ihrer endlich erreichten Selbständigkeit im schrankenlosen Essen, »Verschlingen«, wie es Hildegard nennt. Sie fühlen sich erst dadurch als Herren, ohne wirklich herrenmäßige Qualitäten zu haben. Es stimmt, daß große Herren unter anderem auch gerne tafeln, aber das Tafeln macht nicht den großen Herrn. Um zur Vernunft zurückzukehren, brauchen sie erst recht die Kontrolle durch einen »Meister« bei ihren Fastenübungen, um nicht verbittert zu werden. Das wäre noch schlimmer und würde nach Hildegard in gerader Linie schließlich zur Haltung des Anarchisten und Atheisten führen. Fasten ohne (innere) Freude wäre kein Gewinn. Darum steht auch geschrieben »Wenn du fastest, komm nicht griesgrämig daher ...« (Mt 6,16)

Es gibt bei Hildegard keinen Fortschritt im seelischen Leben und bei der Lösung psychischer Konflikte und Knoten, ohne irgendwelche damit verbundene Fastenvorschriften oder Nüchternheitsgebote. Bevor man aber ans Fasten geht, soll man verschiedene geistige Vorstufen einhalten. So heißt es im Alterswerk Hildegards:

»Wenn der Mensch die Charitas-Liebe hat, ist das, wie wenn er sich ein Kleid aus Gold anziehen würde. Wenn er die Keuschheit liebt, schmückt er sein Gesicht wie mit kostbaren Perlen. Wenn er sich zur Enthaltsamkeit von Speisen durchringt, hüllt er sich in Purpur und Seide. Ein Mensch, der von Sünden frei werden will, meide die Fleischspeisen, die doch nur zur Wiederherstellung der Gesundheit verzehrt werden sollen, weil Fleischgerichte oft das Fleisch des Menschen zu den Sünden hinziehen.« (PL 1009 C/D)

Erst nach der Neidlosigkeit – das bedeutet nach Hildegard Charitas – und nach der Liebe zu einem keuschen Leben folgt das Ringen um die Enthaltsamkeit im Essen.

Von dieser Hochform der überwundenen Gaumenlust muß man das »therapeutische« Fasten unterscheiden, das sehr viele Varianten aufweist. Letzten Endes bedeuten die Vorschriften der »Küchengeheimnisse« Einschränkungen für den, der sich daran halten will. Aber alle hildegardischen Maßregeln scheinen mir milder, machbarer und menschlicher als andere Vorschriften auf diesem Gebiet. An diese Regeln sollte man sich wenigstens halten. Fasten, welcher Art immer, setzt den guten Willen voraus.

Der folgende Aufsatz über die therapeutische Fastenpraxis nach Hildegard stammt von einem Kenner der Materie, der mit dem modernen Fasten die christlichen und die medizinischen Aspekte glücklich verbindet. Wer es nicht selbst erlebt hat, hält manches für Übertreibung, was man sich von einer Fastenkur verspricht. Aber in Wirklichkeit übertrifft das Fastenerlebnis bei all seinen individuellen Varianten immer die Erwartungen. Wir wundern uns dann nicht mehr, wenn die Faster nachher übereinstimmend feststellen, daß sogar ihre Haut schöner geworden ist.

Um den seelischen (!) Gefahren zu entgehen, die vor allem durch Hochmut und Stolz auf den Faster lauern, empfiehlt sich die Führung durch einen Fastenleiter. Wenn dieser noch dazu medizinisch geschult ist, steht nichts mehr im Wege, daß im wahrsten Sinne ein Heilfasten daraus wird.

## *Fastendiät* nach Hildegard

Beim Fasten entfaltet die Natur starke und tiefgreifende Heilkräfte. Daher gehört das Fasten zu den wichtigsten Naturheilverfahren, um Krankheiten ohne Arzneimittel oder Operation zu heilen, ja sogar schon ihre Entstehung zu verhindern. Aber auch seelische Probleme lassen sich beim Fasten lösen, besonders wenn Ängste, Kummer und Sorgen die Gesundheit ruinieren oder verhindern, gesund zu werden.

Der Körper wird beim Fasten gründlich gereinigt, entgiftet und entschlackt, wobei im Blut die Zucker-, Fett- und Harnsäurewerte gesenkt und aus den Fettdepots die Stoffwechselschlacken entfernt werden. Während des Fastens ernährt sich der Körper von den überflüssigen Fettpolstern und den gefährlichen Eiweißablagerungen in den Gefäßen und Organen. Daher ist das Fasten auch besonders gut zur Behandlung und Verhütung von Stoffwechselerkrankungen geeignet, die aufgrund einer permanenten Überernährung entstehen:

Arteriosklerose, Diabetes mellitus, Bluthochdruck, degenerative Gelenkerkrankungen, Gicht, und Rheuma.

Außerdem steigert sich das körperliche Wohlbefinden durch den zwangsläufigen Gewichtsverlust. Das Geheimnis des Erfolges ist die negative Energiebilanz: weniger Essen und mehr Bewegung. Dennoch sind bei einem großen Teil der Fastenden die Langzeitergebnisse enttäuschend: die meisten fallen in ihre alten Gewohnheiten der Freßlust zurück oder verlieren kein Gewicht, trotz zurückhaltender Ernährung. Dafür werden zwei Gründe verantwortlich gemacht. Zum einen behauptet der französische Arzt Jacques Moron in seinem Buch *Dick und Dünn*, daß die Dicken gar nicht zuviel essen, sondern einen zu niedrigen Grundumsatz haben. Sie frieren leicht wegen zu schlechter Verbrennung. Zum anderen wird die Nahrung zu rasch als Körperfett gespeichert, so daß der Blutzuckerspiegel kurz nach dem Essen wieder sinkt und der Insulinspiegel erhöht bleibt. Dadurch fühlt sich der Betroffene gereizt und schwach mit einem Heißhunger auf Süßes.

Die Fettsucht ist eine psychosomatische Erkrankung. Durch Streß, im weitesten Sinne durch Frustration, steigt die Insulinproduktion und bewirkt eine Speicherung der Kalorien als Kummerspeck. Dadurch sinkt wieder der Blutzuckerspiegel, es entsteht wieder das Hungergefühl, und der Teufelskreis ist geschlossen. Beim Hildegard-Fasten wird dieses Übel an der Wurzel gepackt. In ihrem tiefenpsychologischen Buch *Der Mensch in der Verantwortung* (Otto Müller Verlag, Salzburg) beschreibt Hildegard die Seele als den Platz, auf dem die Krankheiten entstehen. Hier streiten fünfunddreißig Laster mit fünfunddreißig Tugenden, wobei der freie Wille des Menschen entscheidet, ob negative Kräfte die Harmonie zerstören oder positive Kräfte den Menschen heilen.

In der Hildegard-Medizin tragen die Laster die Verantwortung für die Entstehung von Krankheiten. Erst durch die radikale Bewußtseinswende werden dem Menschen »jugendfrische Lebenskräfte« geschenkt, die eine Heilung herbeiführen.

Im Hildegard-Fasten wird diese neue Lebenssituation eingeübt. Mehr als bei allen anderen Fastenmethoden (Buchinger, Mayr, Schroth) geht es daher bei Hildegard um die seelische

Umstimmung beim Fasten. Dazu muß sich der Faster zunächst erst mal seiner Laster bewußt werden und bereit sein, sich von Tugendkräften führen zu lassen.

Hildegard läßt die Laster in Phantasiegestalten aufmarschieren. Der Schlemmer erscheint zum Beispiel mit umgestülptem Filzhut als Symbol seines Eigensinnes. Über seine Schultern wallt eine üppige, weiße Mähne. Seinen weißen, unbefleckten Seidenanzug hat er in exquisiten Boutiquen gekauft. Aus seinem weiten Umhang quillt sein vollgeschlagener Bauch. »Ich wäre ja verrückt, wenn ich vor all den schönen Dingen nicht meiner Lust folgen wollte, zumal auch Gott will, daß der Mensch für sein leibliches Wohl sorge.« (Pitra 64)

Die Enthaltsamkeit warnt den Schlemmer vor seiner ruinösen Lebensweise und seinen Folgen: »Du stopfst deinen Bauch so voll, daß deine Adern beinahe platzen und sich im Krampf winden. Denn einmal stürzt du dich in unangemessenes Fasten, so daß du kaum noch leben kannst, und dann stopfst du wieder in deiner Gefräßigkeit den Bauch so voll, daß du dabei zum Überkochen kommst. Denn der Teufel überredet den Menschen erst zur Gefräßigkeit, um ihn dabei um so leichter in die übrigen Laster zu verstricken. Sobald solche Leute ihren Bauch vollgeschlagen haben, beginnen sie hochmütig zu werden.« (Pitra 64)

Im Hildegard-Fasten kann man sich von seiner Last (Laster, Belastung) befreien und sein Leben neu orientieren: »Menschen, die nichts anderes lieben als einen vollen Bauch, sollen Enthaltsamkeit an Speis und Trank je nach Art und dem Grad ihres Verhaltens üben, so wie ihnen dies von ihrem Fastenmeister vorgeschrieben wurde.« (Pitra 90 f.) Wem das Fasten schwerfällt, findet im Diamanten sein Heilmittel: »Wer nicht fasten kann, lege diesen Stein in seinen Mund. Es mindert seinen Heißhunger, und er hält die Nüchternheit länger aus.« Der gegebene Appetitzügler?

Das beste Fasten ist das vorbeugende, also wenn man noch körperlich gesund ist. Dies kann einmal im Jahr für ein bis zwei Wochen durchgeführt werden. Fasten sollte man unter einem Fastenmeister, Heilfasten nur unter ärztlicher Betreuung. Man beginnt mit einem deutlichen Signal an den Körper, von äußerer auf innere Ernährung umzuschalten.

Zunächst bereitet man sich auf das Fasten vor, indem man auf eiweißreiche Kost in Form von Wurst und Fleisch sowie auf Genußmittel wie Kaffee, Zigaretten und Alkohol verzichtet. Entbehrliche Arzneimittel werden abgesetzt. In diesen zwei oder drei Entlastungstagen lebt man von Obst oder Gemüse, am besten von Äpfeln.

Am ersten Tag findet das Großreinemachen, die »Usfegete« statt. Dies geschieht durch eine gründliche Darmentleerung. Dazu gibt es verschiedene Möglichkeiten. Ich persönlich bevorzuge das Glaubersalz wegen seiner rasanten Wirkung und weil es auch das Hungergefühl beseitigt. Der Trank aus 30–40 g Glaubersalz, gelöst in einem Glas warmen Wassers, wird mit Todesverachtung getrunken und mit einem dreiviertel Liter Pfefferminztee hinuntergespült. Es kann auch hilfreich sein, dabei eine Scheibe Zitrone auszulutschen. Die nächste Zeit verbringe man in der Nähe einer Toilette, da innerhalb von einer bis zu zwölf Stunden der Darm mit sechs bis zehn kräftigen Schüben entleert wird. Der Kalium- und Magnesiumverlust kann dabei zu Herzbeschwerden führen und wird homöopathisch ausgeglichen.

Abführtees enthalten Sennesblätter und reizen den Darm. Daher ist diese Methode bei Fastenden mit empfindlicher Magen-Darm-Schleimhaut nicht geeignet. Schonender wäre der Einlauf mit Kamillentee. Allerdings ist die Entleerung nicht so gründlich, so daß man sich mit Hungergefühlen herumschleppen muß.

Hildegard beschreibt unter anderem einen Abführkeks aus einer Mischung von Gewürzen (Ingwer, Süßholz und Zittwer), gemischt mit Wolfsmilchsaft. Dabei verlassen nur die schlechten Säfte den Körper, während durch die Gewürze die guten Säfte, aus denen ja auch das Herz ernährt wird, zurückgehalten werden. Während des Fastens verlassen die eingelagerten Gifte und Schlackenstoffe den Körper. Selbst die Zunge bekommt einen dicken gelben Belag. Vorübergehend kann es auch zu einer Rückvergiftung kommen, wobei Kopfschmerzen, Übelkeit, Schwindel und Ohnmachten auftreten können. Diese Beschwerden gehen vorüber und verschwinden beim Abliegen.

Der Darm soll alle zwei Tage durch Darmbäder gereinigt werden. Dazu läßt man aus einem Irrigator ca. dreiviertel Liter

Kamillentee in den Darm einlaufen und nach fünf Minuten wieder heraus. Das Spülwasser wird von Mal zu Mal klarer.

Jeder Fastentag wird zu einem besonderen Erlebnis, wobei sich folgende Lebenserfahrungen einstellen: Lebensenergie aus der eigenen Reserve! Keine Nulldiät! Nichts essen, nur trinken. Trotzdem verspürt man keinen Hunger, fühlt sich alsbald wohl und ist ungewöhnlich leistungsfähig. Lebensfreude aus den Elementen Luft, Wasser und Sonne. Tägliches Abhärten des Körpers durch heiß-kalte Wechselbäder; so werden Nerven und Gefäße trainiert. Ausgleichsgymnastik an der frischen Luft, Sport und Wandern.

Lebenserkenntnis aus der Weisheit! Im Fasten bietet sich Gelegenheit, Gottes Zusage sozusagen hautnah zu spüren: »Der Mensch lebt nicht vom Brot allein ...« Dazu braucht man die Stille und Abgeschiedenheit der Wüstenlandschaft, in der große Fastenmeister die Gegenwart Gottes gefunden haben.

Zum Fastenablauf gehört ein Fastenplan:

| | |
|---|---|
| 7.00 Uhr: | Aufstehen, Kneippguß |
| 7.30 Uhr: | Gymnastik, Waldlauf |
| 8.00 Uhr: | Morgentee oder Dinkel-Kaffee |
| 12.00 Uhr: | Mittagsschlaf mit Leberwickel (Wärmflasche) |
| 14.00 Uhr: | Kräutertee |
| 14.30 Uhr: | Wanderung |
| 17.00 Uhr: | Obst- oder Gemüsesaft |
| | Gespräche mit dem Fastenmeister (Meditation) |
| 20.00 Uhr: | Singen, spielen, erzählen, lesen |
| 22.00 Uhr: | Wassertreten in warmem Wasser, Nachtruhe. |

Die Fastenverpflegung, ausgewählt nach dem Subtilitätsprinzip der Hildegard, enthält alle für die Fastenzeit notwendigen Mineralien und Vitamine.

*Fastengetränke:* Fencheltee, Dinkel-Kaffee (leicht abführend), Kräutertee (Hagebutte, Pfefferminz). Keine Mineralwässer verwenden, da in ihnen der »Teufel« sitzt! (Die meisten Mineralwässer haben einen zu hohen Natriumgehalt).

*Fastenbrühe:* Basisbrühe ist eine Dinkel-Abkochung aus zwei Tassen Wasser und einer Tasse Dinkel-Körnern. Dinkel-Körner absieben und nach dem Fasten verwenden. In dem Dinkel-Wasser Gemüse wie Fenchel, Mohrrüben und/oder rote Rüben kochen und mit Quendel, Bertram, Bachminze oder Galgantpulver würzen, kurz aufkochen und absieben.

*Obst- oder Gemüsesaft:* Apfelsaft, Traubensaft, Kirschsaft, Johannisbeersaft, Orangen- oder Zitronensaft.

*Fastenbrechen:* Zum Fastenbrechen reicht man zuerst einen gekochten, schönen Apfel. Noch nie hat ein Apfel so gut geschmeckt! Dazu gibt es Fencheltee mit Honig.

Die Zeit nach dem Fasten stellt eine große Versuchung dar, wieder in die alten Gewohnheiten zurückzufallen und den entgifteten Körper wieder neu zu belasten. Mit der anschließenden Hildegard-Küche haben wir aber die beste Möglichkeit, den erreichten Erfolg zu behalten. Daher plane man gleich im voraus, nachher seine Küche auf Dinkel-Gerichte umzustellen. Die gute Verdauung stellt sich dabei ganz von selbst ein, und der Darm bleibt entgiftet.

*Aufbautage:* Am ersten Aufbautag beginne man das Frühstück am besten mit dem echten Dinkel-Habermus: Zwei Tassen Wasser zum Kochen bringen und eine Tasse Dinkel 10–15 Minuten knackig weich kochen. Danach noch eine halbe Tasse Dinkel-Schrot und einen geschnittenen Apfel fünf Minuten mitkochen. Mit Zimt, Galgant und Honig würzen. Dieses Habermus wärmt den Magen und ist eine gute Grundlage für den ganzen Tag.

*Dinkel-Kaffee:* Drei Eßlöffel echten hildegardischen Dinkel-Kaffee in einem Liter Wasser aufkochen, fünf Minuten ziehen lassen und absieben. Die Körner können immer wieder aufgekocht werden und reichen für eine Woche Kaffee, wobei man jedesmal einen Eßlöffel frischen Dinkel-Kaffee hinzugibt.

Mittags gibt es einen *Dinkel-Blattsalat:* Einen Salatkopf gut waschen und ganz klein schneiden, eine Tasse kalte gekochte Dinkel-Körner daruntermischen und mit zwei Eßlöffeln verdünnten Weinessig, mit Zucker abgeschmeckt, und vier Eßlöffeln kalt-geschlagenem Sonnenblumenöl beizen, so daß nichts vorschmeckt.

Das Hauptgericht besteht aus einer *Dinkel-Grieß-Gemüsesuppe:* Eine Zwiebel in Butter dünsten, mit zwei Tassen Wasser aufnehmen und kochen lassen. Drei Eßlöffel Grieß (geröstet oder ungeröstet) unterrühren und Kräuter und Gemüse mitkochen: Melde, junge Brennessel, Ysop, Schnittlauch, Fenchel oder Beifuß. Würzen wiederum mit Quendel, Bertram und Galgant. Anstelle einer Grießsuppe kann man auf ähnliche Art eine Dinkel-Nudelsuppe kochen, oder zur Abwechslung eine Suppe aus Fleischbouillon (Huhn oder Kalb) bereiten.

Zum Abendbrot ein salzfreies *Dinkel-Kräuterbrot:* 500 g Dinkelmehl mit drei Teelöffeln Kräuter (Quendel, Galgant, Bertram) ½ Würfel Hefe mit ¼ Liter warmem Wasser zu einem Teig verkneten. In einer gefetteten Backform bei ca. 70 Grad aufgehen lassen (ca. 1½ Std.). Anschließend bei 230 Grad ca. eine Stunde durchbacken.

Zur Abwechselung sollten wir unser Brot mit selbstgemachter Käsecreme, Kräuterquark oder Frischkäse belegen. Alle Käsesorten werden mit Mutterkümmel(-Pulver) gewürzt und verbessert.

Diese Rezepte sollen nur eine Anregung geben. Sie können vom versierten Hildegard-Koch ergänzt und erweitert werden. Dieser Speiseplan sollte mindestens eine Woche nach dem Fastenbrechen eingehalten werden. Hernach wird es den meisten so wie mir ergehen: Wer erst einmal auf den Geschmack gekommen ist, möchte die Hildegard-Küche nicht mehr missen.

Am Ende des Hildegard-Fastens hat man das Gefühl, ein neuer Mensch zu sein:

Der Schlemmer beginnt maßvoll zu essen; der Raucher stellt das Rauchen ein; der Alkoholiker verzichtet aufs Trinken; der hohe Blutdruck ist gesunken. Alles Belastende ist wie weggeblasen. Das Gefühl, es geschafft zu haben, verleiht neue Lebenskraft. Der Faster soll ein neues Vertrauensverhältnis zu sich, zur Natur und zu Gott gewonnen haben.

»Im Menschen«, schreibt Hildegard, »hat Gott alle seine Werke vollendet ... Wie aber die vier Kräfte der Elemente (Feuer, Luft, Wasser und Erde) im Menschen sind, so befinden sich auch die Tugendkräfte Gottes im glückseligen Menschen, um ihn zum Guten hin zu lenken.« (VI, *Der Mensch in der Verantwortung*)

# Dinkel,
## das Getreidewunder

Die Hildegard-Küche steht und fällt mit dem Wundergetreide Dinkel (Spelt, Veesen, Spelzkorn, Chorn). Viele Probleme fallen dadurch weg, daß wir uns mit Dinkel alles, was unsere Gesundheit braucht, zuführen können. Darum schrieb ich auch in meinem Buch »*Das Wunder der Hildegard-Medizin*«, daß ich mich im Falle einer Krebskrankheit mit einem Sack voll Dinkel auf eine Alm zurückziehen würde, um dann zu sehen, wer stärker ist, der Krebs oder der Dinkel. Soviel traue ich dem Dinkel zu, dem ausschließlichen Dinkel-Essen. Man sollte grundsätzlich täglich etwas Dinkel essen. Im alten Dinkel-Anbaugebiet des schwäbisch-alemannischen Kulturbereiches war dies früher der Fall. Da gab es in der Früh das Dinkel-Habermus der Bauern; und auch sonst hatte der Dinkel den Vorrang, als Grieß, Schrot, als Brot oder in irgendeiner anderen Form. Der Dinkel ist das Gesundheitsgetreide Nummer Eins. Von den fünf wichtigsten Getreidearten unserer Heimat kennt man sonst nur Roggen, Hafer, Weizen und Gerste. Doch an der Spitze der von Hildegard für den Menschen getroffenen Wertskala steht das Spelzkorngetreide. Diese Getreideart bezeichnete man früher und heute noch in gewissen Gegenden mit Spelz (lateinisch spelta) und nannte die gereinigten und von den Spelzhüllen befreiten gegerbten Körner einfach »Kernen«. Im schwäbisch-alemannischen Raum hieß der Dinkel schlechthin nur »Korn« oder »Frucht«.

Das Dinkel-Getreide verfügt anscheinend über eine Arteigenheit (Subtilität), die es zu einer ganz besonderen Getreidefrucht macht. Das dank Hildegard wiederentdeckte Wissen um die grundlegenden Unterschiede gegenüber dem »nackten« Weizen räumt ihm wieder seinen gebührenden Platz in der menschlichen Ernährung ein.

Nach Hildegard kann man siebzehn Dinkel-Vorzüge nament-
lich aufzählen. Kein anderes Getreide, auch keine andere
Pflanze, vereinigt in sich eine so große Zahl wertvoller Eigen-
schaften. Ich bringe zunächst den ganzen Wortlaut, wie er sich
bei Hildegard findet. Dann schließe ich Punkt für Punkt eine
Auslegung an. Diese bildet zugleich eine Einführung in jene
Gedankengänge, nach denen gemäß Hildegard Ernährung und
Nahrungsmittel überhaupt zu beurteilen sind.

1. »*Dinkel,* das beste
2. Getreidekorn,
3. wirkt wärmend
4. und fettend
5. und hochwertig
6. und gelinder als andere Körner.
7. Wer Spelz gern kaut, sein Fleisch recht baut!
8. (Dinkel) führt zu einem rechten Blut,
9. gibt ein aufgelockertes Gemüt
10. und die Gabe des Frohsinns.
11. Wie immer (zubereitet)
12. sie Dinkel essen
13. so oder so
14. als Brot
15. oder als andere Speise (gekocht),
16. Dinkel ist (mit einem Wort) gut
17. und lind.« (PL 1131 C/D)
18. ...

Wenn wir nun Punkt für Punkt die Vorzüge herausheben,
ergeben sich erstaunliche Aspekte. Von Punkt 18 lesen wir
zum Schluß den vollen Wortlaut.

1. »*Dinkel,* das beste ...«

Dinkel-Korn ist Dinkel-Korn. Dinkel ist keine Unterart des
Weizens. Der Dinkel-Stoff (Eiweiß/Molekularbau?) scheint dem
menschlichen Plasma (Menschenstoff) unter allen Pflanzen am
nächsten verwandt zu sein. Möglicherweise kann man mit chemi-

schen und physiologischen Experimenten gar nicht feststellen, was für den Menschen das Beste ist, denn die einzige Prüfung auf das »Menschliche« in seiner umfassendsten Bedeutung geschieht doch nur durch den Menschen selbst. Es herrscht viel Unsicherheit darüber, was bei der Ernährung eigentlich für den Menschen das Ideale sein könnte. Kalorien und Vitamine, Kalk und Eisen, Nährsalze und Spurenelemente – sie alle messen mir das Wesentliche nicht menschlich genug.

2. » ...Getreidekorn ...«

Dinkel, die vollkommenste aller Getreidearten, unterscheidet sich wesentlich von allen übrigen. Am häufigsten verwechselt man Dinkel mit Weizen. Schon äußerlich sind sich die beiden Körner recht ähnlich. Man kann aus Dinkel alle Produkte herstellen, die man aus dem Weizen herausholen kann – aber umgekehrt stimmt das nicht. Man kann zum Beispiel mit einer Abkochung von Dinkel-Mehl Säuglinge und Kinder prächtig aufziehen, während sich bei Weizenmehlabkochungen früher oder später die bekannten Mehlnährschäden einstellen, die wiederum durch eine besondere Zukost ausgeglichen werden müssen. Ähnliches gilt auch vom Verhältnis Weizengrieß-Dinkel-Grieß. Der Grieß vom Dinkel kann unbedenklich auch Kranken gegeben werden, wogegen Weizengrieß nicht nur oft ungern genommen wird, sondern deutliche und sehr störende Beschwerden machen kann. Noch schlimmer wirkt sich manchmal der (gekochte oder rohe) Weizenschrot aus, wobei schon im Geschmack und in der »Saftigkeit« jeder Kenner den Dinkel-Schrot vorziehen wird, frische Ernte und gute Lagerung vorausgesetzt.

Wie kommt das? Ein arteigener Stoff lenkt die Entwicklung und den Bau jeder Pflanze (über die Erbträger). Ist dieser nun gut und menschenfreundlich, wird in jedem Teil der Pflanze die Wirkung auf den Menschen gut sein. Mischen sich in ihm gute und schlechte Beziehungen zum Menschen, so wird auch in der sich entwickelnden Pflanze Gutes und Schlechtes gemischt. Dieses ist beim Weizenkorn der Fall. Sein Mehlkern für sich allein ist minderwertig, ist schädlich für manche Menschen. Zusammen mit den Randteilen (Kleie, Keimling und Kleberschichten) erfolgt wieder ein Ausgleich, so daß Weizenvollmehl wieder gut wirkt – im Brot gebacken. Der Dinkel-Stoff ist ausnahmslos nur gut für den Menschen. Daher sind alle seine Teile gleichgut, sogar der Mehlkern für sich allein, aber mit den Fruchtschalen (Kleie) ebensogut brauchbar, und letztere vielleicht sogar für sich allein. Ich habe mit Dinkel-Kleie noch keine Versuche gemacht, vermute aber, daß deren Wirkung ebenfalls jede Weizenkleiewirkung übertrifft.

Dem Menschen schaden auch einzelne Bestandteile des Dinkels, für sich allein gelassen, nicht. Das helle Dinkel-Feinmehl (Weißmehl; Hildegard spricht von Semmelmehl) liefert ein genauso gesundes Dinkel-Brot wie das dunkle Dinkel-Vollkornmehl. Bitte sich das merken! Nur das etwas gelbliche Dinkel-Feinmehl macht dies.

Hildegard lehrt 800 Jahre vor den offiziellen Vollkornbrotaktionen die Vollausmahlung des Weizens. Aber beim Dinkel braucht es die Vollausmahlung nicht, auch wenn sie sicher nicht schadet. Dunkles Dinkel-Vollkornmehl-Brot oder gar Vollkornschrot-Brot schmeckt anders, verdaut sich anders und wirkt auch etwas anders als Dinkel-Feinbrot. Dennoch besteht grundsätzlich kein wesentlicher Unterschied zwischen beiden Broten.

Dies rührt wahrscheinlich daher, daß Dinkel-Korneiweiß nicht nur in den Randschichten der Körner steckt, sondern zu einem beträchtlichen Teil wie ein feines Netz auch den ganzen Mehlkern, als »Plasmarest«, die Mehlzellen durchzieht. Ähnliches könnte auch vom Mineralsalzgehalt gelten. Genaue Untersuchungen darüber fehlen noch.

3. »... wirkt wärmend ...«

wie die meisten Getreidearten – mit Ausnahme der Gerste – in schöner Übereinstimmung mit der alten Volksmeinung von den »erhitzenden Getreiden«. Aber wieviel Verschiedenes wird darunter verstanden! Die Nachteile hitzender Eigenschaften der anderen Getreidearten, zum Beispiel des Weizens, werden vom Volk auch dem Dinkel zugeschrieben. Bei Hildegard bedeutet »hitzig«, daß ein Pflanzenstoff dem menschlichen »Frieren« entgegenarbeitet. Wenn der Dinkel-Stoff ins Blut gelangt oder zu den dafür zuständigen Nervenzentren, so erweitern sich offenbar die Blutgefäße örtlich oder im ganzen Hautgebiet. Damit wird die Durchblutung gesteigert, und das gibt das Wärmegefühl. Wenn man ein Spelzkorngericht gut warm ißt, wird man namentlich in den ersten Zeiten von Kopf bis Fuß von einem Wärmegefühl überströmt, ähnlich wie bei einer Kalzium-Injektion, nur viel zarter und ausgedehnter. Diese Welle geht offenbar vom Magen – Darm aus, womit bewiesen wird, daß der Dinkel-Stoff dem Magen behagt. Eine Schockierung des Magens hat die entgegengesetzte Wirkung. Fördert Dinkel die wichtige Hautdurchblutung? Diese Vorgänge laufen im einzelnen sehr verwikkelt über viele physiologische Stationen ab. Sie tragen sicher zur Gesundung bei, um nicht zu sagen zur Verjüngung. Hildegard nennt diese Vorgänge mit einem Satz: Pflanzenwärme »beseelt«.

4. »... und fettend ...«

Fettend? Wird man davon dick (fett)? Das wäre ein arges Mißverständnis. Dinkel-Kost an sich macht weder dick noch mager. Jedoch braucht der Mensch, jede Menschenzelle und vor allem die Nervenzelle, einen Mindestanteil an Fett. Diese Edelfette (Lipoide) bildet der menschliche Organismus meist selbst. Solches selbsterzeugte Edelfett nützt dem Menschen mehr als »künstlich« zugeführtes Fett. Wahrscheinlich liefert das Dinkel-Getreide auch sonst für den Menschen ein gutes Fettgewebe, gute Fettzellen, denn Fett und Fett kann sehr verschieden sein. Zum Beispiel hat nach Hildegard und eigenen Beobachtungen das Körperfett der Krebskranken einen rötlichen Farbton – es ist ungesundes Fett. Wir wissen, daß der Mensch aus Kohlehydraten und Stärke (bei Kalorienüberschuß) sein Fett selbst bilden kann. Dinkel-Kohlehydrate (Stärke) liefern also »gute« Fettigkeiten, aber nicht im Übermaß. Der an sich viel »fettreichere« Hafer macht dies – nach Hildegard – merkwürdigerweise nicht. Auf jeden Fall wird uns Dinkel schon deshalb willkommen sein, weil er das nötige (Fein-)Fett liefert, ohne daß wir deswegen Angst zu haben bräuchten, fett, das heißt übergewichtig zu werden.

## 5. » ...und hochwertig ...«

Als hochwertig gilt bei Hildegard ein Nahrungsmittel, wenn es den Menschen zu Hochleistungen befähigt. Dazu müssen alle Sinne geschärft und wohl eingespielt zusammenarbeiten. Menschliche Hochleistungen kommen nur zustande, wenn kein Sinn und kein Nerv zu kurz kommt. Dinkel muß also ein Kräftigungs- und Nahrungsmittel sein, das alle Sinnesorgane gleichmäßig fördert. Andere Getreidearten und Pflanzen haben Stoffe, die nur einseitig auf einen Sinn wirken, zum Beispiel der Hafer oder der Fenchel.

Den Sinnesorganen wie überhaupt den Nervenzellen schaden Ermüdungsstoffe und andere tägliche Abnützungsvorgänge am meisten. Wenn Dinkel und sein Stoff, wie ich annehme, tatsächlich besonders auf die Zellen regenerierend wirkt, dann ließe sich seine Hochwertigkeit mit einer alltäglichen Wiederauffrischung und damit Leistungssteigerung der Zellen und der Sinnesorgane gut erklären.

## 6. » ... und gelinder als andere Körner ...«

Am liebsten hätte ich hier »suavis« mit »weicher« übersetzt, doch Dinkel gilt ganz im Gegensatz dazu als Hartgetreide, ja sogar als Hartweizenersatz. Aber er wird schneller weich beim Kochen! Wenn man Dinkel-Körner nur einmal ankocht und eine halbe Stunde mit nicht zuviel Kochwasser stehenläßt, sind sie genug gequollen und können wie Reis gegessen werden. Die hervorragende Wasserlöslichkeit der reifen Dinkel-Körner – trotz ihrer »Härte« – macht einen der Hauptvorzüge des Dinkels überhaupt aus. Je wasserlöslicher ein Nahrungsmittel ist, desto universeller und rascher verteilt es sich im Blut und in den Geweben und überhaupt im Körper. Die Teilchen lösen sich fast von selbst in körperwarmem Wasser und ersparen dadurch dem Körper die ganze, sonst so umständliche Verdauungsarbeit. Das Umsetzen (Assimilierung) der Dinkel-Nährstoffe in den menschlichen Organismus belastet diesen so wenig, wie bei einem hochwertigen Nahrungsmittel nur überhaupt möglich.

7. »Wer Spelz gern kaut, sein Fleisch recht baut!«

Diese in eine Spruchform gebrachte Hildegard-Weisheit bedeutet nicht mehr und nicht weniger, als daß der Gewebsaufbau im Menschen namentlich die so wichtigen Binde- und Stützgewebe, aber auch die Muskelgewebe, durch Dinkel (»Spelz«) gesund heranwachsen oder sich allmählich regenerieren. Wir machen bei den Dinkel-Kuren davon ausgiebig Gebrauch, nicht zuletzt bei der Leukämiebehandlung, denn die Drüsen und die Lymphgewebe sind letzten Endes »Fleisch« (caro nach Hildegard). Dies gilt auch vom Knochenmark.

8. »(Dinkel) führt zu einem rechten Blut ...«

Das kann man als logische Folgerung aus dem Vorhergehenden ansehen: Auch das Knochenmark, von dem das gute Blut herkommt, sowie die Milz, in der das (schlechte) Blut endet, leben und wachsen als Gewebe und ziehen aus dem Dinkel den gleichen Nutzen wie alle anderen Gewebe. Nur ist die Ernährung des Knochenmarks eine besonders heikle Sache, weil dessen Blutversorgung abseits vom großen (Blut-)Strom durch kleine Äderchen besorgt wird. An diese feinen, peripheren Gebiete muß besonders hochwertige und ausreichende und leicht resorbierbare Nahrung herangebracht werden. Das leistet bestens der so gut wasserlösliche und blutgängige Dinkel-Stoff. Ähnlich wirkt allerdings auch Brot aus Weizenvollmehl. Der Dinkel macht das gleiche, ohne zu Brot verbacken zu sein. Dinkel ist Kochgetreide.

Nach Hildegard können noch einige andere Pflanzen mit ihrem Stoff zur Bildung eines rechten Blutes beitragen. Es wäre möglich, daß dies auf dem Umweg über eine stärkere Schonung der Galle geschieht. Wenn für die Verdauungsarbeit weniger Galle benötigt und abgezweigt wird, so bleiben mehr Gallenstoffe für die Bluterneuerung frei, denn der Gallenfarbstoff wird aus dem Blutfarbstoff gebildet und wieder zum Aufbau des Blutfarbstoffes verwendet. Ein Teil des Gallenfarbstoffes geht aber durch den Stuhl verloren. Wenn nun Spelz wenig oder keine Galle zur Verdauung braucht und außerdem noch fettsparend, um nicht zu

sagen fettschonend wirkt, weil man bei einer Spelzkornernährung nur wenig Fett braucht, so könnte dadurch die Bildung
eines »rechten Blutes« erleichtert sein. Ununterbrochen muß der
Mensch an der Bildung eines rechten Blutes »arbeiten«. Wenn
die Nahrung dazu verhilft, braucht er sonst keine weitere Blutreinigung und erneuert sich zugleich mit seiner täglichen Ernährung.

## 9. »... gibt ein aufgelockertes Gemüt ...«

Die Stimmungslage eines Menschen kann abgestumpft oder auch
aufgeschlossen sein. Der Ablauf der Zeit stellt den Menschen
unweigerlich vor immer neue Erlebnisse. Je weniger man sich mit
sich selbst beschäftigt und um sich selbst besorgt sein muß, desto
mehr »freie Valenzen« selbstlosen Wohlwollens kann man seiner
Umgebung entgegenbringen. Man wird nicht so leicht ermüden,
wird mit größerer Freude auch Neuem und Überraschendem
begegnen. Man wird seine Arbeit freudvoller, lustvoller leisten
können. Es ist das, was man als das Kerngesundsein bezeichnen
könnte. Wenn wir nun gar hören, daß der Begriff »kernig«
eigentlich von »dinkelkernig« stammt, dann brauchen wir dem
nichts mehr hinzuzufügen.

Will jemand wissen, worauf diese Wirkung zurückgeht? Mir
scheint sie im wesentlichen das Bild einer Vitaminsättigung zu
bieten. Wenn hinreichende Vitaminmengen zur Verfügung stehen, wird der Mensch zeitloser, jahreszeitloser, wird eher vor
den zeitbedingten und wetterbedingten Schwankungen verschont
bleiben, die auf den verschiedenen Gehalt der Luft an ultravioletten und anderen Höhenstrahlen ebenso zurückgehen, wie auf
den wechselnden Zustand der Nahrungsmittel, auch der Milch
und der Gemüse in den einzelnen Jahreszeiten und Gegenden.
Ein regelmäßiges Spelzessen macht diesbezüglich unabhängig.
Die Haferkost (siehe »L«) kann allerdings ähnlich wirken. Es ist
nur notwendig, ein der Nahrung und ihren Eigenheiten entsprechendes Vitamin gleichzeitig mit der Ernährung in ausreichenden
Mengen zuzuführen beziehungsweise zu besitzen. Wer Fleisch
ißt, braucht auch die Fleischnahrung ergänzende Vitamine. Das
gleiche gilt vom Fett, Käse und anderem mehr. Die Spelzkorn-

59

Kohlehydrate haben das für ihre »lustvolle« Verarbeitung im Menschen nötige Vitamin ausreichend bei sich. So dürfte dieser Satz von der aufgeschlossenen Gemütslage zu begründen sein.

10. »... und die Gabe des Frohsinns ...«

Lustig und fröhlich ist zweierlei. Lustig-ausgelassene Menschen schlagen gerne in das Gegenteil um oder werden zu manchem Unfug verführt. Man unterscheide das wohl von der Begabung zu Humor. Der echte Frohsinn sucht nicht das Vergnügen auf Kosten der anderen. Damit verbunden ist auch die Freude, ein Mensch unter Menschen zu sein.

Ein schweres Hindernis friedlichen Verhaltens der Menschen untereinander ist die sogenannte »Schwarzgalligkeit«, eine Brutstätte aller schweren Krankheiten, wie Hildegard sagt. Diese Menschen stolpern sozusagen über ihre eigene Galle. Die Melancholie selbst mit ihrer Weltverneinung ist nur die schwerste Form dieser alltäglichen Sucht. Eine ganze Reihe von sonst nicht unbeliebten Kräutern und sogar Früchten kann deshalb nicht als (alltägliches) Nahrungsmittel empfohlen werden, weil dadurch die Schwarzgalligkeit gefördert wird. Wenn wir im Spelz einen Stoff finden, der solchen Strömungen entgegenarbeitet, so können dadurch manche in der »gemischten Kost« unvermeidliche Störungen wieder ausgeglichen werden: Dinkel-Nahrung als Ergänzungsnahrung für Mangelernährung.

11. »... Wie immer (zubereitet) ...«

Es findet sich bei Hildegard keine Frucht, kein Nahrungsmittel, für das dieses »wie immer« so total und uneingeschränkt gilt. Die Zubereitung des Dinkels wird völlig freigestellt. Man kann Spelz roh, gekocht und geröstet, kalt und warm, kurz wie immer man will, essen. Darüber braucht man sich nicht lange Sorgen zu machen, wenn's nur Spelz, echter Dinkel ist, den man verwendet. Dieser Vorzug spricht für sich. Bei der genauen Unterscheidung und Anweisung über den gesundheitlichen und menschlichen Wert, den Hildegard gibt, muß diese Blankovollmacht überraschen. Beim Weizen dagegen finden sich viele Einschränkungen. Man kann Dinkel-Körner auch roh essen. Vorteil bringt es wenig. Nach einer halben Stunde kauen hat man – wegen des hohen »Klebergehaltes« – Kaugummi im Mund ...

12. »... sie Dinkel essen ...«

Nicht großgeschrieben »Du«, nicht großgeschrieben »Ich«, nicht großgeschrieben »Man«, sondern »sie«, die Glieder einer Familie, einer Sippe, sind hier bei Tisch. Der Wert eines uneingeschränkt gültigen Gemeinschaftsessens wird viel zuwenig gewürdigt. Wie lästig ist das, wenn an dem Essen, das auf den Tisch kommt, kritisiert werden muß. Es ist doch sonst so, daß oft der eine ablehnen muß und darf, was anderen auf dem Tisch gleichgültig oder willkommen scheint. Zwang und Zucht an der Tafel kann zwar gut den Willen schulen, aber oft werden sich dabei in irgendeiner Weise früher oder später doch schlimme Folgen einstellen. Wenn schon Disziplin bei Tisch geübt werden soll, so muß man sich darauf verlassen können, daß damit niemand etwas Schädliches zugemutet wird. Außerdem gibt es wichtigere Aufgaben als eine erzwungene Einheitlichkeit bei Tisch. Da koche man lieber einfacher, man koche Dinkel.

13. »... so oder so ...«

Wenn man Dinkel als Gemeinschaftsessen und zur allgemeinen Freude am Tafeln nützen will, schränke man das »wie immer« bei der Zubereitung ein. Nicht jeder kann zum Beispiel einen Brei aus Dinkel, Wasser, Salz (und Butter) mit Lust essen. Nicht jedem und vor allem auch nicht jedem Lebensalter will ich raten, rohen Dinkel-Schrot zu kauen oder sich gar davon zu ernähren, auch wenn es für einzelne möglich wäre. Für eine Tafelgemeinschaft wird man die goldene Mitte zwischen feiner Zubereitung und Einfachheit wählen, so daß alle auf ihre Rechnung kommen. Der natürliche Feingeschmack des Spelz erlaubt sowohl einfache als auch raffinierte Zubereitung, zu der man einem Gast und auch Kranken zuliebe greifen darf. Die rechte und schmackhafte Zubereitung des Dinkels, das ist die Kunst der Küche. Einen Schaden oder Mangel durch die Verarbeitung des Spelz braucht

61

man nicht zu fürchten. Mit Dinkel kann man normalerweise so gut wie nie etwas anstellen. Nur ganz selten machen operierte und bestrahlte Menschen davon eine Ausnahme.

14. »... als Brot ...«

Brot, Brötchen, Kuchen, Keks, Zwieback und andere Backwaren haben in der menschlichen Gesellschaft ihren besonderen Zweck. Wir denken nur zuwenig daran, daß sich mit dem Brot seit langem religiös-feierliche Vorstellungen verbinden. Unter dem Einfluß des Christentums hat sich die Sitte des Brotessens verbreitet. Man sollte Brot und Backwaren immer mit einer gewissen Ehrfurcht gegenübertreten. Sonst könnte es Gott einfallen, durch Höherhängen des Brotkorbes uns darauf aufmerksam zu machen. Wenn ein Mensch kein Brot mehr mag, zumal das vorzüglich schmeckende Dinkel-Brot, dann ist er übersättigt.

Nicht alle Getreide eignen sich zu Brot, und nicht für alle Menschen eignet sich das Brot schlechthin. Durch den Backvorgang wird in der Kruste und auch sonst am Teig manche Veränderung gesetzt, die nachweislich Gesundheitsstörung verursachen könnte. Beim Dinkel trifft dies jedoch nicht zu. Auch wenn Brot im allgemeinen mehr als Speise der Erwachsenen gilt, könnte man Dinkel-Brot unbedenklich auch dem Kleinsten geben in der diesem gemäßen Form, wie zum Beispiel in den Kinderzwieback-Nährmehlen. Gerade für diesen Zweck weise ich sehr auf die Verwendung von Dinkel-Mehl hin. Dinkel-Brote können allerdings sehr verschieden sein, vom schönsten, zartesten Weißbrot bis zum saftigen, schokoladeschwarzen Vollmehlbrot. Sie alle sind gesund für alle. Dies klingt nach den Lehren der Vergangenheit fast wie ein Märchen. Nur eines bitte ich die Bäcker dringend: Verbrennt mir die Dinkel-Brote nicht! Backt helle Krusten!

15. » ...oder als andere Speise (gekocht) ...«

Erhitzt, durch Wärme zubereitet, soll die Speise aus Dinkel sein, die auf den Tisch kommt. Unter diesen »anderen« Zubereitungen sind die Suppen, Breie und Teigwaren (Spätzle, Nocken,

Knödel) zu verstehen. Von den heimischen Getreiden eignet sich nach Hildegard dazu außer Spelz nur noch Hafer. Roggen, Gerste und Weizen dagegen taugen dazu nicht. Beim Kochen in Wasser geht etwas anderes vor sich als beim Backen. Es gibt viele Menschen, die Brei und Suppe grundsätzlich verwerfen, allerdings meistens, ohne den Dinkel-Unterschied zu kennen.

Haferspeisen will Hildegard nur auf Gesunde beschränkt wissen, lehnt sie jedenfalls für die Schwerkranken ab. Bei den anderen Getreiden wird das Mehl durch das kochende Wasser zuwenig aufgeschlossen. Nur der so leicht und wundervoll glasige Spelzschrot öffnet sich auch dem kochenden Wasser genügend, so daß der Magen und die Darmsäfte glatt den Auflösungsvorgang, die Feinverteilung der Spelzteilchen, weiterführen können, ohne durch Verleimung und Verschleimung der festen Bestandteile gehindert zu sein.

Eine Dinkel-Speise ist eine Speise für sich. Man soll, um den ganzen Gemeinschaftswert auszunützen, Spelz nicht anderen, zweifelhafteren, unvollkommeneren Nahrungs- und Genußmitteln beimischen. Selbst das Kochen mit Milch unterläßt man am besten, wenn nicht für den Milchzusatz ein zwingender Grund vorliegt. Der universelle Wert der Milch liegt weit unter jenem des Dinkel. Unter diesen Umständen kann es sogar geraten sein, Säuglinge einmal lieber mit einem Dinkel-Wasser-»Breile« als mit Milchbrei künstlich zu ernähren.


16. »... Dinkel ist (mit einem Wort) gut ...«

Im allgemeinen gewöhnt man sich mit Leichtigkeit an Dinkel wie an ein Vollkommenes, Liebenswürdiges. Wo der Gaumen allerdings durch Luxus, das heißt Überfluß, verwöhnt war, soll man zunächst mit delikaterem Zubereiten des Dinkels beginnen und erst allmählich zur Einfachheit fortschreiten. Wenn Wohlbefinden und Geschmack bestätigen, daß diese Ernährung richtig liegt, freut man sich von Tag zu Tag mehr darauf.

Die rechte Alltagskost darf einfach sein. Es gibt Menschen, denen das »Gewöhnliche« ein Dorn im Auge ist. Daher kommt es vielleicht, daß die Gesundheit heute so etwas Ungewöhnliches geworden ist. Wir denken zu sehr an die Abwechslung, das Zick-

Zack im Speisezettel. Wir vergessen dabei, woher dieses Zick-Zack stammt. Wenn ich etwas suche und keine Ahnung habe, wo es sein könnte, werde ich an möglichst vielen Plätzen suchen. Wer das vollkommene Nahrungsmittel nicht kennt, muß abwechseln, um die Wahrscheinlichkeit zu vergrößern, das Richtige zu treffen und um allfällige Schäden und Gifte durch Gegengifte wieder aufzuwiegen und auszugleichen. Wir sollen aber bedenken, welch großer Wert in der Gewöhnung liegt, wenn das, woran wir uns gewöhnen, etwas Gutes ist. Wir brauchen uns dann keine Sorgen zu machen über den Speisezettel und können dem Magen die Freude und den Nutzen einer gewissen alltäglichen Gleichheit und Regelmäßigkeit geben.

Die Möglichkeit, täglich eine Dinkel-Mahlzeit aufzutischen, heißt nicht, daß man alltäglich »nur« Dinkel-Korn essen soll. Es dürfte völlig genügen, wenn man einmal am Tag den Dinkel zum Träger einer Hauptmahlzeit macht. Vielleicht wäre das gesünder als ein tagtägliches Kartoffelgericht.

17. »... und lind ...«

Das haben wir bereits oben unter Punkt sechs gelesen. Durch die Wiederholung wird eine Haupteigenschaft betont. Dinkel und der Spelzstoff bleibt bei jeder Zubereitung wirksam, weil die angeborene, gewachsene Eigenschaft des Spelz, sich in feine und feinste Teile leicht aufzulösen, durch die üblichen Kochverfahren nicht gestört wird.

Zweifelsohne will Hildegard dadurch auf das Wesen der Ernährung überhaupt hinweisen. Darüber gibt es die mannigfaltigsten Ansichten. Es wäre denkbar, daß unter günstigsten Bedingungen durch Abspalten atomarer Energien sich im Menschen selbst auf kleinstem, aber milliardenfach vorhandenem Raum ungeahnte Kraftquellen öffnen. Nur müssen diese günstigen Bedingungen geschaffen sein. Wie, wenn Dinkel auch uranhaltig, wenn er goldhaltig wäre? Die Geheimnisse der Welt sind noch nicht ausgeschöpft.

18. »... und wenn (gar) jemand vom Kranksein so geschwächt ist, daß er vor Schwäche nicht einmal mehr essen (beißen) kann, dann nimm bloß ganze Körner vom Dinkel und koche sie (tüchtig) in Wasser, füge Butter oder Eidotter (und eine Prise Salz) hinzu, wodurch das Essen noch ein wenig schmackhafter wird und der Kranke es lieber ißt. Das gibt dem Kranken zu essen, und es heilt ihn von innen heraus wie eine gute und heilsame Salbe.« (PL 1131 D)

Wir finden sehr häufig bei kranken und stark abgemagerten Menschen, daß sie nur sehr schwer kauen und fast nichts mehr schlucken können. Ihre Schleimhäute und ihre Säfte sind sozusagen vertrocknet. In diesen Fällen kann man es ruhig wagen, Dinkel-Ganzkorn in der angege. enen Zu. ereitung und weichgekocht als Mahlzeit zu reichen. Die Schleimhäute erholen sich dann wieder in erstaunlicher Weise. Der Körper laugt aus den ganzen Dinkel-Körnern das Nötige heraus, auch wenn sie mechanisch nicht zerkleinert waren.

# Essig, Salz und Saures

Das von Hildegard benützte Lateinwort »amarus« unterscheidet nicht zwischen Sauer und Bitter und hat einen leicht negativen Unterton. Extreme Geschmacksqualitäten scheinen bei Hildegard nicht erwünscht zu sein. Für den Essig gilt:

»Weinessig taugt (als Zusatz) zu allen Speisen, und zwar dann, wenn er den Gerichten solcherart beigegeben wird, daß er ihnen nicht den (Eigen-)Geschmack nimmt, sondern man bei ihnen nur ganz wenig vom Essigzusatz merkt. Auf solche Weise mit etwas Nahrung eingenommen, reinigt er das Stinkende (Blähungen, Gase) im Menschen und reduziert in ihm die (schlechten) Säfte und sorgt bei ihm dafür, daß sein Essen den rechten (Verdauungs-)Weg geht.

Wenn man aber so viel Essig den Speisen zusetzt, daß der Essiggeschmack den Geschmack der Speise übertrifft, so daß jenes Essen mehr nach Essig schmeckt als eigentlich nach der Speise, dann schadet er diesem Esser. Denn seine (des Essigs) Hitze kocht das Essen im Menschen zum zweiten Mal und macht es hart (verbrannt), so daß es kaum noch verdaut werden kann.

Der aus Bier hergestellte Essig ist nicht so gut wie ein aus Wein gemachter und ist sogar matt- und kraftlos und führt im Menschen leicht zur Anfälligkeit gegen Fieber und verhärtet den Magen-/Darm und nützt darum dem Esser recht wenig.«
(PL 1199 C/D)

Nun sehe ich die Leser vor mir, die jetzt auf ein Hildegard-Wörtlein über den Apfelessig warten. Fehlanzeige. Wir müssen unseren Verstand walten lassen. Hat es zu Hildegards Zeiten keinen Mostessig (Apfelessig) gegeben? Der Most wird wohl zu allen Zeiten genauso häufig sauer geworden sein wie das Bier. Vom subtilen Wert her gesehen, übertreffen Apfelbaum und Apfel den Wert der Gerste (Malz) und auch den Wert des im Bier enthaltenen Hopfens. In diesem Sinne liegt der Apfelessig sicher vor dem Bieressig. Daß er den Weinessig erreicht oder gar übertrifft, halte ich für unwahrscheinlich. Wenn man bei der modernen Suche nach neuen Gesundheitswegen statt auf den Apfelessig zuerst auf den Weinessig gestoßen wäre, dann hätte man vermutlich das Apfelessig-Loblied auf den Weinessig angestimmt.

Ein objektiver Vergleich zwischen Apfelessig und Weinessig – unter Beobachtung der Hildegardischen Essigregel! – wie das durch einen sogenannten Blindversuch oder sogar doppelten Blindversuch geschehen könnte, liegt nicht vor. Wir halten uns darum an den Weinessig und wissen, was wir an ihm haben. Vom Würzeffekt des Weinessigs lesen wir im Lehrbuch der Hildegard-Medizin bei den Milzschmerzen:

»Wenn die in einigen Speisen enthaltenen schlechten Säfte, die eigentlich durch das Feuer oder eine andere Zubereitungsart (condimento), nämlich durch Salzen oder durch Essig, hätten abgefangen und abgeleitet werden sollen, aber nicht abgefangen und nicht beseitigt wurden, gelangen diese (schlechten Säfte) zur Milz und lassen die Milz anschwellen und schmerzhaft werden.« (CC 98,33 ff.)

Die Milz als Ganzes gilt heute immer noch als ziemlich unbekanntes Organ. Bei Hildegard spielen Milzschäden als Vorkrankheit für ernste Herzleiden eine große Rolle. Bei der bekanntgewordenen Wirkung der Milz auf die Blutzusammensetzung und Blutverjüngung können wir uns das gut vorstellen, auch wenn die Klinik diese Zusammenhänge bisher noch nicht kennt. Wir werden gut daran tun, Essig (oder Salz) als Würze dort zu verwenden, wo es wegen ihrer entgiftenden Funktionen am Platze ist, weil nach Hildegard bestimmte Stoffe in vielen von Natur aus nicht ganz einwandfreien Nahrungsmitteln das brauchen.

Eines steht fest: In der angegebenen Form hat (Wein-)Essig nur gute Wirkung. Als Richtschnur gilt im wesentlichen der

Eigengeschmack der Speisen, worauf man bei der Salatzubereitung Rücksicht nehmen muß. Erfahrene Köche machen darum aus Weinessig, Wasser und Zucker vorher eine geschmacksneutrale, leicht säuerliche Beize und geben diese dann an den Salat. So entgehen sie der Gefahr, den Salat mit zuviel Säure zu überschütten. In diesem Sinne achte man darauf, daß man reinen Weinessig ohne künstlichen Essigsäurezusatz kauft!

Was wir von den in Essig eingemachten Früchten halten sollen, sagt uns eine kurze Überlegung. Wir müssen dafür sorgen, daß der Säuregeschmack hinter den Naturgeschmack des »Eingemachten« zurücktritt. Das kann durch Wässern oder Nachbeizen oder Kleinschneiden oder gar durch Kochen geschehen. Der erfahrene Hildegard-Koch wird von Anfang an die sogenannte süß-saure Beize bevorzugen. Damit erübrigt sich das Mildern (»Temperieren«) des (sauren) Endproduktes vor der Wiederverwendung in der Küche.

Noch mehr kommt es darauf an, ob sich das Einsäuern auch vom Standpunkt der Subtilität, des Eigenwertes, lohnt. Ich denke da vor allem an die beliebten Essiggurken. Die Gurken an sich lassen nicht viel Gutes erwarten. Um die Frage der Schädlichkeit von Gurken zu klären, muß man den Text kennen. Der Gurkenstoff greift mit seiner Subtilität (Eigenart) in viele physiologische Vorgänge des Menschen störend ein. Bei Hildegard heißt es:

»Gurken wachsen aus dem Feuchten der Erde und setzen alles Scharfe (Bittere, Saure) der Menschensäfte in Bewegung und eignen sich nicht für Kranke als Essen.« (PL 1164 D)

Wenn also manche Laien von einer Versäuerung des Blutes reden, so findet sich dieser Ausdruck fast wörtlich bei Hildegard. Eben die Gurken rufen diese Versäuerung dadurch hervor, daß sie das Saure im Menschen mobilisieren. Es ist aber nicht gut, einen schlafenden Hund zu wecken.

Bei Hildegard findet man für die Gurken den rheinfränkischen Namen »pedema« (Pedamo beziehungsweise seit dem 11. Jahrhundert »pfedemo«), der auch heute mundartlich als »Pheben« gebraucht wird und mit dem lateinischen »pepones« zusammenhängt. Diese Bezeichnung für die Gurken steht in einer (anderen) Hildegard-Handschrift.

Es wäre möglich, daß Essig (und Salz) durch die intensive Beizung den Gurken etwas von ihrer für den Kranken gefährlichen Wirkung nehmen, aber ich habe doch den schweren Verdacht, daß dabei höchstens zum schädlichen Gurkenstoff noch der essigsauere Geschmack dazukommt. Ähnliches gilt für die Salzgurken. Die »Saure-Gurken-Zeit« (Sommer-Durchfälle, Insektengefahr) ist schon dadurch gefährlich, daß sie eine Gurkenzeit ist.

Wiederholt wurde ich gefragt, ob die gekochten Gurken gesünder wären. Jeder hat die Erfahrung gemacht, daß Gurkensalat oft sehr lange im Magen liegenbleibt und am Mittag gegessene Gurken noch am Abend aufstoßen, daß aber gekochte Gurken diese Eigenschaft nicht haben. Ich rate Kranken, von den Gurken überhaupt die Hände wegzulassen. Sie haben in der Krankendiät nichts zu suchen.

Die Gurken gehören mit den Melonen zu den sogenannten Kürbisgewächsen. Wollte man aber daraus schließen, daß die nahe botanische Verwandtschaft auch ähnliche Wertigkeiten aller Kürbisgewächse bedeutet, so wäre das ein Irrtum. Es besteht bei Hildegard ein großer Unterschied zwischen Gurken und Kürbis. So schlecht die Gurke, so gut der Kürbis. Die Kürbisse empfehlen sich in jeder Hinsicht und unterscheiden sich, gemessen am subtilen Wert für den Menschen, wesentlich von den Gurken:

»Kürbisse sind trocken und kalt. Dennoch haben sie ihr Wachstum aus der Luft. Sie sind zum Essen gut sowohl für die Kranken wie auch für die Gesunden.« (PL 1164 B)

Mit Hilfe einer süß-sauren Beize kann man sehr gut aus dem Kürbis eine Dauerware herstellen: Man schält den Kürbis, nimmt die Kerne heraus, schneidet das Fruchtfleisch in kleine Würfel, kocht sie zusammen mit Zucker, Essig und Wasser und einem Gewürz, wobei man Gewürznelken nehmen kann oder auch etwas Sternanis und Zimt. Manche nehmen noch Pfefferkörner dazu. Die Kürbisstücke läßt man vierundzwanzig Stunden in der Brühe ziehen. Danach werden die eingelegten Stücke herausgenommen und die Brühe noch einmal eingekocht, etwa eine Viertelstunde lang. Dieser eingedickte Saft wird neuerdings über die Kürbisstücke gegossen und zieht noch einmal vierundzwanzig Stunden. Wenn man will, kann man dieses Einziehen noch einmal wiederholen. Das Ganze bleibt so im Glas stehen, daß die Kürbisstücke immer von Flüssigkeit bedeckt werden. Die Kürbisstücke kocht man nicht zu stark, damit sie später nicht zerfallen.

Damit haben wir einen hochwertigen Ersatz für die Essiggurken. Wenn die eingemachten Kürbisse auch nicht so scharf schmecken wie die Gurken, so haben sie doch einen sehr pikanten und delikaten Geschmack und erfüllen namentlich als Beigabe zum Abendbrot vollkommen den Zweck, den die Gurkenbeigabe haben sollte, aber nicht hat.

Eine ähnliche Gelegenheit, Schlechtes durch Gutes zu ersetzen, besteht bei den süß-sauren Rüben, die das süß-saure Kraut ersetzen sollten. Den Köchen brauche ich darüber nichts zu sagen. Es werden eben anstelle des Krautes die weißen Rüben genommen, nötigenfalls Futterrüben oder die Speiserüben; nur nicht Kohlrüben (Dotschen) oder gar Kohlrabi (Rübenkohl).

Ganz leicht geht der Ersatz von Sauerkraut durch saure Rüben. Man kann saure Rüben genausogut herstellen wie Sauerkraut. Das Sauerkraut gilt uns soviel, wie das Kraut an sich wert ist. Es stammt von einer Kohlart, die Rüben aber von einer Rübenart. Das Einsäuern und Vergären mit Essig und Salz und Knoblauch und Wacholderbeeren bleibt sich in beiden Fällen gleich. Daß aber die Rüben das Kraut mit Vorteil ersetzen, geht aus dem Vergleich der folgenden Hildegard-Texte hervor:

»Kohl(-arten), also Weißkohl, Rotkohl und auch Kappus ist etwas mehr kalt als warm, auch ein wenig trocken. Ihre Wachstumskraft schöpfen sie aus dem Schlier des Taues und der Luft. Daher stammen ihre Kräfte und sozusagen auch ihre Eingeweide. Ihr Saft ist irgendwie unnütz, und aus ihnen entstehen im Menschen Schwächen, und sie verletzen schwache Gedärme. Gesunde Menschen aber, die kräftige Blutadern und nicht viel Fett am Leib haben, können durch ihre

Kräfte den Kohl und das Kraut bewältigen. Fetten Menschen sind sie schädlich, weil deren Fleisch zu sehr aufgeschwemmt ist. Kohl (und Kraut) zu essen, wäre ihnen genauso schädlich wie den Kranken. Kohl (und Kraut) sind als Gemüse oder mit Fleisch gekocht schädlich und vermehren die schlechten Säfte mehr, als sie diese mindern.« (PL 1163 C/D)

Damit ist vom Standpunkt Hildegards das Urteil über das Sauerkraut gesprochen und auch über Kohl und Kraut im Eintopf. Bei den Rüben dagegen heißt es:

»Rüben sind mehr warm als kalt, allerdings etwas schwer im Magen, aber doch leicht verdaulich. Wer sie roh essen will, ziehe ihnen die ganze äußere derbe Schale ab, weil deren grüne Frische den Menschen verletzt. Das abgeschälte Innere darf er essen. Gekocht sind sie aber besser als roh und bereiten keine schlechten Säfte. Wenn ein Mensch einmal Geschwüre an seinem Leib bekommt (Furunkulose), der esse Rüben, und das ganze Geschwürige wird vertilgt.
Wer allerdings wegen der kranken Lunge schwer atmet, den belastet der Genuß von rohen oder gekochten Rüben, weil sie keine solchen Kräfte haben, um gegessen gegen diese großen Krankheiten aufzukommen.« (PL 1164 B/C)

Wir können also Rübengemüse und auch Rübenkraut in die Hildegard-Küche aufnehmen mit dem Vorbehalt, daß Rüben und Rübenkraut bei den Lungenkranken wegfallen. Das Sauerkraut scheidet aus, wenn man eine gesunde, normale Diätküche führen will.

Ich darf noch bemerken, daß sich nach Hildegard ein ganz kleiner Zusatz von Weinessig zu allen Speisen als nützliches Hilfsmittel erweist bei Nierenschwäche, namentlich bei Blasenentzündungen und Blaseninkontinenz. Damit ist gleichzeitig auch ein Hinweis für die Diät im Alter gegeben, weil die Nieren im Alter das empfindlichste Organ werden.

Dagegen sollen alte Menschen gewarnt sein vor dem Meerrettich (Kren), der weniger von Leuten gegessen werden soll, die mager und trocken sind, wie das im Alter allgemein einzutreten

71

pflegt. Der schmackhafte und in der Wiener Küche äußerst beliebte »Semmelkren« gehört zu den scharfen, das heißt sauren Sachen. In einer (klaren) Suppe werden die eingeweichten Semmeln (Brötchen) eingerührt und mit einigen Eßlöffeln geriebenem Kren beziehungsweise auch noch etwas Butter kurz aufgekocht. Nachträglich setzt man sauren Rahm oder Milch zu, um das Ganze zu mildern, ebenso etwas Salz nach Geschmack. So weit, so gut; nur gibt es beim Kren einige Hildegardische Einschränkungen:

»Wenn im März alle Pflanzen zu grünen anfangen, dann wird auch der Kren weich, aber doch nur für kurze Zeit, und ist dann gut zu essen für gesunde und kräftige Menschen, weil er dann in ihnen des Grünprinzip (Viriditas) der guten Säfte kräftigt. Wenn er aber hart und seine Schale fest wird, ist es gefährlich, Meerrettich zu essen, weil er dann diese Grünkraft nicht (mehr) hat und den Menschen dürr macht, wie wenn dieser Holz essen würde. Der Mensch soll Kren dann nicht mehr essen, sondern ihm nur den Saft aussaugen und das andere wieder aus dem Mund ausspucken. Ein magerer und dürrer Mensch, der Meerrettich essen will, esse nur wenig, um davon etwas zu Kräften zu kommen; denn wenn er (zu) viel davon äße, würde er zu leiden haben, weil er selbst (der magere Mensch) nur beschränkte Kräfte in sich hat.« (PL 1178 C/D)

Der (kleine) Essigzusatz macht auch den Meerrettich bekömmlicher. Die Meinung, daß man Kren nur im Frühjahr essen soll, findet sich weitverbreitet und könnte auf Hildegard zurückgehen. Was ganz allgemein vom Meerrettich geschrieben wird, könnte sich genausogut auf die Blätter wie auf die Wurzel beziehen.

Zu den »scharfen Sachen« zählt auch der Rettich. Das Naturmittelbuch Hildegards führt ihn im Anschluß an die Rüben auf:

»Wenn er (aus der Erde) gezogen wird, so soll man ihn nochmals zwei oder drei Tage an einem feuchten Platz unter der Erde vergraben, damit seine Grünkraft gemildert werde, wodurch er zum Essen um so bekömmlicher wird.

Gegessen reinigt er das Gehirn und vermindert die schädlichen Säfte der Eingeweide (Hormone). Wenn ein kräftiger und fetter Mensch Rettich ißt, heilt es ihn aus und säubert ihn inwendig. Einem kranken und körperlich trockenen Menschen schadet er. Will ein Kranker aber Rettich essen, so trockne er ihn vorher über einem heißen Stein und mache ihn zu Pulver und füge diesem Pulver Kristallsalz oder getrocknetes Salz bei sowie (etwas) Fenchelsamen (als Würze) und esse (ihn) dann mit Brot. Das putzt innerlich seinen Gestank (Blähungen) und kräftigt ihn.« (PL 1164 C/D)

Der Hildegard-Text läßt offen, um welchen Rettichbestandteil es sich handelt. Alles spricht für die Wurzel, denn erstens ist die lateinische Bezeichnung »radix« (was Wurzel heißt, wovon unser Wort »Rettich« stammt), und außerdem kann man nur eine Wurzel in feuchter Erde vergraben. Das Trocknen der Rettichwurzel ist allerdings mühsam. In diesem Fall kann man an das Blattwerk denken. Zum Abfangen der Nachwirkung des Rettichs empfiehlt der Hildegard-Text das Kauen einer Galgantwurzel (oder Tabletten). Galleempfindliche Menschen und solche, die an sich schon von Blähungen geplagt werden, sollen diesen Rat befolgen.

Ähnlich gilt für andere Wurzelsalate der Subtilwert. Über die Rahnen (Roten Rüben, Roten Bete) lese man bei den Rüben (siehe Seite 248) nach. Ebenso beurteilen wir den Sellerie- und den Mohrrübensalat (siehe Seite 250). Vom Kopf- oder Häuptelsalat lesen wir beim Buchstaben »V«.

Beim Sauren dürfen wir auch die *Zitrone* nicht vergessen. Hildegard schreibt wenig darüber:

»Der Bontzider-Baum, nämlich der, an dem die große Bontzider (citrus) wächst, ist mehr warm als kalt und bezeichnet die Keuschheit. Auch wenn man die Früchte dieses Baumes ißt, beseitigen sie das Fieberhafte im Menschen.« (PL 1230 C)

Nach den Bemerkungen der bisherigen Erklärer von Hildegard-Texten handelt es sich dabei um citrus media, also den Zitronenbaum und die Zitronen. Der mystische Deckname »Keuschheit« läßt jedenfalls Gutes von ihnen erwarten. Wenn wir den Fieberkranken gerne Zitronenlimonade als durstlöschendes Getränk reichen, so hat das nach Hildegard nicht primär mit dem Vitamingehalt zu tun, sondern steht unter dem höheren Gesetz der Fieberfeindlichkeit. Die Fieber (febres) bedeuten in ihrem Lehrbuch nicht ein bestimmtes Fieber, sondern ein materielles Substrat, eine Stoffgruppe, die im Blut jedes Menschen vorkommt und bis zu einem gewissen Grad gut und nützlich ist (CC 162, 14). Nur bei Überhandnehmen dieser Fieberstoffe kommt es zu den verschiedenen Fieberkrankheiten. Eine Reduzierung dieser kritischen Fieberstoffe kann kaum schaden. Wir dürfen Zitronensaft für die Salatbereitung verwenden, wobei sicher auch die allgemeine Würzregel gilt: Nur nicht zu sauer! Das Saure muß also genauso wie beim (Wein-)Essig durch Zukker und Verdünnen gemildert werden.

Wenn wir uns noch mit der sauren Milch beziehungsweise dem sauren Rahm oder der Buttermilch als saurer Beize oder Würze befassen, so nehmen wir dabei die Subtilität der Milch, des Käses oder der Butter als Maßstab. Wie gut und wie schlecht Milch, Käse und Butter sein können, so gut oder so schlecht wirken auch ihre sauren Abkömmlinge. Wir werden daran denken, daß bei (akuten) Durchfällen Milch und Milchprodukte zu meiden sind. Darüber lesen wir unter dem Buchstaben »M«, wo auch das Nötige über den Unterschied der Sommer- und Wintermilch geschrieben steht. Wir wollen aber nicht überängstlich sein. Ganz allgemein genügt zum Säuern Weinessig und Zitrone. Wo Milch am Platze ist, dürfen wir auch saure Milch einsetzen.

Vielleicht noch ein Wort über die pikant-sauren Soßen. Vorsicht damit! Als warnendes Beispiel will ich hier eine Fischsoße erwähnen, bei der Senf mit Weißwein, Essig und Öl, ferner mit Kognak oder Weinbrand, gemahlenem Pfeffer, Zucker und Gewürzen kunstgerecht gemischt wird. Zucker, Weinbrand und Pfeffer kommen zum Schluß dazu. Wie viele verschiedene Dinge (Subtilitäten) werden dabei vermengt! Man wundere sich nicht über die Folgen, denn bei Hildegard heißt es:

»*Senf* ist sehr warm und etwas trockener Art. Er wächst bei ausgeglichener Wärme und Kälte, das heißt bei ausgeglichener Luft und hat Kräfte von Bäumen wie auch von Kräutern, weil er seine Wachstumsreife aus jenem Wind schöpft, der auch das

Obst wachsen läßt, und weil er auch aus der grünen Frische der Erde etwas von seinem Saft empfängt. Das Kraut zu essen ist schädlich, weil in ihm schwächende und unbeständig machende Kräfte wirken. Wer davon ißt, den entwurzelt es sein Inneres. Seine Frucht (Senfkörner) aber macht andere Speisen geschmackvoll. Einem schwachen und hinfälligen und kalten Magen taugt er nicht, weil er ihn beschwert und nicht reinigt. Ein starker Magen überwindet ihn. Gegessen klärt er die Augen, macht aber Dunst im Hirn und eine Verbitterung im Kopf, da er etwas Feuchte im Haupt entführt, dafür größere Übel und noch mehr Schaden in den Kopf hinein-schickt. Er bereitet keineswegs gute und rechte Verdauung, sondern führt die Verdauung unter Schmerzen aus und ver-qualmt überhaupt den Menschen.« (PL 1166 B/C)

Auch wenn mir eine Patientin anvertraute, daß nach zwei Tagen Senfkörner-Einnehmen ihr Asthma völlig wegblieb, kann ich Senf als Heilmittel nicht empfehlen, auch nicht bei Asthma. Der Hildegardtext fährt fort und schildert meines Wissens zum ersten Mal die Bereitung eines Mostrich-Senfes, also eines mit Essig angemachten Senfes:

»Weil Senf die Kranken schwächt, sollen sie ihn höchstens mäßig essen, wenn sie nicht die Kraft aufbringen, ihn zu meiden. Gesunden kann er nicht viel schaden, weil ihre Stärke sie immer wieder zu Kräften bringt. Wer aber häufig Senf ißt, der wärme Wein, gieße ihn über den Senf und zerreibe ihn dann, weil er so zubereitet auch Kranke nicht verletzt, da des Weines Wärme ihm alle Schädlichkeiten nimmt. Kann man keinen Wein haben, gieße man Essig über den Senf und bereite ihn genauso. So gegessen, schadet er auch nicht. Nicht gebeizt durch Wein oder Essig, verletzt der Senfgenuß den Menschen, da er Schwachen schadet und sogar die Gesunden schädigt.« (PL 1166 C/D)

Damit wäre über den Senf alles gesagt.
Über das Salz gehen die Meinungen wie über den Essig genauso auseinander; beide haben gemeinsam, daß sie zum

alltäglichen Speisezettel gehören und doch ganz erheblich Folgen auslösen können, je nachdem man zuviel oder zuwenig davon gebraucht. Hier gilt der paracelsische Satz: »Die Dosis, das heißt die Menge, macht's, ob ein Ding Heilmittel oder Giftmittel wird.« 15 g Kochsalz auf einmal und in entsprechender Form dem Menschen einverleibt, können ihn unter Umständen schon töten. Die tägliche Salzmenge kann aber 15 g betragen und beträgt es auch häufig, schadet dennoch nicht unmittelbar, weil sie sich auf verschiedene Speisen verteilt. Der Geschmack, einer der vornehmsten Wächter unserer Gesundheit, setzt die natürliche Schranke. Die Hildegard-Regel ist denkbar einfach:

»Man salze nicht mehr und nicht weniger als gerade so viel, daß der Speisengeschmack den Salzgeschmack übertrifft, so daß man das Salz nicht vorschmeckt.« (PL 1198 D)

So wird der Geschmack des einzelnen zum Maß für seinen Salzbedarf! Wir wissen heute, daß eine salzlose Diät den Nieren keineswegs so zuträglich ist, wie man früher meinte. Der Organismus braucht eine gewisse Salzschwemme, um den Körper zu durchfluten, Schlacken zu verdünnen und mit dem Harn aus dem Körper auszuschwemmen. So einfache und jahrtausendealte Einrichtungen der Menschheit wie der Gebrauch des Salzes (Kochsalzes) sollten nicht von der chemischen Tagesmeinung manipuliert werden. Die Dinge lassen sich nach der obigen Regel in das rechte Licht rücken. Das gilt auch für Nierenkranke, Lungenkranke und für an Bluthochdruck Leidende. Wenn diese ihr Übermaß an Essen, zumal an fettem Essen, rechtzeitig einschränken, dann haben sie automatisch auch die Kochsalzzufuhr eingeschränkt. Wenn man gar zu der einfachen Lebensweise zurückkehrt im Sinne von Pfarrer Kneipp und anderer großer Lebensreformer der Vergangenheit, kann eigentlich das Salz kein Problem sein.

Wir wollen bei dieser Gelegenheit die Frage streifen, ob Salz den Lungen schadet. Tatsächlich hat die Lunge enge Beziehungen zum Kochsalzhaushalt des Körpers. Gerson hat bei seinen Tuberkulosekranken die kochsalzarme Kost mit Erfolg eingeführt. Ein Zuviel an Salz greift tatsächlich die Lunge an, erhöht die Disposition zur Erkrankung der Lunge. Andererseits macht ein Zuwenig an Salz den Körper und die Sinne stumpf und träge.

Wenn man sich an obige Salzregel hält, wird man entdecken, daß die zu Lungenkrankheiten neigenden Menschen auch eine niedrigere Geschmacksschwelle für Salz haben. Dazu kommt, daß die Lungenkranken meistens viel schwitzen und dadurch viel Kochsalz verlieren. Das kann eine Naturhilfe sein zu einer erhöhten Kochsalzausscheidung. Ob man in diesem Fall das ausgeschwitzte Salz ersetzen soll, ist eine rein medizinische Frage.

Gibt es Unterschiede beim Salz? Ist Natursteinsalz besser oder Meersalz? Soll man dem Salz noch Spurenelemente, Jod oder sonst etwas zusetzen? Das geglühte, wasserfreieste Salz ist nach Hildegard das beste. Ob es aus dem Meerwasser oder aus dem Salzgestein gewonnen wird, scheint mir persönlich dabei ziemlich gleichgültig, doch denke ich, daß man von Natur aus wasserarmem Steinsalz den Vorzug geben wird. Wenn also erst kürzlich ein bekannter Diätkenner und Diätforscher das Tiefmeersalz wegen seines 25%igen Magnesiumchloridanteiles lobt, so kann ich dem keineswegs zustimmen.

Zum Schluß das ganze Hildegard-Kapitel über das Salz, dem ich die von mir oben angeführten Richtlinien entnommen habe und die in weitgehender Übereinstimmung mit modernen Erfahrungen stehen. Dort steht geschrieben:

»*Salz* ist sehr warm, etwas feucht und dem Menschen zu vielem nützlich. Wer Speisen ohne Salz ißt, der wird innerlich schlapp (tepidus, lau). Wer diese mit Salz mäßig temperiert oder gewürzt ißt, den stärken und gesunden diese Speisen. Allzu stark gesalzene Kost macht innen trocken und schädigt. Denn das zu reichliche Salz fällt wie Sand über die Lunge her und trocknet die Lunge aus, wogegen die Lunge doch Feuchte verlangt. Also schädigt und belastet das zu viele Salz die Lunge. Anschließend greift es sogar auf die Leber über und verletzt auch sie etwas, so stark auch die Leber ist und wie sehr sie auch mit dem Salz fertig werden kann. Darum soll jede Speise so gesalzen werden, daß man die Speise vor dem Salz herausschmeckt.

Das Siedesalz, das über dem Feuer geröstete Salz, ist gesün-

77

der als rohes, weil die Feuchte, die in ihm war, ausgetrocknet wurde. Auf Brot oder mit einer anderen Speise gegessen, ist dieses gesund und gut.

Salz ist wie Blut und wie die Blüte der Wasser und gibt deshalb bei mäßiger Anwendung Kraft, bei Unmaß aber Überflutungen und Stürme. Hell-leuchtendes Salz hat mehr Wärme als ein anderes und auch etwas Feuchtigkeit und taugt für den Menschen zu Heilmitteln, die durch eine Prise Salz nur noch um so besser werden. Solches ist um soviel wertvoller als nicht reinweißes Salz, wie auch Pigmente, also Gewürze, andere Kräuter übertreffen. Wenn ein Mensch etwas von diesem klaren Salz mit einer anderen Speise ohne sonstige Würze ißt, so stärkt und heilt es ihn und erfreut seine Lunge. Unmäßig verzehrt und ungemildert, wühlt es seine Lunge auf und schadet ihr. Denn es wird ausgeschwitzt aus der natürlichen Kraft des Wassers und der Erde und gibt deshalb dem Mäßigen von seiner guten Kraft und Wärme Kräfte, den Unmäßigen aber peitscht es auf wie eine Springflut. Der Mensch leidet stark unter Durst, wenn er zuviel Salz aß, weil das Salz seine Lungen austrocknet und die guten Säfte in ihm vertrocknen (verdorren) läßt. Dann suchen die Lunge und die Säfte nach Feuchtigkeit; das ist der Durst. Wenn so ein Mensch dann, um den Durst zu löschen, viel Wein trinkt, zieht er sich eine Art Wahnsinn zu wie Lot, der auch zuviel trank. Es wäre dann heilsamer und gesünder, gegen den Durst Wasser zu trinken und nicht Wein, um damit den Durst zu stillen.«
(PL 1198 C/1199 C)

Diese bedeutsamen Ausführungen Hildegards über das Salz geben mir wiederum Anlaß, darauf hinzuweisen, daß diese Frau keine Studien gemacht hat, daß sie ihr für damalige Zeit unmögliches Wissen nur aus höheren Quellen, aus der Weisheit selbst geschöpft haben konnte. Wir merken uns, daß salzloses Essen sicherlich ungesund ist. Man kann sogar sagen: salzlos = humorlos. Die berühmte Bibelstelle: »Habt Salz in euch! Und haltet Frieden untereinander« (Mk 9,50) bedeutet nichts anderes als Humor zu haben, die Dinge nicht gleich krumm zu nehmen und in Streit ausarten zu lassen.

# Frühstück – aber richtig!

Ich habe mir das Frühstücken schon in meiner Schulzeit abgewöhnt, weil ich häufig deswegen zu spät in die Schule kam. Das war kein Unglück, denn ich habe unbewußt etwas vorweggenommen, was ich später dann bei Hildegard über das Frühstück nachlesen konnte:

»Wenn der Mensch aber noch nüchtern ist, soll er als erstes eine Speise essen, die aus (Feld-)Früchten (fruges) und aus dem Mehl bereitet wird; denn das ist ein trockenes Essen und liefert dem Menschen eine gesunde Stärke. Außerdem soll er zuerst ein warmes Essen zu sich nehmen, damit es seinen Magen–Darm anheizt und (ja) nicht irgendeine kalte Speise. Denn wenn er zuerst ein kaltes Essen verspeist, unterkühlt er seinen Magen derart, daß dieser nachher von den folgenden warmen Speisen kaum mehr sich erwärmen kann. Darum soll man als erstes eine warme Speise essen, bis der Magen–Darm schön warm geworden ist. Wenn er hernach ein kaltes Essen verspeist, dann bewältigt die in seinen Magen–Darm eingedrungene Wärme das kalte ihm nachfolgende Essen.
Auch soll man Obst und anderes Saftige und Flüssigkeitshaltige wie Grünzeug (herbulae) bei der ersten Mahlzeit meiden, weil solches einen Faulstoff (tabes) und Verschleimung (livor) und Unruhe unter die Säfte hineinbringt; solche Sachen kann man aber nachher essen, wenn man schon ein wenig (richtige) Speise gegessen hat. Dann bringt es mehr Gesundheit als Schwächen.
Für einen körperlich gesunden Menschen ist es jedoch gut und gesund, wegen der besseren Verdauung, daß man auf ein Frühstück verzichtet bis vor die Mittagszeit oder bis gegen Mittag.

Für die Kranken, Gebrechlichen und körperlich Heruntergekommenen ist es gut und gesund, morgens zu frühstücken, um
die Kräfte wenigstens aus der Nahrung zu gewinnen, die man
sonst nicht hat.« (CC 115,27 ff.)

Siehe da, sollten unsere Ahnen und Urahnen recht gehabt
haben mit dem seit undenklichen Zeiten üblichen warmen Frühstück und unsere Ernährungsreformer unrecht mit dem kalten
Frühstück oder Voressen? Was vom »Anheizen« der Verdauung
durch warme Kost geschrieben steht, dürfte nicht nur für das
Frühstück gelten, sondern immer dann, wenn der Magen leer
geworden ist und wieder Hunger hat. Die Sitte oder Unsitte, den
Salat oder die Äpfel vor dem Essen zu sich zu nehmen, stammt
aus jüngster Zeit. Ihre theoretische Begründung hat mir nie recht
eingeleuchtet. Daß bei Hildegard diese Frage überhaupt erörtert
wird, wundert mich, da man früher kaum etwas anderes wußte.
Selbstverständliches übergeht der Hildegard-Text meist und
befaßt sich fast ausschließlich mit vorher Unbekanntem oder
doch Fragwürdigem. Wieder einmal stelle ich fest, wie einleuch-
tend Hildegards Anweisungen für unsere Zeit und ihre Probleme
sind.
Mein jugendlicher Verzicht auf das Frühstück, der mir bis
heute zur liebgewordenen Gewohnheit wurde, findet also durch
Hildegard eine nachträgliche Rechtfertigung. Wenn Kinder aus
ähnlichen oder sonstwelchen Gründen eine Abneigung gegen das
Frühstücken haben, brauchen die Eltern sich keine Sorgen zu
machen. Sie sollen sich sogar hüten, ein Frühstück erzwingen zu
wollen. Der Rat Hildegards überrascht um so mehr, als man
früher wenigstens im Sommer schon sehr früh aufstand. Und
auch da soll man als Gesunder bis Mittag mit dem Essen warten?
Erstaunlich ist auch die Angabe, daß die Nüchternheit bis
Mittag eine gute Wirkung auf die Verdauung hat. Allen Obsti-
pierten wäre diese Methode zur Regulierung ihres Stuhlgangs
dringend anzuempfehlen, wenn sie sich sonst gesund fühlen.
Allerdings ist die Stuhlverstopfung nach Hildegard oft Folge
eines kranken Magen-Darm-Traktes und nicht umgekehrt. Auf
alle Fälle liegt das traditionelle warme Habermusfrühstück (aus
geschrotetem Dinkel) genau auf der hildegardischen Linie: warm

und eine Speise aus gesunder Mehlfrucht. Auch das schottisch-britische Porridge, der Haferbrei, entspricht diesen Bedingungen einer warmen, aus Feldfrüchten bereiteten ersten Tagesverpflegung.

Was das Haferfrühstück betrifft, so weicht der Hildegard-Text von der Volksüberlieferung ab, wenn beim Hafer geschrieben steht:

»Nicht taugt er zur Speise den Leuten, die sehr schwach und kalt sind, weil der Hafer immer Wärme sucht. Würden solche Menschen Hafermehl (Flocken) oder Haferbrot essen, klumpt es sich in ihrem Magen zusammen und erzeugt ihnen Verschleimung und würde ihnen auch keine Kräfte geben.« (PL 1131 A)

Getreu dem Grundsatz, das schwächste Glied in einer Tischgemeinschaft zu berücksichtigen, scheidet also Hafer zum Frühstück aus. Es ist auch nichts mit der Haferschleimsuppe für Schwerkranke und auch nichts mit der Haferdiät für Kranke überhaupt, wenn es nach den Hildegardischen Vorschriften geht. Ich darf hier allerdings auch das Lob nicht unterschlagen, das Hildegard dem Hafer zollt, wenn sie schreibt:

»... der Hafer ist warm und von scharfem Geschmack und Ruch (fumus) und einem Gesunden eine erfreuliche und heilsame Speise. Er macht frohgemut und helldenkend und gibt den Essern gute (Gesichts-)Farbe und gesundes Fleisch. Denen, die nur ein wenig kränkeln, ist er auch als Brot und Mehl (Flocken) gut zu essen und schadet ihnen nicht.« (PL 1130 D)

Wir lesen diese Stelle noch einmal bei den Getreiden, weil man sich das gar nicht genug einprägen kann. Eine Rohkostempfehlung findet sich nicht, was sowohl im Sinne des Erlaubtseins sprechen würde (was nicht verboten ist bei Hildegard, das ist erlaubt) als auch im gegenteiligen Sinne (was vom Üblichen abweicht, ist verboten). Ich nehme an, daß man auch früher Hafer roh gegessen hat. Aber gewöhnlich erwähnt es Hildegard, wenn etwas roh gegessen werden darf oder gar im Rohzustand noch heilsammer oder besser wirkt als im gekochten Zustand. Das genannte englische Porridgefrühstück, meines Wissens im wesentlichen eine Hafersuppe mit Butter und Ei und heute meist noch mit verschiedenen anderen »guten« Dingen »aufgewertet«, wäre also »für Leute, die nicht sehr krank sind«, zweckmäßig. Wenn man noch Brot dazu ißt, ergibt das ein fast echtes Hildegard-Frühstück: warm und mit einer Brotkost dazu. Bei diesen und bei allen anderen ähnlichen, schon als raffiniert zu bezeichnenden Frühstückssuppen habe ich freilich größte Bedenken wegen der Zutaten. Schon das Ei kann dabei zuviel sein; von der Butter darin ganz abgesehen.

Das gleiche gilt selbstverständlich auch bei anderen Frühstückssuppen. Nur beim Dinkel braucht man nicht lange zu überlegen, wem man diese Dinkel-Suppe vorsetzen darf und wem nicht. Für alle anderen Frühstücke gelten Einschränkungen in der Hildegard-Küche und manchmal sogar sehr erhebliche.

Auch das rechte, warme und gekochte Schwabenfrühstück aus dem reinen Dinkel-Habermus (»Musmehl«) kann Schaden leiden, wenn man daran zuviel herumkünstelt. Man verbessert es keineswegs, wenn man Milch darangibt. Ich rate dringend davon ab, weil die Milch den Geschmack der Dinkel-(Schrot-)Suppe höchstens pappig macht. Der an sich schon eiweißreiche Dinkel (Schrot, Mehl, Grieß) bildet leicht eine natursämige Suppe, deren Wohlgeschmack ohne Milch dem Menschen von Tag zu Tag lieber wird, während sie mit Milchzusatz einem viel leichter verleidet. Außerdem muß Milch keineswegs immer eine Verbesserung sein (siehe das Milchkapitel), und wir müssen aufpassen, daß sie nicht das hundertprozentige Dinkel-Frühstück verschlechtert.

Andere (warme) Frühstückssuppen, die der Vorschrift entsprechen und nicht heiß und nicht zu kalt sind, bewerten wir durchwegs nur vom Grundstoff her, aus dem sie gemacht werden. Das entspricht dem von uns genannten Subtilitätenprinzip, der Eigenart aller Naturdinge. So scheiden Weizen- und Gerstensuppe und auch Sago und Buchweizen aus. Was den Roggen betrifft, schreibt Hildegard nur vom Roggenbrot als Nahrungsmittel. (Siehe das Kapitel Lebensmittel und Untergewicht.)

Bleiben praktisch nur Dinkel als 100%ige Frühstückssuppe oder Hafer (Flocken, Grütze, Mehl) mit den obenerwähnten Einschränkungen.

Mich überkommt noch heute ein Schmunzeln, wenn ich an das Entsetzen von Frau X aus H. denke, als ich ihr das Sechskorn-Müsli verleidete, von dem sie sich alles Heil erwartet hatte. Eine Mischung von drei oder vier schlechten Früchten mit den guten Haferflocken bringt keinen Vorteil, sondern verschlechtert nur, und beim Dinkel kann man überhaupt nur verschlechtern, selbst wenn man den an sich guten Hafer noch unter den Dinkel mischen wollte. Ich wünsche allerdings, daß echter, naturreiner Dinkel garantiert wird, weil das sogenannte Habermus in den Gebieten, wo noch Nachfrage danach bestand und besteht, heute leider aus Weizen hergestellt und doch unter dem Namen Habermus verkauft wird. Begreiflich, daß es kein Familienfrühstück wird. Nur unter Aufbietung heroischer Selbstüberwindung gelingt es manchen Leuten, das Weizenhabermus längere Zeit beizubehalten. Es ist wenigstens ein warmes Frühstück.

Merken wir uns bei dieser Gelegenheit: Alle X-Korn-Mischungen der Welt werden von der Dinkel-Mahlzeit übertroffen. Die Idee vom Sechs-Korn-Gemisch ist ebenso einfach wie falsch: Wenn ich alle Getreide zusammennehme, so muß sich von allen das Gute summieren. Vielleicht tut es das auch, nur addiert sich eben leider auch das Schlechte. Jedes Nahrungsgemisch ist so gut wie sein schlechtester Bestandteil. Gerste zum Beispiel verschlechtert jede Getreidemischung.

Wenn schon, dann laßt doch das gute alte Birchermüsli in seiner Form als reines Hafer-Früchte-Gemisch bestehen. Mehr Getreide zum Frühstück braucht es nicht, und andere Getreide als die Haferflocken eignen sich als Rohkost nicht, nicht einmal der Dinkel. Beim Dinkel aber braucht es die rohe Form nicht, weil er »wie immer zubereitet eine gesunde und frohmachende Kost ist«.

Noch einmal erinnere ich daran, daß sich nach Hildegard Rohkost überhaupt nicht zum Starten der täglichen Verdauungsarbeit eignet. Das erste Essen soll etwas Warmes sein. Dinkel-Habermus und meinetwegen auch Dinkel-Kaffee mit

Brot geben das ideale erste Frühstück ab. Wer die vormittägige Nüchternheit pflegt oder auch zwischen Frühstück und Mittagessen genügend Zeit verstreichen läßt, daß sein Magen wieder leer und er wieder nüchtern geworden ist, dem kommt eine warme Suppe (mit Dinkel-Teigwaren als Einlage) am Beginn der Mittagsmahlzeit gerade recht. Genausogut könnte es auch eine Brotsuppe sein, die aus richtigem Weizenbrot zubereitet oder gar aus Dinkelbrot allen Hildegardischen Bedingungen entspräche.

Der vorhin genannte Dinkel-Kaffee, eine Mischung aus 80 Prozent braungerösteten und 20 Prozent dunkelgerösteten Dinkelkörnern liefert einen ausgezeichneten, echten Kornkaffee, der diesen Namen in jeder Hinsicht verdient. Die Frage, ob das Rösten (von Getreiden) im allgemeinen gesund sein kann und ob Röstprodukte keinen Nachteil haben, lasse ich offen. Für den Dinkel selbst allerdings gilt: »Wie immer gegessen, ist er gesund und heilsam.«

Das müßte auch für den Anteil an gerösteten und sogar an schwarzgerösteten Dinkelkörnern gelten. Wenn Kaffeekohle oder Pflanzenkohle bei Durchfallkranken zur Neutralisierung ihrer Darmbakterien und Normalisierung ihrer Darmflora ärztlich empfohlen werden, dann kann Dinkel-Kaffee zweimal keinen Schaden stiften, selbst wenn ein Teil davon schon fast Dinkelkohle darstellt, zumal nur der Absud davon getrunken wird. Dabei gilt es zwei wichtige Regeln zu beachten:

1. Dinkel-Kaffee ist Ganzkornkaffee, die Röstkörner werden nicht gemahlen.
2. Der erste Absud ist hell und mehr eine Art Dinkel-Tee mit Kaffeegeschmack. Das soll uns nicht schrecken, sondern eher erheitern. Erst beim zweiten, dritten, vierten und fünften Mal Abkochen bekommt er seine schöne dunkelbraune Farbe und den vollen Geschmack.

Der gute alte Kaffeetopf aus Großmutters Zeiten, der vom Vortag oder tagelang mit dem »Satz« auf dem Ofen steht, kommt dabei wieder zu Ehren. Man kann auch jeden Tag eine kleine Menge frischer Dinkel-Körner zusetzen. Versteht sich: ungemahlen. Beim Stehen über Nacht erschließen sich die braunen Ganzkörner recht gut für den Kochprozeß. Selbst wenn man

Kaffeebohnen zusetzen will, werden sie ebenfalls nicht gemahlen. Eine winzige Prise Salz kann beigefügt werden.

Der Bohnenkaffee in der üblichen Form als Extrakt aus gemahlenen oder sogar feingemahlenen Kaffeebohnen hat zweifelsohne eine Wirkung, die unsere »Hildegard« zwingen würde, ein ablehnendes Urteil abzugeben. Die Negativwirkungen des üblichen Bohnenkaffees sind folgende:

1. Er stimuliert, reizt die Sinnlichkeit, die Sexualität.
2. Er macht abhängig, unfrei, süchtig.
3. Er führt zu körperlichem Raubbau (Überschätzung der Normalleistungen)
4. Eine gesundheitsschädliche Wirkung bei Magenschwäche, Herzleiden und ähnlichem ist wahrscheinlich (unerwünschter Herz- und Magenreiz).
5. Chronischer Kaffeemißbrauch führt zu Streßerscheinungen (Mangel an Reservestoffen).

Was unsere »Chemikerin« Hildegard dazu sagen würde, wäre natürlich noch viel interessanter. Jedenfalls kann der übliche Bohnenkaffee nicht empfohlen werden.

Anders liegt die Sache bei ungemahlenen Kaffeebohnen. Ich habe meine diesbezüglichen Versuche noch nicht abgeschlossen, könnte mich aber unter Umständen bereit finden, der Kaffeebohne auch eine kleine Heilwirkung, besonders bei älteren Menschen, zuzuschreiben, wenn die ganzen Körner abgekocht werden. Das gibt es ja auch bekanntlich bei Hildegard, daß an sich schädliche Dinge durch entsprechende Kombinationen und Zubereitungsarten von ihren Gift- und Schadenswirkungen befreit werden.

Ich weiß, daß es Gesundheitsakrobaten gibt, die zum Beispiel als Frühstück Sauerkraut, sogar einen halben, sauer eingelegten Kohlkopf verzehren und sich dabei wohlfühlen. Auch das morgendliche Glas kaltes Wasser (oder Milch) »zur Förderung der Verdauung« gibt es. Andere wieder halten sich an den Spruch »Iß morgens wie ein Fürst, mittags wie ein Edelmann und abends wie ein Bettelmann!« Wir aber haben gehört, daß man als Gesunder am Morgen am besten gar nicht frühstückt, was bei den Fürsten wohl kaum vorkommen wird. Für das Abendessen steht bei Hildegard:

»Zur Nacht kann der Mensch die gleichen Speisen essen und das gleiche trinken, was er tagsüber zu sich genommen hat, wenn er will. Nur esse er so zeitig zu Nacht, daß er noch seinen Spaziergang machen kann, ehe er sich schlafen legt ...« (CC 116,13 ff.)

Das kann heißen, daß zum Abendessen dasjenige paßt, was vom Mittag übrigblieb, muß aber kein Wort für das Aufwärmen sein oder für die Resteverwertung. Wahrscheinlich steckt noch eine andere Weisheit dahinter. Bei der Wichtigkeit des Abendessens für die folgende Nachtruhe könnte es auch den Sinn haben, daß der Magen-Darm-Trakt sich beim Verdauen des Nachtmahls dann leichter tut, wenn er sich bereits untertags auf das gleiche eingestellt hatte. Vielleicht belastet die nachfolgende Verdauungsarbeit den Schläfer dann um so weniger mit schweren Träumen. Alle dürften wohl schon einmal die Erfahrung gemacht haben, daß schweres Essen dem guten Schlaf schadet. Der ganze Tag ist zum Sattessen da. Es soll nicht versucht werden, am Abend das Versäumte nachzuholen. Die abendliche Hauptmahlzeit halte ich nicht für richtig, auch wenn Hildegard nichts darüber schreibt. Die Frage eines abendlichen (kultischen?) Festessens braucht uns nicht zu beschäftigen. Es wäre schon ein Fortschritt, wenn in die alltägliche Volksküche Hildegardisches Gedankengut eindringen könnte. Ausnahmen dürfen dann auch hier die Regel bestätigen.

Das Frühstück eröffnet als Erstessen am Tag einen vegetativen Darmrhythmus, der bei Nacht einem anderen Nervendiktat unterstand (Vagus–Sympathikus). Es gibt beim Menschen einen zirkadianen Rhythmus, das heißt bestimmte, mit den Tageszeiten wechselnde periodische Schwankungen des Stoffwechsels. Bei den täglichen Gewohnheiten des Menschen summieren sich diese Effekte. Zum Beispiel beim Frühstück. Es sollte nur selten gewechselt werden. Wenn ich zur gleichen Tageszeit mein gewohntes Frühstück zu mir nehme, dann stellt sich der Darm Tag für Tag darauf ein und meist sogar – die Verdauung. Die sogenannte Verdauungszigarette nach der (Frühstücks-)Mahlzeit mit ihren sogenannten prompten Wirkungen auf die tägliche Verdauung (lies Stuhlgang) erfolgt nicht nur auf den bekannten

Tabak-Nikotinreiz, sondern entspricht auch dem Rhythmuseffekt des Täglich-Regelmäßigen. Wir benützen zu gleichem Zweck mit meist sehr gutem Erfolg das täglich regelmäßige Dinkel-Kaffee-Frühstück. Ich rate darum grundsätzlich ab, den Dinkel-Kaffee zu anderen Tageszeiten zu trinken. Der Körper reagiert auf den Dinkel-Kaffee mit einer prompten Verdauung. Eine chronische Stuhlverstopfung allerdings können wir damit nicht so ohne weiteres ausheilen. Da braucht es noch mehr. Wenn zum Beispiel in einer Hildegard-Kur der bis dahin gewohnte Frühstücksreiz wegfällt, kann anfangs trotz Dinkel-Kaffees durchaus das Gegenteil, nämlich eine Verstopfung, eintreten. Das wird um so mehr der Fall sein, wenn die kurende Person eine gewisse Protesthaltung gegenüber dem Hildegard-Prinzip einnimmt, sei es auch nur unbewußt. Aber um eine endlich erreichte gute Verdauung zu festigen, genügt dann meistens der tägliche echte Dinkel-Kaffee.

Die Sitten und Gebräuche der verschiedenen Länder weisen große Mannigfaltigkeit auf, selbst wenn wir uns nur im europäischen Bereich bewegen. Es spricht einiges dafür, daß Hildegard nicht zufällig aus dem schwäbisch-rheinischen Kulturkreis auserwählt wurde. Für unser Land wenigstens halte ich ein Bananen-Müsli für ebenso überflüssig wie die verschiedenen Kakao- und Cornflakeszubereitungen.

Über die Ernährung der (Schul-)Kinder steht bei Hildegard nichts, weil es damals so gut wie keine Schulen und also auch nicht um 11 Uhr in der Schule den berühmten toten Punkt gab. Warum sollte ein gutes Brot mit Butter und Honig nicht als Vesperpause genügen? Warum nicht auch einige süße Mandeln? Jedenfalls Gurken, Tomaten oder gar Salatblätter auf oder zwischen dem Brot eignen sich nach Hildegard nicht.

Man darf sicher das hildegardische Wissen mit eigenen Erfahrungen und Gebräuchen kombinieren. So erzählte mir ein Patient, daß er sich täglich seine Haferflocken-Frühstückssuppe bereitet mit reichlich Zwiebeln und Knoblauch, Butter und Ei, was ihm allerdings immer Blähungen und andere Darmgeschichten machte. Auf meinen Rat hin gibt er jetzt auch einen Löffel gekochte Dinkel-Ganzkörner in diese Fertigsuppe. Anfangs hatte er es gut gekaut, was ihm aber allmählich zu langweilig wurde. Jetzt schluckt er das Frühstück mit den ganzen, fast unzerkauten Körnern – und fühlt sich bestens. Er hat keine Blähungen mehr, und der Bauch ist völlig in Ordnung.

Zu Hildegards Zeiten gab es einen merkwürdigen, Merande genannten Brotimbiß. Es steht dort:

»Wer einen Brotimbiß zu sich nehmen will, der schneide schmale Brotscheiben in Wein oder Bier oder in Wasser. Jene Flüssigkeit dringt tief in das Brot ein. So soll man es essen, weil das solcherart aufgeweichte Brot um so glatter und leichter verdaut werden kann.

Wenn jemand das Brot nur eintaucht und sogleich ißt, bevor es von der Feuchte dieser Flüssigkeit durchdrungen wurde, beschwert es ihn innerlich und macht Krämpfe und kann nicht leicht verdaut werden.

Eine Weinmerande ist stark und macht den Menschen innerlich etwas trocken und nützt dem Menschen nicht viel, auch wenn es ihm nicht viel schadet.

Die Merande aus Bier ist gesünder als die vom Wein, weil sich der Brotsaft mit dem fast verwandten Biersaft vereinigt und den Menschen innerlich nicht trocken macht, obwohl es auch nicht viel (für die Gesundheit) nützt.

Eine Wassermerande ist (noch) gesünder als jene aus Bier, weil sie dem Magen lieblich und leicht ist und glatt und leicht verdaut werden kann wie eine weiche Nahrung, die leicht und ohne Schaden durch den Menschen hindurchgeht.

Dem Menschen, der einen warmen und starken Magen hat, nützt die häufige Merande nicht, weil sie seine Magenwärme auskühlt und trocken macht ...

Aber auch den Menschen, die einen kalten Magen haben, nützt die Merande nicht viel, weil ihr Magen dann noch kälter wird und etwas verhärtet (verstopft).

Jenen Menschen, die einen schwachen und zarten Magen haben, nützt die Merande nicht viel, weil sie diese etwas beschwert. Dennoch nimmt und mindert sie ihnen den Schleim.« (PL 1200 A)

Es scheint also kein großer Schaden zu sein, daß wir diese Sitte nicht mehr haben. Oder soll damit unser Einbrocken gemeint sein (»Mocken«), wie es ältere, zahnlose Personen lieben? Hildegard schreibt von einem Einlegen des Brotes in Wein, Bier oder Wasser (Tee, Kaffee?), jedenfalls nicht von einem Mitkochen wie bei Brotsuppen.

# Gift im Kochtopf

Ein uralter ärztlicher Grundsatz lautet: Primum non nocére! Vor allem anderen zunächst nicht schaden! Es geht mir hier nicht darum, die Umweltschmutzgifte in Regen und Düngung und Konservierung von Nahrungsmitteln aufzudecken, auch nicht darum, anerkannte und bekannte Giftpflanzen, Giftpilze oder verdorbene Nahrungsmittel anzuprangern, sondern um bisher unbekannte »natürliche« Nebenwirkungen einiger sonst recht bekannter und beliebter Nahrungsmittel. Unerwünschte Nebenwirkungen gibt es auch in der Natur, nicht nur bei der Chemie und ihren Produkten. Nur wurden diese natürlichen Nebenwirkungen bisher weder durch ein Labor noch durch ein Lebensmittelgesetz registriert. Die Schäden treten tückisch und oft erst nach langer oder längerer Zeit in Erscheinung, wenn niemand mehr daran denkt, wo die Quelle von Krankheiten oder Abwehrschwächen lag.

Ich will von Arteigenschaften berichten, die nicht sofort ins Auge springen, die mir – so wie wahrscheinlich tausend anderen Ärzten und Forschern – ohne Hildegard noch lange unbekannt geblieben wären. Wird man jedoch darauf aufmerksam gemacht und erfährt gar die einleuchtende Erklärung dafür, dann fällt es einem wie Schuppen von den Augen.

In meiner Jugend gab es zu Hause von Zeit zu Zeit und namentlich im Winter (»wo es sonst kaum Gemüse gibt«) das beliebte Lauchgemüse – und ich lebe noch. Heute verbanne ich den Lauch (Porree) als den Hauptübeltäter unter allen Gemüsen grundsätzlich und restlos aus der Küche. Ich verwerfe auch die meisten Brühwürfel, schon wegen ihres Porree-Gehaltes. Welche Hausfrau, welcher Koch würde nicht beim Kochen der Suppe oder Sauce mindestens als Geschmackswürze einen Lauchstengel hineingeben? Und wie gut schmeckt doch das Porreegemüse!

90

Aber tut es auch gut? Hier ist unser Geschmack kein unbestechlicher Wächter der Gesundheit. Auch wenn der Grundsatz weitgehend stimmt: »Was nicht gut schmeckt, ist auch nicht gut«, so gilt dieser Satz keineswegs umgekehrt. Vieles schmeckt gut, ausgezeichnet, und tut doch nicht gut! Zum Beispiel der genannte Porree.

Hildegard lehnt grundsätzlich die feine und schmackhafte Küche nicht ab. An einer Stelle ihrer Bücher schreibt sie, daß unschmackhaftes und unappetitliches Essen den so gefährlichen Gallenfarbstoff (Melanche) vermehren kann. In vielem unterscheidet sich aber die Hildegard-Küche von der heutigen Auffassung. Ein schönes Beispiel ist der Lauch (Porree), von dem meine kleine Hildegard-Gemeinde längst weiß, daß er in der Küche nichts zu suchen hat. Weil ich denke, daß jemand in »Gewissenskonflikte« geraten könnte, bringe ich im folgenden das ganze originale Hildegard-Kapitel über den Porree-Lauch. Dabei wird sich zeigen, daß in der Beurteilung, ob gesund oder nicht, gut oder schlecht, bei Hildegard so weite Einblicke aufgetan werden, wie sie bisher noch niemand hatte.

Wir lesen bei Hildegard:

»*Porree*-Lauch hat eine rasche und unnütze Wärme in sich, etwa wie bei einem Wassertrieb der Bäume, der rasch aufschießt und rasch vergeht. Dem Menschen macht er ruheloseste Sinnengier (inquietudines in libidine). Roh ist er dem Menschen so widerlich und schlecht zu essen wie eine nutzlose Giftpflanze, weil er das Blut und die menschlichen Säfte in das Gegenteil verkehrt, das heißt einen Wirbel erregt, so daß durch ihn das menschliche Blut nicht mehr recht wächst und die Faulsäfte sich nicht mehr reinigen.

Wer Lauch trotzdem essen will, beize ihn in gesalzenem Wein oder Essig und lasse den Lauch im Wein oder Salz lange liegen, damit seine bösen Säfte in ihm abschwächend sich verlieren. Man mache das von morgens bis mittags oder von der Non bis zur Nacht. Solcherart gebeizt kann der Gesunde den Lauch mit einigem Nutzen essen, aber auch dann ist er auf alle Fälle roh besser zu essen als gekocht.

Für Kranke taugt der Porree weder roh noch gekocht als

Kost, weil deren Blut die rechte Wärme nicht hat und auch ihr Faulsaft (tabes, vermutlich eine Leukozytenform; Eiterzellen:) aufgerührt ist und alle seine Säfte »seimig«, das heißt wie schaumig sind. Dies alles bringt der Porree durcheinander, wenn er von einem Kranken gegessen wird. Wenn der Kranke aber großes Verlangen hat, dann soll er ihn roh essen so wie beschrieben, aber mäßig.

Zu Heilmitteln paßt der Porree nicht, besonders deswegen, weil er sein Wachstum aus der instabilen Witterung schöpft, dann, wenn die Wärme der Luft mit Feuchte und die Feuchtigkeit mit Wärme sich vermischen ...« (PL 1162 C/1163 A)

Über Hildegard-Bücher läßt sich nicht urteilen, wenn man ihre Ausdrucksweise nicht kennt. Bisherige Veröffentlichungen zu irgendeinem Diätthema haben in diesem Sinne nur einen sehr geringen Wert. Die Gesichtspunkte bei Hildegard sind andere.

Sonst anerkannte »Autoritäten« nützen uns recht wenig. Die Dinge liegen beim Porree kompliziert. Wer nimmt denn heute bei den Nahrungsmitteln daran Anstoß, wenn etwas die Sinnlichkeit anstachelt? Ein ernstliches Ringen um die beste Ernährung bräuchte gerade beim Lauch den ganzen Apparat physiologisch-psychischer Untersuchungen. Hildegard beschreibt Lauchwirkungen auf die Blutzusammensetzung der Kranken und auf das Bluterneuerungssystem überhaupt, wie das sonst nur ein Universitätslaboratorium unter großem Aufwand herausfinden könnte, aber nur wenn man weiß, wo man suchen und untersuchen soll.

Ich habe mich nicht gewundert, als eine Patientin mir spontan berichtete, wie sie einmal nach einer Lauchmahlzeit einen schweren Gichtanfall bekam. So unmittelbar erlebt man den Kobold Lauch nicht oft. Die schädlichen Wirkungen kommen meist erst nach einer mehr oder minder langen Latenzzeit zum Vorschein. Alle, die an diätpflichtigen Krankheiten leiden, tun gut daran, ab sofort den Lauch streng zu meiden und auch alle, die vor Rheuma, Herzleiden, Ausschlägen, Nierenleiden und Kresbskrankheit bewahrt bleiben wollen. Ich weiß wohl, daß man durch Lauch allein nicht krebskrank wird, aber wir wissen nicht, wieviel auch er dazu beitragen kann und ob nicht auch einmal ein Porreegericht der Tropfen ist, der das Faß zum Überlaufen bringt.

Man könnte fast alle bei Hildegard »angekreideten« Küchengifte mit der gleichen Ausführlichkeit begründen wie den Lauchschaden. Ich führe noch zwei Beispiele an, weil bei den Pflaumen und bei den Erdbeeren immer wieder danach gefragt wird.

Bei Hildegard steht:

»Der *Pflaumenbaum* ... hat das Signum Zorn ... Es ist schädlich und gefährlich, die Frucht dieses Baumes zu essen, sowohl für einen gesunden wie für einen kranken Menschen, weil sie den Melancholiestoff im Menschen hochjagt und in ihm die sauren (bitteren, amarus) Säfte vermehrt (Harnsäure?!) und alle Seuchenherde (pestes) aufwallen läßt, die in ihm vorhanden sind.

Ein Pflaumenessen ist also so gefährlich wie (das Essen) von einem Giftkraut (Unkraut).

Will daher jemand diese (Frucht) essen, so esse er davon nur mäßig. Wenn er nämlich gesund ist, wird er dieses Essen irgendwie überwältigen. Einen Kranken aber schädigt es.« (PL 1224 C)

Diese und ähnliche Angaben der Hildegardbücher stehen im krassen Widerspruch mit der Volksmeinung und der alltäglichen »Erfahrung«. Wieso könnte es sonst sein, daß bisher kaum jemand gegen das Pflaumenessen protestiert hat und diese Angaben bis zum heutigen Tag nur ungläubiges Kopfschütteln hervorrufen?

Der Zorn als Signatur braucht nicht als Verurteilung des Pflaumenbaumes gewertet werden. Viele Heilmittel lassen sich trotzdem aus dem Pflaumenbaum gewinnen: Zum Beispiel ein treffliches Hustenmittel aus den inneren Zwetschgenkernen. Man kann also nicht sagen, der Pflaumenbaum als solcher wäre unnütz.

Aber Hildegards Angaben über die Früchte stimmen. Gerade jüngst bestätigte mir eine an schwerer Polyarthritis Erkrankte, daß zwei Stunden nach dem Essen eines Pflaumenkuchens ihr alle Gelenke plötzlich weh taten, wobei sie zufällig gerade eine relativ schmerzfreie Zeit hatte. Früher hätte sie nie im Traum an einen Zusammenhang mit dem Zwetschgenkuchen gedacht. Da ich sie aber gewarnt hatte, fiel es ihr auf. Diese Warnung vor der Pflaumensubtilität gilt von jeder Zubereitungsform, nicht nur von den frischen Pflaumen. Immerhin gibt es ab und zu Menschen, denen sie schwer im Magen liegen. Kranke werden gut tun, meine Warnung vor den Pflaumen zu beachten. Die Nichtbeachtung hat übrigens bei einer Vierundneunzigjährigen schon einmal den Tod herbeigeführt. Vier Tage nach dem (ausnahmsweisen) Genuß eines kleinen Stückchens Zwetschgenkuchens starb sie an einer unaufhaltbaren Darmstörung.

Für einen weiteren großen »Übeltäter im Kochtopf« will ich die bei Hildegard angegebene Begründung näher anführen. Es heißt:

>>Die *Erdbeer*(-Pflanze) führt zur Schleimbildung im Menschen, der sie verspeist, und sie taugt zu keinem medizinischen Zweck. Auch ihre Früchte, die Erdbeeren, machen eine Art Schleim in dem Menschen, der sie ißt, und zum Essen taugen sie weder für die gesunden noch für die kranken Menschen, weil sie dicht am Erdboden und sogar in faulender Luft wachsen.« (PL 1194)

Ich pflege das so zu erklären, daß Erdbeeren die auf dem Boden liegenden (schweren) Fäulnisgase der Erde (zum Beispiel Methan) beim Wachstum in sich aufnehmen und in die Erdbeerhaftigkeit (Subtilität) aufnehmen und einbauen. Damit die Erdbeerkulturen schön gedeihen, pflegen die Züchter sie in (strohigen) Mist einzupacken. Die chemische Rohanalyse der Erdbeer-Bestandteile nützt also wenig, und weder ihr nachgewiesener Gehalt an Phosphor noch der an Eisen beweist den Gesamtnutzen der Erdbeeren.

Wenn bei Hildegard vor Erdbeeren gewarnt wird, steht das wieder im Widerspruch mit der allgemeinen Erfahrung, wenn man von den wenigen Menschen absieht, die offensichtlich vom Erdbeergenuß Hautausschläge bekommen. Die tieferen Zusammenhänge ahnt keiner. Die gehäuften Mittelohrentzündungen zur Zeit der Erdbeerschwemme wurden bisher von den Ärzten nie auf Erdbeeren zurückgeführt. Doch scheint diese Beobachtung Hildegard recht zu geben, vor allem wenn man an den Zusammenhang von Mittelohrentzündung mit der bei Hildegard genannten Erdbeer-Verschleimung denkt.

Ohne auf die näheren Ursachen einzugehen, führe ich noch eine Reihe weiterer »Küchengifte« an, welche aus der Küche eliminiert werden sollten. Wenn wir in alphabetischer Reihenfolge vorgehen, so folgen auf Aal, Blaubeeren, Enten und Gänse, Gartenkresse (nicht Brunnenkresse), Gurken, Ingwer, Pfirsiche, Rhabarber, Schweinefleisch, Zichorie.

Dies betrifft grundsätzlich die Sanatorien- und Krankenkost, wo kein anderer Grundsatz zu gelten hat als der, daß das Beste gerade gut genug ist und alles Schlechte und Verdächtige gemieden werden muß. Hildegard verweist wiederholt darauf, daß Gesunde vieles – wenn auch oft schwer – vertragen können, was man anderen nicht raten darf. Ähnlich wie für den Lauch gibt es auch bei einigen anderen ihrer Verbote »Tricks«, mit denen man doch noch das »Giftige« überlisten kann. So zum Beispiel, wenn man die Gänse vor dem Schlachten drei Tage hungern läßt oder die Pfirsiche vorher in Essig und Salz beizt. Das alles geht aber die Diätküche nichts an, namentlich dann nicht, wenn sie Hildegard-Küche sein will. Wann Ingwer und Schweinefleisch sogar Heilmittel sind, wird an passender Stelle beschrieben. In der Normalküche haben sie jedoch nichts zu suchen.

# Hülsenfrüchte

Bei den Hülsenfrüchten unterscheidet Hildegard zwischen guten und schlechten, nützlichen und weniger nützlichen. Sie schreibt:

»Die Erbsen wirken durch ihren Inhaltsstoff kühlend und auch etwas verschleimend. Die Lunge wird davon beengt. Ein hitziger Mensch kann normalerweise Erbsen essen und wird dadurch draufgängerisch. (Im Text steht ferox, wild.) Einem Menschen von kalter Veranlagung ebenso wie einem ausgekühlten (kreislaufschwachen) Kranken bekommen Erbsen nicht gut, weil solches Essen in ihm zuviel Speichelwasser erzeugt. Bei Krankheiten, sie mögen heißen wie immer, schaden Erbsen. Sie haben nicht die Fähigkeit, das Krankmachende auszutreiben. Nur den Menschen, die schwache Eingeweide haben, wird es besser gehen, wenn sie oft eine warme Erbsensuppe schlürfen.« (PL 1132 A)

Bei den schwachen Eingeweiden kann es sich sowohl um Drüsenstörungen handeln, beispielsweise Kropfbildung, oder auch um die Zuckerkrankheit, weil die Bauchspeicheldrüse auch zu den Eingeweiden gehört. Auch Frauenleiden und Regelstörungen sind eingeweidebedingt. Man darf die genannte Erbsensuppe nicht aus pürierten Erbsen herstellen, sondern eben nur eine Brühe aus den ganzen Erbsen abkochen. Was von den ganzen Erbsen abkocht, kann gegessen werden. Zutaten, zum Beispiel Eier oder Butter, auch verschiedene Gewürze, Hühnerbrühe etc. können unter Umständen diese Wirkung schon wieder abschwächen.

Zu den Eingeweideleiden kann man die Bildung von Hämorrhoiden, Krampfadern und auch Bruchleiden, Magensenkungen und ähnliche Erscheinungen des asthenischen Habitus zählen. In diesem Fall darf man öfter Erbsenabsud zu sich nehmen.

Die kühlenden Stoffe finden sich unter den Gemüsepflanzen noch oft. Anscheinend meint hier der Hildegard-Text, daß kalte Arten örtliche Wirkungen erzielen und kaum eine allgemeine Durchblutungsförderung auslösen. Wo der ganze Mensch leidet, das Blut schlechter, auch die Blutsenkung schlechter ausfallen und irgendwelche ausgesprochene Krankheitszeichen vorliegen, soll man eher erwärmende, das heißt durchblutungsfördernde Pflanzen verwenden. Die Erbse fördert die Gesamtdurchblutung nicht.

»Die *Bohnen* haben einen erwärmenden Stoff und sind eine gute Speise für gesunde und kräftige Menschen. Weit nützlicher als die Erbsen können auch Kranke Bohnen essen und werden davon kaum etwas zu leiden haben, weil Bohnengerichte in ihnen nicht soviel Schleim und Schleimiges entstehen lassen wie die Erbsen. Ganz besonders ist das Bohnenmehl gut und nützlich für kranke und gesunde Menschen, weil es leicht und gut verdaulich ist. Wenn jemand an den Eingeweiden erkrankt ist, soll er die Bohnen in Wasser (kräftig) abkochen, etwas Schmalz oder Öl daran geben und diese Suppe warm schlürfen, nachdem die Bohnen davon getrennt worden sind. Das soll er oft machen, und er wird innerlich geheilt.«
(PL 1132 B)

Wir machen von dieser Bohnenwirkung gerne Gebrauch bei der Behandlung von Hämorrhoiden. Hildegard spricht grundsätzlich von Eingeweiden, wobei der Eingeweidebegriff, wie oben schon bei der Erbse angedeutet, ein viel weitergehender ist und praktisch eigentlich alle Baucheingeweide betrifft und dazu noch die eingeweidewirksamen Drüsen. Die Leber für sich scheidet allerdings hier aus. Bei den Nieren ist das eher zweifelhaft. Hildegard gibt so wenige Mittel als Nierenheilmittel an, daß man wenigstens den Harnapparat oder den größten Teil der Nierenfunktionen den Eingeweidefunktionen zurechnen darf. Bei Nierenkrankheiten ist also die Bohnensuppe zweckmäßig. Bohnensuppe ohne Bohnen, wie man das nennen kann, ist zu unterscheiden von der Verwendung von Bohnenmehl, einem grundsätzlich guten und in der Küche viel zuwenig verwendeten Rohstoff. Wenn der Hildegard-Text sagt, daß diese Bohnensuppe ohne Bohnen den Menschen innerlich heilt, dann dürfen wir das ruhig wörtlich nehmen. Wie lang freilich irgendein Leiden braucht, um dadurch ausgeheilt zu werden, läßt sich von vorneherein nicht sagen. Da man aber damit nicht schaden kann, darf ein täglicher Gebrauch, über längere Zeit fortgesetzt, ohne weiteres riskiert werden. Im Verein mit dem allgesunden Dinkel gäbe das eine sehr gute Kombination. Eventuelle Sorgen wegen Eiweißmangel können durch Bohnenmehl vollkommen beseitigt werden.

»Die *Linsen* wirken kühlend und sättigen bloß den Bauch und erfüllen mit (windigen) Gedanken. Ein Linsenessen läßt weder das menschliche (Knochen-)Mark noch das Blut, noch das Fleisch (Gewebe) wachsen, noch auch verleiht es wertvolle Kräfte. Kranke Säfte (Hormone?) im Menschen werden von den Linsen zu stürmischem Aufwallen gebracht.«
(C PL 1132 C)

Linsen haben in der Ernährung nichts zu suchen. Davon abgesehen, gibt es Heilmittel, die man aus Linsen gewinnen kann. Aber das Linsengericht an sich könnte als eines der schlechtesten unter den Hülsenfrüchten gelten. Das hindert nicht, daß Linsen sehr gut schmecken. Weil aber die Linsen imstande sind, die Säfte durcheinander zu bringen und somit das wohlgeordnete »Innenleben« des Menschen zu erschüttern, muß man sie unter allen Umständen meiden. Also weg mit den »Linsen mit Speck«, mag die chemisch-physikalische Analyse in den Linsen noch soviel Gutes entdecken (zum Beispiel wird vom »Kaliumreichtum« gesprochen). Die ganze Linsenart insgesamt hebt diesen Nutzen mehr als auf.

Hier können wir noch drei zu den Hülsenfrüchten gehörende Pflanzen einreihen, die bei Hildegard der Vollständigkeit halber angeführt werden, obwohl sie nicht zum Essen verwendet werden sollen. Das Erste davon sind die sogenannte Veig-(Vig-) Bohnen, von denen der Kommentar bisher annimmt, daß es sich um die weiße Lupine handeln könnte. Ich aber vermute, daß es die sogenannte Saubohne ist. Es läßt sich daraus ein Heilmittel gewinnen, aus dem Bohnenmehl mit Fenchel- und Liebstöckelsaft und anderem gekocht, aber als Normalernährung scheidet sie aus.

Die zweite Hülsenfrucht sind die Wicken, von denen es nur heißt, daß das Vieh sie ohne Schaden fressen kann. Sie taugen lediglich zu einem äußerlichen Heilmittel.

Das Dritte sind die sogenannten Erwel, im Althochdeutschen »Wisela« genannt, von denen es bei Hildegard heißt, daß sie beim Essen zu Fieberkrankheiten führen oder Fieberkrankheiten begünstigen, den Magen erkälten und kein Heilmittel sind.

Ein ganz anderes, wichtiges Nahrungsmittel aus der Gruppe der sogenannten Hülsenfrüchte dagegen sind die Kichererbsen. In den Lebensmittelgeschäften für Ausländer (vor allem Türken, Italiener, Griechen) findet man sie relativ häufig angeboten, aber auch in größeren Lebensmittelgeschäften und in der Schweiz. In Deutschland kennt man sie weniger, doch kann ich die Kichererbse nicht genug rühmen wegen ihrer großen Vorzüge, die sogar noch über Bohnen und Erbsen hinausgehen.

> »Die *Kicher*(-Erbse) ist warm und freundlich, leicht und lind zu essen und vermehrt in keiner Weise die schlechten Säfte beim Essen.« (PL 1201 D)

Was den Boden betrifft: Anspruchsloser als die Erbsen – warme Sommer allerdings vorausgesetzt –, wäre diese Kichererbse geeigneter als unsere gemeine Erbse. Man sollte eine Sorte heranziehen, die nicht so wärmebedürftig ist und auch im Norden besser wächst. Als leichte Speise fördert sie die Verdauung und trägt wesentlich zu einer guten Gemütsstimmung bei. Man könnte sogar sagen: Was der Dinkel unter den Getreidefrüchten, das ist die »Kicher« unter den Hülsenfrüchten.

Ähnlich wie Erbsenbrei kann man einen Kichererbsenbrei machen. Dabei werden die noch etwas blähenden Schalen entfernt. Sonst muß man die Zubereitung der Kichern mit Dinkelmehl, Muskatnuß und anderen Gewürzen so einrichten, daß eine Blähungswirkung weniger eintritt. Alle Hülsenfrüchte können unter Umständen blähend wirken, wenn auch die Kichern weniger belästigen. Vom Kichermehl schreibt Hildegard nichts, doch würde ich auch daran denken, wobei das Kichererbsenmehl vermutlich aus den ungeschälten und aus den geschälten Kichern hergestellt werden kann. Eine Sorte von Kichererbsen liefert eine eckige Frucht und sieht fast aus wie ein Würfel. Eine andere Sorte kommt seltener in den Handel und ist bunt, schwarz-gelb und sogar schwarz-gelb-rötlich, und sieht wie kugelrunde Erbsen aus. Ob ein Unterschied zwischen den eckigen und den kugeligen Kichererbsen besteht, weiß ich nicht. Ob durch Düngung und andere Anbauraffinessen den Kichern geschadet werden kann und ein biologischer Kichererbsenanbau vielleicht noch Vorteile bieten würde, weiß ich auch nicht.

Kichererbsen geben auch ein Heilmittel ab:

»Fieberkranke sollen Kichern über glühenden Kohlen rösten, und sie werden geheilt, wenn sie diese gerösteten Kichern essen.« (PL 1201 D)

Wie weit dieses Mittel wirklich heilt ohne andere Arzneimittelanwendung, bleibt offen. Jedenfalls unterstützt es die Heilung bei Fieberkranken und ist eines von den wenigen im Fieberzustand ratsamen Diätmitteln. Wahrscheinlich schafft es Bedingungen, unter denen die eigentlichen Arzneien besser wirken.

An diese sogenannte Hülsenfrüchte-Gruppe möchte ich noch zwei Nahrungsmittel anschließen, die nicht zu den Hülsenfrüchten gehören, aber doch eine Art Trockenfrüchte bilden. Das eine ist Hirse, das andere ist Hanfsamen. Bei der Hirse unterscheidet Hildegard die Rispenhirse und die Kolbenhirse. Der deutsche Namen Hirse bezieht sich auf die Rispenhirse, welche bei Hildegard zum Essen nicht empfohlen wird.

»*Hirse* (Rispenhirse) wirkt kühlend und nur etwas wärmend, weil sie weder das Blut noch das Fleisch im Menschen vermehrt und ihnen auch keine Kräfte mitteilt, sondern sie füllt nur den Magen und mindert den Hunger. Die zu Regeneration nötigen Geschmacksstoffe hat Hirse nicht. Außerdem macht sie das Gehirn des Menschen wasserreich. Den Magen dagegen läßt sie träge und abgestumpft werden und peitscht auch die Säfte, die im Menschen sind, zu stürmischen Bewegungen auf. Sie ist fast so etwas wie ein Unkraut und für den Menschen nicht gesund zum Essen.« (PL 1133 A)

Diesem negativen Urteil über die in Deutschland damals doch sicherlich relativ häufige Hirse steht das gute Urteil über die italienische Hirse (Venich, Kolbenhirse) gegenüber.

»Venich-Hirse ist kalt und hat ein wenig Wärme und taugt schon etwas, weil sie etwas Erholungswert besitzt und dem Esser auch etwas Kräfte bringt. Auf jeden Fall schadet sie nicht so, wie die Rispenhirse zu schaden pflegt, und bringt auch die schlechten Säfte und Giftstoffe im Menschen nicht so sehr in Wallungen wie die (Rispen-)Hirse.« (PL 1133 AB)

Es handelt sich hier um die Kolbenhirse, eine bescheidene Sommerfrucht, die im Schwarzwald auch Fennich heißt. Ihr Erholungswert als Teilersatz des täglich sich verbrauchenden Blutes und der Zellen, das Kräftigen und das Fördern der Arbeitsleistung wird also bei dieser Hirseform durchaus positiv zu bewerten sein. Ein wichtiges Nahrungsmittel ist Hirse jedenfalls in keiner Form.

Interessanterweise wird der Hanfsamen angeführt:

»*Hanfsamen* enthält Gesundungskraft und wirkt für gesunde Esser heilsam. Im Magen (Darm) ist er leicht und nützlich schon deshalb, weil er den Schleim aus dem Magen etwas entfernt, leicht verdaut werden kann und schlechte Säfte vermindert und die guten Säfte kräftigt. Allerdings – wer mit dem Kopf Schwierigkeiten hat und wer ein leeres (abgemagertes?) Gehirn hat, dem macht das Hanfessen leicht Kopfweh. Wer aber einen gesunden Kopf hat und ein volles Gehirn im Kopf, dem schadet er nicht. Aber wer sehr schwer krank ist, dem macht er auch Beschwerden im Magen. Wer nur etwas krank ist, dem schadet es nicht, Hanf zu essen.« (PL 1133 B/C)

Es ist mir nicht bekannt, daß Hanfsamen jemals in der Küche verwendet wurde. Die ausführlichen Darlegungen Hildegards entsprechen sicher keinem Bedürfnis der Volksheilkunde. Die Angaben über den Hanf sind in vieler Hinsicht lehrreich für das Verständnis und die Vorstellungen vom Wesen der Erkrankungen bei Hildegard. Die Humores, die Säfte, entsprechen teilweise dem, was wir als Hormone ansehen, gehen aber noch erheblich weiter.

Es wäre daran zu denken, daß man Hanfsamen-Essen als Test benützt, um festzustellen, ob eben ein leeres Gehirn vorliegt, das dann durch das Hanfessen mit Kopfweh antwortet. Weil Hildegard für diesen Mangel auch ein Heilmittel hat, nämlich süße Mandeln essen, kann diese Feststellung einer Krankheitsursache durch Hanf von Nutzen sein. Es ist ein Vorzug der Gesundheitslehre Hildegards, daß sie einer paracelsischen Forderung entspricht und zu jeder Krankheit auch das entsprechende Heilmittel besitzt.

# Ingwer und die klassischen Gewürze

»Die ärztliche Erfahrung lehrt, daß intensive angenehme
Duft- und Schmeck-Reize anregen und beleben ...«
Prof. Dr. Hans Glatzel, Lübeck

Diesem Zitat eines bekannten zeitgenössischen Ernährungsfor-
schers fügt die Zeitschrift *Neue Gesundheit* (11, 898) noch den
bemerkenswerten Satz hinzu: »Der Herr Professor ist überzeugt,
daß die Duft und Schmeck-Stoffe der Gewürze nicht minder
lebenswichtig sind als das Eiweiß, das Fett und die Vitamine ...«
Vielen Dank! Genau das steht bei Hildegard:

»Wenn der Mensch ißt und trinkt, dann lenkt (ducit) ein im
Menschen angelegtes lebendiges Leitungssystem (vitalis trac-
tus rationalitatis) den Geschmackstoff und den Feinsaft und
den Duftstoff davon dem Gehirn zu und fördert seine Durch-
wärmung (Durchblutung, Sauerstoffumsatz), indem es dessen
Gefäßwärme auffüllt ... und auch Herz, Leber und Lunge
saugen von diesem Schmackstoff, Feinstoff und Duftstoff
etwas in ihre Gefäßräume ein, so daß sie davon angefüllt,
»angebrütet« und ernährt werden wie ein alter, ausgetrockne-
ter Darm, wenn man ihn ins Wasser legt, davon weich und voll
wird ...« (CC 113,3)

Wer das Buch von Anfang an gelesen hat, erinnert sich vielleicht, das schon gehört zu haben. Es muß sich dabei um eine den
Nervenstrang begleitende Leitung handeln, die wahrscheinlich
noch nicht bekannt und erforscht ist. Zweifelsohne wird hier der
Vorgang einer Mundverdauung beschrieben, welche die feinsten
und edelsten Stoffe aus der Nahrung aufnimmt und diese zuerst
dem Gehirn und dann auch dem Herzen, der Leber und der

Lunge zuführt, zur Aufrechterhaltung ihrer vitalen Funktionen. Wir erinnern uns dabei an einen Ausspruch von Paracelsus, der einmal schreibt: »Edle Menschen essen mit dem Mund ...« Dieser große deutsche Arzt muß also gewußt haben, daß vom Mund aus eine Aufnahme wichtiger Stoffe erfolgt. Hildegard nennt diese Feinstoffe Geschmacksstoff und Duftstoff. In dieser Reihenfolge wiederholt sie es. Zweifelsohne liefern alle natürlichen Nährmittel und Getränke solche Stoffe, insbesondere die Gewürze. Gerade in jüngster Zeit hat man im Zusammenhang mit der Erforschung der Heilwirkung des japanischen Pfefferminzöles festgestellt, daß durch eine zuerst auf die Geruchsnerven konzentrierte Wirkung der Duftstoffe das Zentrale Nervensystem wieder ins Gleichgewicht gebracht wird, wenn es vorher durch Produktion eines Verstimmungshormones (Serotonin) gestört worden war. Wir können den Wert der bei Hildegard beschriebenen Feinstoffe gar nicht hoch genug anschlagen. Es ist anzunehmen, daß im Laufe der Zeit die Forschung noch viele der erstaunlichen Angaben Hildegards bestätigen wird.

Das gute Einspeicheln hat den Sinn, daß diese Stoffe besser aufgenommen werden. Man kann das als ein »Mit-dem-Verstand-Essen« bezeichnen, weil das Gehirn den Löwenanteil davon bekommt. Nicht die Entlastung der Magenverdauung noch auch der Wunsch, dadurch Kalorien zu sparen, sollten uns zum guten Kauen bewegen, sondern das Wissen um den »ersten Verdauungsweg« über das Gehirn, auch wenn dieser nur von Hildegard und sonst von niemandem bisher beschrieben oder vermutet wird.

Dem wohlschmeckenden Zubereiten der Speisen fällt eine besondere Aufgabe zu:

»Wenn ein Mensch rohe Äpfel, rohe Birnen, rohes Gemüse oder andere Rohkost zu sich genommen hat, die weder durch Erhitzen noch durch eine andere Zubereitungsart ausgeglichen (temperiert) wurde, können sie auch im Magen–Darm nicht leicht zu Ende aufgeschlossen werden, weil sie vorher nicht ausgeglichen wurden. Die schlechten Säfte dieser Speisen, die durch Erhitzen oder eine Beigabe von Salz oder Essig (zum Beispiel) hätten abgefangen oder neutralisiert werden

sollen und (somit) nicht abgefangen und entfernt wurden,
wenden sich der Milz zu und ändern sie, so daß sie anschwillt
und schmerzt ... Wenn sich diese schlechten Säfte zur Milz
aufgemacht haben, dann verletzen sie diese und lassen sie
leiden ...« (CC 98,29 ff.)

Eine andere Stelle warnt ebenfalls unter anderem vor Rohkost:

»Es gibt auch Menschen, deren Herz, Leber und Lunge und
sonstige Wärmelieferanten mit ihrer Wärme nicht genügend
dem Magen zur Endverdauung zu Hilfe kommen können,
wenn diese Leute rohe und ungekochte oder fette Speisen zu
sich genommen haben, zumal wenn diese zu fett und schwer
oder trocken und hart sind ...« (CC 99,11 ff.)

Das gibt die Blähungen und Verschleimungen und eine Form
der Verstopfung. Die Gewürze bewirken eine Mitverdauung,
Miterwärmung und ersetzen gewissermaßen sogar die Kalorien.
Das Kochen wird in den Hildegard-Büchern durchweg als ein
Reifungsvorgang beschrieben, der die Verdauungsarbeit erst
richtig vorbereitet. Die alten Griechen nannten die (Magen-)
Verdauung eine »Kochung« (Pepsis). Was vorher gekocht ist,
nimmt dem Magen Arbeit ab. Nach Hildegard geschieht dabei
nicht nur die Aufschließung, sondern auch eine Entgiftung. Das
gleiche kann auch einmal durch Salzen oder Essigwürze oder
andere Gewürze erreicht werden. Sehr häufig gebraucht Hildegard für diesen Vorgang das Wort »temperieren« (temperare,
ausgleichen, neutralisieren, ausbalancieren, dämpfen).
Die Gewürze haben außerdem auch ihre eigene Subtilität,
ihren Eigenwert oder Unwert. Wie zum Beispiel *Ingwer*:

»Ihn zu essen, schadet einem gesunden und fetten Menschen,
weil er diesen unkonzentriert und dumm sowie auch faul und
ausgelassen macht. Nur wer körperlich mager und schon fast
am Ende ist, der nehme auf leeren Magen ein wenig Ingwer-
pulver in Suppe und esse zwischendurch auch ein wenig davon
auf Brot, und es geht ihm besser. Sogleich aber, wenn er sich

wohler fühlt, esse er nichts mehr davon, um keinen Schaden davon zu haben.« (PL 1135 D)

Ingwer zählt heute nicht mehr zu den Standardgewürzen, doch gab es leidenschaftliche Ingweresser, namentlich in England. Bei uns werden immer noch kandierte Ingwerstangen angeboten. Auch soll es ein Ingwerbier geben. Gewöhnlich besteht das berühmte asiatische Currygewürz zu einem erheblichen Teil aus Ingwer. Ich kenne den Charakter dieser Ingwerliebhaber nicht. Wir werden aber gut tun, uns an Hildegard zu halten.

Wenn wir also in einer Würztabelle lesen, daß man damit Suppen, namentlich chinesische Suppen, würzen kann, sowie Käse und Kräutersaucen, aber auch Obst- und Geflügelsalat, Fische, Kalbfleisch, Schweinebraten, Hackfleisch, Geflügel, Möhren, Kürbisse, weiße Bohnen, Reis, sogenannte Ingwerbirnen oder gar den »Wert« der Ingwerplätzchen rühmen hören, dann sind wir gewarnt. Wir streichen den Ingwer aus der Normalküche entsprechend den Weisungen Hildegards.

Wenn wir schon etwas Scharfes wollen, tut's manchmal auch der *Pfeffer*. Aber auch diesem Gewürz können wir nach Hildegard keine Harmlosigkeitsbescheinigung ausstellen:

»Wenn man viel davon zu sich nimmt, schädigt er den Menschen und bereitet Pleurisie (Brustfellentzündung?) vor und zersetzt in ihm die (wohl abgestimmten) Säfte und macht die Säfte schlecht.« (PL 1137 D)

Ob die physiologischen Chemiker einmal so etwas nachweisen können, wenn sie die Richtigkeit Hildegards beweisen wollen? Heute denkt noch niemand daran, sich ernstlich damit zu befassen. Doch lesen wir auch Folgendes:

»Wenn jemand verschroben ist (spleneticus, milzsüchtig, spleenig, heikel) und er keinen Appetit auf Speisen hat, so daß ihn das Essen nicht freut, der esse in einer Speise etwas Pfeffer und dazu auch noch etwas Pfeffer auf Brot, und seiner Milz geht es besser, und der Ekel vor dem Essen legt sich.« (PL 1138 A)

An einer Stelle steht bei Hildegard, daß manche Menschen ihre Milz durch Rohkost schädigen (CC 98,36). Ob auch diesen der Pfeffer hilft? In der Küche gibt es dreierlei Pfefferarten: den Cayennepfeffer, den weißen Pfeffer und den schwarzen Pfeffer. Wir brauchen für die Küche diese Unterscheidung nicht zu machen, die nur für die Herstellung von Arzneien wichtig ist.

Der Pfeffer war seit jeher das Hauptgewürz des Welthandels. Im Jahre 408 n. Chr. Geburt sollen dem Gotenkönig Alarich auch 1500 kg Pfeffer als Lösegeld übergeben worden sein. Er war so wertvoll, daß dies genauso erwähnt wird wie ein Goldgeschenk. Er wurde früher meistens über Indien nach Europa importiert. Ein Schimpfwort nannte die Lebensmittelgroßhändler früher überhaupt nur »Pfeffersäcke«.

Die *Gewürznelken* finden bei Hildegard als Gewürz keine Erwähnung, jedoch als Heilmittel: Bei Ohrensausen und Kopfweh (Bluthochdruck!) darf man reichlich, das heißt mehrmals am Tag, davon essen. Das gleiche soll auch beginnende Wassersucht abstoppen und verhindern, daß die Gicht anwächst, wenn man es gleich anfangs anwendet (echte Großzehengicht, Podagra).

Alles dies macht das bloße Essen und Kauen der Gewürznelken. Außerdem kennt das Hildegard-Buch eine Mischung von Nelken mit Muskatnuß und Zimt in den bekannten Hildegardischen Nervenkeksen.

Die *Lorbeerblätter* finden bei Hildegard nur Verwendung in Heilmitteln. Da aber viel Gutes vom Lorbeerbaum und seinen Früchten geschrieben wird, werden Lorbeerblätter (in Beizen und Saucen) kaum schaden, zumal der Baum auch den schönen mystischen Namen »Beständigkeit« führt. Das Verschweigen einer besonderen Gewürzwirkung will aber nicht viel besagen, weil Hildegard in erster Linie über die Heilwirkung schreibt. Wir können annehmen, daß man schon früher mit Lorbeerblättern gewürzt hat.

Unter den ausländischen Gewürzen gebührt sicherlich ein erster Preis der *Muskatnuß*:

»Wenn ein Mensch Muskatnuß ißt, dessen Herz weitet (öffnet) sich und reinigt seinen Sinnesapparat und trägt ihm eine gute Auffassungsgabe (ingenium) ein.« (PL 1139 B)

Von irgendwelchen Schädlichkeiten ist nicht die Rede. Doch wird man auch ihre Verwendung in vernünftigen Grenzen halten. Will man mehr davon essen, macht man sich die obengenannten Nervenkekse, deren Hauptwirkstoff die Muskatnuß ausmacht. Auffallenderweise stehen diese wichtigen Gewürze bei Hildegard unmittelbar nach den ebenso wichtigen Getreiden.

Zu den Gewürzen zählt vermutlich auch die bei Hildegard viel als Heilmittel verwendete *Galgantwurzel*. Wiederum wird von Hildegard nicht ausdrücklich ihre Würzwirkung erwähnt, doch werden sich die Hildegard-Freunde an einen hübschen Aufsatz im *HildegardKurier* erinnern, wonach den Bauleuten etwas Galgant unter das Essen gegeben wurde und diese nach dem Essen dann mit doppeltem Eifer an die Arbeit gingen.

Hildegard schreibt:

»Galgant ist durchaus warm und hat überhaupt nichts Kaltes in sich und ist voll Kraft.« (PL 1134 A)

Wer also gegen Pfeffer Bedenken hat und keinen besonderen Grund hat, ihn zu verwenden, könnte zum Scharfwürzen ebenso gut auch Galgantwurzelpulver verwenden, das einen sehr scharfen Geschmack besitzt, wie meine Herzpatienten bestätigen können, denen ich Galgant in vielfacher Zubereitung und in manchen Medizinen zu verordnen pflege. Er ist nämlich vor allem ein ganz hervorragendes Herzmittel.

Der *Zimt*

»hat starke Kräfte ... Wer oft davon ißt, dem mindert er die schlechten Säfte und bereitet ihm gute Säfte.« (PL 1139 A)

Über die Zimtverwendung brauche ich nichts Näheres zu sagen. Wer kennt nicht den berühmten Griesbrei mit Butter, Zucker und Zimt obendrauf? Glühwein, Zimtsterne, Lebkuchen, Spekulatius? In jedem Kochbuch finden Sie eine Reihe von Zimtrezepten.

Von Vanille, Paprika, Koriander, Anis und Safran lesen wir bei Hildegard nichts. Auch der Zittwer, den viele zu den Gewürzen rechnen, findet sich bei Hildegard nur unter den Heilmitteln und Heilmittelmischungen. Eine sehr auffallende und merkwürdige Tatsache muß ich noch erwähnen. Bei Hildegard steht im Zusammenhang mit den Gewürzen auch das Kapitel über die Hanfkörner recht positiv beschrieben. Sollte dies heißen, daß man Hanfkörner auch als Gewürzmittel gebrauchen kann? Wir dürfen dabei nicht an Haschisch denken, weil dieser ja nicht aus den Hanfkörnern gewonnen wird (siehe Kapitel »H«).

Die heimischen Gewürzkräuter finden wir am Schluß dieses Buches unter dem Buchstaben »Y« im Zusammenhang mit dem bekannten Ysop.

# Johannisbeeren und Beerenfrüchte

stammen als Weichfrüchte zumeist von den (mehrjährigen) Sträuchern. Auch nehme ich unter dieses Kapitel alle Früchte herein, die man für gewöhnlich als Beeren bezeichnet, wie zum Beispiel die Maulbeeren, obwohl gerade sie als Baumfrüchte eher zum Obst zählen würden. Teilweise wurden auch schon an anderen Stellen dieses Buches Beeren erwähnt, zum Beispiel die Erdbeeren und die Blaubeeren. Letztere werden bei Hildegard unter die Kräuter und nicht unter die Sträucher gerechnet. Gerade bei den Beerenfrüchten macht uns eine Schwierigkeit zu schaffen, nämlich daß bei Hildegard einige Namen noch nicht identifiziert werden konnten, zum Beispiel die *Johannisbeeren*.

Im Österreichischen heißen sie »Ribisel«, was uns auch nicht weiterbringt, weil dieser Name von dem lateinischen »ribes« kommt, der sich bei Hildegard nicht findet. Auch ein der englischen Bezeichnung »Currant« entsprechendes Wort steht nicht bei Hildegard. Weil die schwarzen Johannisbeeren auch den Namen »Gichtbeeren« führen und wegen ihres (teilweise sogar hitzebeständigen) Vitamines C für heilkräftig gelten, wäre es möglich, daß der Johannisbeerstrauch sich bei Hildegard unter dem Namen Gichtbaum verbirgt. Von ihm und vermutlich auch von seinen Früchten heißt es dort:

> »Der Gichtbaum ist sehr warm. Seine Grünfrische und Säfte für sich allein kann man nicht brauchen, solange sie nicht anderen Pflanzen oder anderen Aromen (condimenta) beigemischt werden. Denn wenn man sie anderen Pflanzen (Früchten?) oder würzigen Aromata zusetzt, bekommen (diese) um so höheren Nutzwert als Heilmittel.« (PL 1245)

In unserer wissenschaftlichen Sprache würde man das als Vitaminisierung bezeichnen – falls der Gichtbaum den Johannisbeerstrauch meint. Für diese Zwecke wären aber nicht nur die Beeren allein, sondern sogar der (Blätter-)Saft zu gebrauchen. Übrigens kennt der Hildegard-Text nicht nur einen Gichtbaum, sondern auch eine Gichtpflanze, von welcher wir auch noch nicht sicher wissen, welche Pflanze sich unter diesem Namen versteckt. Dagegen bereitet es keine Schwierigkeit, die Bezeichnung »Baum« auch für den Johannisbeerstrauch gelten zu lassen. Denn auch der Wacholder ist ja eigentlich nur ein Strauch und findet sich doch bei Hildegard unter den Bäumen.

Von den in unseren Gärten gezogenen Beeren erkennen wir bei Hildegard gut die *Himbeeren*:

»Risza-Beere – so steht in altdeutscher Sprache zwischen dem sonst lateinischen Text – ist kalt und brauchbar gegen Fieber. Wer nämlich Fieber hat und Appetitlosigkeit, koche Risza ein wenig in Wasser und lasse diese (Himbeer-)Pflanze in diesem Wasser liegen und trinke so dieses Wasser (Tee?) morgens und zur Nacht warm und lege auch die im Wasser gekochten Pflanzen selbst warm auf seinen Magen während einer (kurzen) Stunde. Das soll er an drei Tagen machen, und die Fieber in ihm werden weichen ...« (PL 1192 B)

Im Hildegard-Text steht der lateinische Name (der ursprüngliche?) außerdem noch dabei: Rubea, was allerdings sowohl Himbeeren als auch Brombeeren heißen könnte. Weil aber die Letztgenannten unter ihrem ebenfalls altdeutschen Namen ein eigenes Kapitel haben, kann die Risza-Pflanze nur die Himbeere meinen. Die angegebene Wirkung kommt der ganzen Pflanze zu und somit sicher auch den Beeren. Für warme Auflagen mögen sie sich jedenfalls besser eignen als die Blätter oder gar die Stengel. Die hier nur ganz allgemein genannten »Fieber« (febres) bedeuten in der Hildegard-Medizin eigentlich Fieberstoffe. Diese Fieber sind charakterisiert durch den Widerwillen gegen das Essen. Die empfohlenen Auflagen auf die Magengrube sprechen eher für chronische Fieberleiden (Gallenblasenentzündung? Pankreatitis?). Trotzdem lasse ich auch bei Kinderfiebern den beliebten Himbeersaft gern zur Unterstützung der Heilung trinken, wenn auch (bisher) ohne die Auflage von gekochten Beeren. In diesem Himbeersaftwasser soll man etwas Galgantpulver »auflösen«, das sehr gut gegen Virusfieber wirkt. Warum man die Himbeeren in der Abkochung liegenlassen soll, weiß ich nicht. Denkbar wäre, daß man sie erst dann als Auflage nimmt, wenn der Tee (Saft) fast aufgebraucht ist. Nur müßte man sie dann wieder frisch erwärmen.

Ganz eindeutig beschreibt der Hildegard-Text die *Brombeeren*:

> »Die Brema (Pflanze), an der die Bramber (Brombeeren) wachsen, ist mehr wärmend als kältend ... Die Bramber genannten Früchte, nämlich jene, die an den Bremen wachsen, verletzen weder den gesunden noch den kranken Menschen und werden leicht verdaut. Eine Heilwirkung aber ist in ihnen nicht zu finden ...« (PL 1193 D)

An diesem Kapitel könnte man sehr schön demonstrieren, daß Hildegard ein Medizinbuch und kein traditionelles Volksbuch geschrieben hat. Der Text zählt nämlich zuerst eine Reihe von Heilungsmöglichkeiten des Brombeerstrauches auf (und sogar der Brombeerdornen!) und erwähnt die Brombeerfrüchte erst ganz zum Schluß, weil »doch keine Heilwirkung darin steckt«. Das stimmt in etwa damit überein, daß für eine besondere Heilwirkung der Brombeere bis zum heutigen Tag merkwürdigerweise noch niemand eingetreten ist.

Die *Blaubeerpflanze*,

> »an welcher die (sogenannten) Waldbeeren wachsen, die auch Heydel-Beeren (Heidelbeeren) genannt werden, und zwar die schwarz aussehenden (Schwarzbeeren) haben eine extreme Kältewirkung in sich, nämlich wenn die (Nacht-?)Kälte der (Morgen-)Wärme zu weichen beginnt, wobei die Feuchte der Kälte aus der Erde wie aus den Gesteinen mehr verletzt als nützt. Zu Heilzwecken taugt sie nicht. Besonders die Frucht verletzt den Esser, weil sie in ihm den Gichtstoff weckt.« (PL 1194 A)

Auch hier geht der Hildegard-Text zuerst auf die Gesamtwirkung (Subtilität) der ganzen Pflanze ein, ehe er zum Schluß von den Früchten schreibt. Wir haben wieder ein schönes Beispiel von der Schwierigkeit, das wärmende und kältende Prinzip bei Hildegard zu verstehen. Wir wissen allerdings, daß die tiefste Kälte vor Tagesanbruch sich bemerkbar macht. Hingegen wäre das Wort »Schwarz« als Charakteristikum dieser Beeren gut zu verstehen als Unterschied zu den Rauschbeeren, die wie Heidelbeeren ausschauen, aber innerlich ein weißes Fruchtfleisch haben. Wir werden uns auch dann nicht zur Verwendung (getrockneter) Heidelbeeren verleiten lassen, wenn wir Durchfall haben. Diesen Zweck kennt man, aber niemand weiß bisher etwas von der gichtweckenden (rheumagenen) Wirkung der Schwarzbeeren. Sie macht sich kaum jemals unmittelbar nach dem Essen oder Einnehmen dieser »Giftpflanze« bemerkbar, sondern erst lange nachher.

Die *Preiselbeeren*:

»Die Pflanze, an der die Riffelbeeren wachsen, hat weder brauchbare Wärmewirkung noch wirksame Kälte in sich, nützt aber auch nicht viel für den Körper.
Ihre Frucht ist jedoch kalt, hat aber auch eine Verwandtschaft zum Blut, weil sie aus jener Luftströmung wächst, die das Blut nährt und wodurch auch die Menstruation hervorgerufen wird.
Dem Menschen, der diese Frucht ißt, nützt sie nicht viel, schadet aber auch nicht viel.« (PL 1208 C)

Ich erinnere mich, daß in meiner Gebirgsheimat die Preiselbeeren im Herbst geerntet wurden mit dem »Riffel«, einer Art Metallkamm. Wie sehr Hildegard bei der Abfassung ihres »Subtilitätenbuches« ganz auf die Medizin und nicht auf die Volksheilkunde eingestellt war, ergibt sich schon aus dieser (theoretischen) Bemerkung über eine Luftqualität, die mit dem Blut und sogar mit der Menstrualblutung zusammenhängt. An sich scheint sie ganz unmotiviert. Aber im zweiten Lehrbuch – Mittel gegen die Regelstörungen von Frauen phlegmatischer Konstitution – werden ebenfalls die »Riffelbeeren« erwähnt neben vielen weiteren Zutaten. (CC 186,16 ff.)

Die *Stachelbeeren* ebenso die Sanddornbeeren (Ölweide), die Mehlbeeren und die Elsenbeeren können wir unter den Hildegardischen Namen bisher nicht sicher erkennen.

Was verbirgt sich hinter der *Mascel* (PL 1240)? Etwa der Maßholder (Feldrüster), weil hier auch von einem Mazeldrabaum gesprochen wird? Der Hartriegel genannte Baum heißt aber bei Hildegard »Hartdrogelbaum«. Das Unglück ist allerdings nicht groß, weil auch dieser Baum keine Heilwirkung nach Hildegard besitzt.

Der *Meltzbaum* (Gelbaum) könnte die Mehlbeere sein (Silberbaum) mit seinen gelben (»gelen« oder roten) Früchten. Sein nordischer Verwandter wächst im Gebiet der Ostsee. Auch hier bedeutet unsere Unkenntnis keinen großen Verlust, weil

> »er der Natur des Menschen widerstreitet und sein Saft oder seine Frucht zu essen viel Konträres im Esser auslösen würde.« (PL 1241 B)

Offenbar meint hier der Hildegard-Text das Entstehen sogenannter Gegenbewegungen des Darmes, einer Antiperistaltik, die zum Erbrechen führt. Auch die Frucht des sonst nicht näher bekannten *Schulbaums* (BL 1242 C) ist ungenießbar, ebenso wie die vom unbekannten *Fehlbaum* (BL 1240 B).

Dagegen ist die Vogelbeere fast sicher identisch mit dem *Spierbaum*, unserem Spierling (Speierling), einer Ebereschenart. Die *Vogelbeeren* (»Drosselbeere«) erkennen wir im Herbst an ihren schönen, roten Beeren. Vielerorts macht man den bekannten Schnaps daraus. Der mystische Name dieses Baumes heißt »Heuchelei«, weil er so sehr »prunkt«. Und was taugen seine Beeren?

> »Die Frucht dieses Baumes liegt dem Menschen schwer (im Magen) wie eine gewichtig belastende Aufblähung (Entzündung?) und bringt seine Säfte in Bewegung. Doch wird sie (leicht?) verdaut und führt auch nicht zur Schleimbildung. So nützt sie einem gesunden Menschen zwar nicht viel und schadet auch nicht, wenn man sie ißt. Für Kranke taugt sie nicht.« (PL 1225 A)

Es nützte also nichts, wenn in der Notzeit des Zweiten Weltkrieges die Versuchsküche München der »Reichsarbeitsgemeinschaft Ernährung aus dem Wald« eine Broschüre mit 45 Ebereschenrezepten herausgab, die meist marmeladeartige Mischungen und Gelees auf Vogelbeerenbasis als einen gangbaren Weg anbot, kriegswirtschaftlich bedingte Engpässe zu vermeiden. Auch wenn sie noch so gut geschmeckt haben: Vogelbeeren bleiben Vogelbeeren.

Über die *Wacholderbeere* erfahren wir noch weniger. Man könnte (nach Hildegard) zwar daraus eine Medizin kochen zur Erleichterung von Brust-Lunge-Leber-Leiden. Könnte – wenn der Text (PL 1241 A) nicht verdorben wäre.

Unter welchem Namen die Weißdornbeere gefunden werden kann, weiß ich auch noch nicht. Da sie in der modernen Medizin als Herzmittel (Crataegus) eine große Rolle spielt, wäre dies wichtig. Man müßte also bei Hildegard einen Strauch (Baum) suchen mit Herzwirkung.

Dagegen kennen wir den *Holderbaum* (Holunder),

»... der für menschlichen Gebrauch sich wenig eignet, ebenso wie die Frucht, die nur dem Menschen famuliert ...«
(PL 1243)

Ein Famulus ist ein dienstbarer Geist an der Universität. Diesen Ausdruck finden wir bei Hildegard sonst nirgends. Was wohl damit gemeint sein mag? Jedenfalls ist nicht viel am »Hollerkoch«, um so weniger als man meistens noch Pflaumen mit darunter kocht, damit es besser schmeckt.

Auch die *Berberitze* wurde noch nicht identifiziert, sowenig wie der *Agenbaum* (Hagenbaum).

Verhältnismäßig gut plaziert (in der Nähe der Texte über die Mandeln und die noch wertvolleren Edelkastanien) wird bei Hildegard der *Maulbeerbaum*:

»In seiner Frucht steckt Überfülle (ubertas) und sie verletzt weder Gesunde noch Kranke, sondern sie hilft dem Menschen mehr, als sie ihm schadet.« (PL 1225 C)

115

Die sogenannte (schwarze) Maulbeere ist eine Scheinfrucht aus dem Fruchtstand der Hautfrüchte und soll sehr süß sein und starke Färbekraft haben. Ich habe sie nie gesehen oder gekostet. Ein jugoslawischer Gastarbeiter brachte mir einmal zwei Exemplare dieser Jungbäume mit, die beide nicht gedeihen wollten. Ich zweifle also, ob Hildegard außer dem Namen etwas von den Maulbeeren kannte.

# Krankendiät

Bei vielen Vorschlägen der medizinischen Hildegard-Bücher kann man zwischen Heilmitteln und Diätmitteln keine deutliche Grenze ziehen. Sie nähern sich oft jener Idealforderung der alten Ärzte: Unsere Nahrungsmittel sollen Heilmittel und unsere Heilmittel Nahrungsmittel sein. Fast alle Fleischgerichte, die bei Hildegard erwähnt werden, wirken vor allem als Heilmittel (vergleiche Buchstabe »W«). Von der allgemeinen Diät unterscheiden sich die Krankendiäten durch die kürzere Anwendungsdauer und die Begrenzung auf eine bestimmte Krankheit, während die echte Diät für alle oder für die ganze Lebenszeit eines Menschen gilt. Von den Heildiäten im engeren Sinne lernen wir fünf kennen: Leberdiät, Lungendiät, Schizophreniediät, Epilepsiediät, Aderlaßdiät. Außerdem lesen wir noch von einer Diätsuppe für Gelenkleidende und von einer Krankenkost bei Wassersucht.

## Leberdiät

Moderne Ernährungsforscher haben 1983 nach jahrelangem Hin und Her beschlossen, daß man Leberkranke mit wenigen Ausnahmen am besten essen läßt, was ihnen schmeckt und bekommt. Ist das der Weisheit letzter Schluß? Bei Hildegard steht weder etwas von der einst den Leberkranken verordneten kohlehydratreichen Kost noch von der vorher empfohlenen eiweißreichen Kost. Solche quantifizierten Gesichtspunkte (siehe Kapitel »Q«) kennt die Subtilitätenküche nicht. Sie besitzt im Dinkelgetreide die Idealnahrung, wodurch es weder Kohlehydrat- noch Eiweißprobleme gibt. Im Lehrbuch der Hildegard-Medizin stehen jedoch einige Winke für die an der Leber Erkrankten:

»Der (an der Leber) Leidende soll als Getränk oft Maulbeerwein (moretum) trinken, weil das Leberleiden oftmals von einem Überfluß an Blut entsteht, welchen Zustand die Wärme und der Saft des Maulbeerweines beruhigt, weil er (moretum) gewissermaßen dem Blute artverwandt ist. (Jede) Speise, die er genießt, soll er mit (Wein-)Essig temperiert verzehren, weil Wärme und Schärfe des Essigs die Leber konstringieren.

Er soll aber auch jenes Weizenbrot (gut) kauen, das die Leute aus Feinschmeckerei zwischen das aufgeschnittene und getrocknete (geräucherte?) Schweineschulternfleisch (=Schinkenscheiben) legen und mit Wein übergießen (durchtränken). Denn der trockene Saft dieser (Schweins-)Schulter wird (beim Übergießen) durch die Wärme des Weines und des Brotes gereizt, und so zieht dieses derart temperierte Brot die Leber wieder zusammen, so daß sie nicht geschwollen wird. Doch soll er den Wein, mit welchem diese Fleischstücke durchtränkt worden sind, nicht trinken, weil vom Wein angezogen alles in den Wein übergeht, was in diesem Fleisch Schädliches gewesen war.« (CC 176,33 ff.)

Diese Beschreibung entspricht modernen Vorstellungen über die Erkrankung der Leber, bei welcher zuerst eine Leberentzündung (mit Blutfülle) und anschließender Leberschwellung und schließlich eine Leberverhärtung entsteht. Dieses Leberkapitel steht auch bei Hildegard unter der Überschrift »Leberverhärtung«. Die ganze Pathologie der Leberzirrhose und die dazugehörige Diät wird dort mit wenigen Worten beschrieben. Außerdem besitzt Hildegard neben den fast zwanzig Lebermitteln im Heilmittelbuch im Lehrbuch das spezifische Leberheilmittel.

Die angegebene Leberdiät übersteigt unser bisheriges medizinisches Wissen. Hildegardfreundliche Heilpraktiker und Ärzte werden auf alle Fälle mehr noch als gewöhnlich den Leberkranken zur Dinkeldiät raten und zu den übrigen Diätanweisungen, die wir in diesem Buche vorfinden.

Bei Leberkranken wird man auch Ysop (siehe dort) im Essen mitkochen, weil dieses Küchengewürz der Leber hilft. Bei

Lebererkrankungen durch Traurigkeit (Trinker?) esse man oft Junghühnchen mit Ysop gekocht (Ysop mitessen) und nur in Wein eingelegten Ysop. (Auch dieser Wein soll getrunken werden.)

## Lungendiät

Bei dem Salz- und Essigkapitel dieses Buches (»E«) haben wir gelesen, daß durch den Genuß von übermäßig gesalzenen Speisen die Lunge geschädigt wird,

»weil das Salz dann über die Lunge herfällt und die Lunge austrocknet« (PL 1198 C),

Denn die Lunge verlangt nach Feuchtigkeit. Unter so einem Salzüberschuß leidet nach der Lunge auch die Leber, wie der Hildegard-Text anführt, allerdings nicht soviel wie die Lunge selbst. Etwas salzen wirkt gesund und kräftigend. Ein Allzuviel schadet, das heißt, wenn man das Salz aus den Speisen herausschmeckt. Über die eigentliche Lungendiät steht im Lehrbuch der Hildegard-Medizin:

»Wer auf irgendeine Weise unter einer Lungenerkrankung zu leiden hat, soll (vor allem) fettes Fleisch meiden und (jede) Speise, die stark bluthaltig ist; ferner (gekochten) Käse, weil (alles dies) im Lungenbereich einen besonders schlechten Faulsaft (tabes) hervorruft. Auch Erbsen und Linsen soll er meiden, rohes Obst und rohes Gemüse soll er nicht essen, auch keine (Wal-)nüsse. (Oliven-)Öl ist zu meiden. Will er Fleisch essen, soll es ein mageres Fleisch sein, und wenn er schon Käse essen will, soll dieser weder gekocht noch roh sein, sondern er soll trockenen Käse essen, und wenn es schon Öl sein muß, so soll er es auf ein Mindestmaß beschränken.
Wasser soll er nicht trinken, weil es im Bereich der Lunge zu Schlier (livor) und Schleim führt. Neuen und halbgaren (frischen) Most soll er auch nicht trinken, solange dieser durch Gärung noch nicht seine Unreinheiten ausgeworfen hat.

Dagegen schadet Bier nicht viel, weil es gekocht wird. Wein hingegen trinke er nicht. Auch hüte er sich vor feuchtem und nebeligem Wetter.« (CC 168,14 ff.)

Zu dem gekochten Käse gehören nicht nur die Fondues und die Käsespätzle und andere Käsezubereitungen, sondern auch Weichkäse. Mit dem rohen Käse ist sicher Quark gemeint. All das ist als lungenfeindlich zu meiden. Mit Wasser meint der Hildegard-Text das rohe Naturwasser, wogegen gekochte Wasserzubereitungen wie Tee und namentlich der hundertprozentig lungenfreundliche Fencheltee erlaubt sind. Zu den Naturwässern zählen auch die sogenannten Mineralwässer.

Daß Gekochtes für die Kranken im allgemeinen gesünder ist als Rohes, findet sich bei Hildegard oft. Nur am Rande erwähne ich noch einige ausgesprochen lungengesunde Nahrungsmittel: An erster Stelle stehen die Mandeln:

»Wer an der Lunge krank (und in der Leberfunktion einen Fehler besitzt), der esse oft diese Mandelkerne, ob sie nun roh oder gekocht sind, und sie geben der Lunge Kräfte und führen diese ihr zu, weil sie dem Menschen in keiner Weise die Atmung belasten und ihn auch nicht austrocknen lassen, sondern ihn wieder zu Kraft bringen.« (PL 1225 C)

Von der Lunge der Schafe heißt es:

»Ein Mensch, dessen Husten in der Brust sitzt und der schwer atmet, ohne aber ausgesprochen lungenkrank zu sein, der esse oft die Lunge vom Schaf, und er wird in der Brust Erleichterung haben.« (PL 1324 D)

Es handelt sich dabei um die chronische Bronchitis, wohl auch um die bekannte Raucherbronchitis. Eine gesunde Schaflunge zu bekommen ist gar nicht so einfach und erst nach tierärztlicher Begutachtung möglich. Dieser Diätrat soll hier seinen Platz haben, auch wenn kein Lungenleiden im engeren Sinne gemeint ist. Die meisten unterscheiden nämlich nicht zwischen Lunge und Bronchien.

120

»Wer an der Lunge leidet, der trinke fleißig Ziegenmilch, und er wird geheilt werden« (PL 1325 B),

schreibt Hildegard. Ist das nichts? Einfacher geht es nicht mehr. Genau das Gegenteil trifft beim folgenden Hustenmittel zu:

»Wer Husten hat, esse oft gekochte Lunge der Wildgans, und der Husten wird weichen.« (PL 1294 B)

Es gibt viele Hustenmittel bei Hildegard. Was ist das für ein besonderer Husten, wenn man zur Wildganslunge greifen muß?

## Schizophreniediät

Diesen modernen Krankheitsnamen kennen die Hildegardbücher freilich nicht. Aber die Krankheit selbst und ihr Problemkreis wird gut beschrieben unter dem Namen Sinnesverwirrung (Amentia CC 91,7ff.). In der deutschen Übersetzung von Hugo Schulz steht nicht ganz glücklich der Name »Sinnlosigkeit«.

Zur Behandlung gehört als wichtigstes Heilmittel vor allem ein Getränk aus einer Mischung von Balsamrauke (Tanacetum Balsamita) mit der dreifachen Menge Fenchel (CC 168,27ff.). Diesen Nervenkurtee muß der Kranke täglich kalt als sein Hauptgetränk trinken. Andere Getränke sind weniger erwünscht. Überraschenderweise finden sich noch weitere Diätanweisungen, die ebenfalls der Medizin bisher unbekannt sind. Es heißt:

»So ein (gehirnkranker) Mensch soll gedörrte (trockene) Speisen meiden, weil solche seine sowieso zersetzten Säfte in noch größere, sinnverwirrende Dürre stürzen würden. Dagegen soll er gute und wohlschmeckende Speisen essen, die dem Blut mit (ihrem) feinen Saft zu Hilfe kommen und die die Säfte des Kranken wieder ins richtige Geleise bringen und die Sinnesempfindungen dieses Menschen von der Verwirrtheit abwenden.
Auch soll er Breigerichte aus Feinmehl essen, die mit Butter

oder Fett, nicht aber mit Olivenöl zubereitet wurden, weil diese das leergewordene und erkaltete Hirn auffüllen und wieder erwärmen. (Oliven-)Öl würde Schleim auslösen und sollte eher gemieden werden. Auch Wein dürfen diese Kranken nicht trinken, wodurch ihre gespaltenen Säfte nur noch mehr zersprengt würden. Ebensowenig Met, weil die Stärke des Honigs die zersetzten Säfte noch mehr zerstreuen würde. Dieser Kranke trinke aber auch kein einfaches Wasser, weil es seine Sinne zu noch größerer Hohlheit verleiten würde. Nur den erwähnten Heiltee und auch Bier darf er trinken. Diese Getränke leiten seine gestörten Säfte und Sinne wieder in die rechten Bahnen, und das Toben der Sinnesverwirrung wird dadurch abgewendet.« (CC 168,22 ff.)

Ergänzend gehört zu dieser Kur noch eine Morgensuppe, bei der man eine dünne Dinkel-Mehlsuppe kocht unter Beigabe von etwas Salz und einen Teelöffel »Nervenpulver«, das aus einer Mischung von Muskat und Galgant im Verhältnis 1:2 besteht unter Beigabe von ein bis zwei großen Messerspitzen einer »Nervenwurzelmischung« aus gestoßenen Schwertlilien- und Wegerichwurzeln zu gleichen Teilen. Ich lasse das Ganze hernach durch ein großes Sieb abseihen, um die gröbsten Wurzelstücke wieder zu entfernen. Wer will, kann auch die (großen) Wurzelstücke mitessen lassen, da sie ja zerstampft sind. (CC 161,22 ff.)

Eine solche Diätkur kann man nur bei großem Verständnis des Patienten und des Elternhauses machen. Der entscheidende Effekt dieser Kur muß sein, daß sich wieder ein guter Schlaf einstellt, weil diese Kranken vor allem durch die chronische Schlaflosigkeit in ihre Sinnesverwirrung hineingetrieben werden. Weitere Einzelheiten lese man im Lehrbuch der Hildegard-Medizin nach oder in der deutschen Übersetzung des Buches *Ursache und Behandlung* auf Seite 253 und 254. Wie dort zu lesen steht, wäre eine der Krankheitsursachen Mangel an autoritärer Führung und Schulung, weshalb unbedingt eine leitende starke Hand das Denken dieser Menschen in geordnete Bahnen lenken soll. Dies kann man am besten in einem geeigneten Sanatorium machen. Am meisten verblüfft mich an dieser Stelle immer wieder, daß der Hildegard-Text völlig richtig darauf hinweist, daß man diese Menschen mit Besessenen verwechseln könnte, obwohl sie doch »nur« Kranke sind. Gerade dieser Hinweis läßt die beschriebene Krankheit eindeutig als Schizophrenie erkennen, bei der bekanntlich religiöse und pseudoreligiöse Motive eine ganz große Rolle spielen. Fast immer handelt es sich dabei um jugendliche Menschen, weshalb man dieses Leiden eine Zeitlang nicht mit Unrecht als »Jugendirresein« bezeichnet hat.

## Epilepsiediät

Unserer Medizin ist bisher völlig unbekannt, daß auch bei diesem Leiden das Einhalten gewisser Diätregeln eine Rolle spielen könnte. Diese genauen Diätrichtlinien und auch die Erklärungen für das Warum heben die medizinischen Hildegard-Bücher eindeutig über jede Volksmedizin hinaus, wo solche physiologischen Details niemals vorkommen. Was darf nun der »Fallsüchtige« essen und was nicht?

»(Während der Kurdauer) kann der Kranke Brot essen und (Hühner-)Fleisch, und zwar mit Sellerie und Petersilie zusammengekocht, weil dieses Fleisch etwas trocken ist und keinen bösen Schlier in sich hat und außerdem die zarte Kälte von Petersilie und Sellerie den Magen von Verschmutzung und Fäulnisstoffen reinigen.
Will er Rindfleisch essen, soll es frisch sein, und falls es im Sommer ist, muß dieses einen Tag lang, falls es Winter ist, eine Nacht lang in Wasser gelegt worden sein, weil das Wasser allen Schlier, der in diesem Fleisch steckt, entfernt. Hernach mag der Kranke es gekocht essen.
Auch Schaffleisch kann er essen, das nicht wie das Rindfleisch in Wasser gelegt zu werden braucht, weil es an sich zart ist.
Schweinefleisch darf er während der Kur nicht essen, weil seine Art dahinzielt, die Sinnlichkeit des Menschen anzustacheln und Hautausschläge (Lepra) und Fallsucht und den Wurm im Fleisch (Krebs) zu nähren.

Auch Aal und alle Fische, die keine Schuppen haben (Muscheln), sind zu meiden, da sie in ihrer Art etwas giftige Schlier enthalten, weshalb sie auch keine Schuppen haben. Während dieser Zeit meide er außerdem: Käse, Eier, rohes Gemüse und rohes Obst, außerdem alles Gebratene (Geröstete).

Denn Käse (auch Quark) ist bei diesem Leiden Gift, und die Eier und Rohgemüse und Rohkost reizen nur seine Schadsäfte noch mehr. Das Geröstete und Gebratene aber liefert dieser Krankheit einen Rheumastoff.

Ein nicht starker, sondern milder und mit Wasser gemischter Wein darf getrunken werden, ebenso Bier.«
(CC 207,22 ff.)

Auch hier hat das Bier als Diätgetränk wieder seinen besonderen Platz. Die Rohkost muß gemieden werden, wie bei den meisten diätpflichtigen Krankheiten.

Das eigentliche Epilepsie-Heilmittel des Lehrbuchs läßt an Kompliziertheit nichts zu wünschen übrig. Wie immer bei Hildegard werden auch dessen Bestandteile ausführlich begründet. Das Heilmittel und seine Wirkungsweise wurde sicher der hl. Hildegard, auf welchem Weg auch immer, von Gott gezeigt. (CC 165,21 ff. und 184,33 ff.) Kein Menschengehirn könnte derartige Zusammensetzungen ausdenken und begründen.

## Aderlaßdiät

Im Heilsystem »Hildegard« fällt dem Aderlaß eine wichtige Rolle zu. Es geht dabei nicht um eine Verminderung der Blutmenge, wie man heute fälschlicherweise meint, und schon gar nicht um eine Blutspende, sondern um einen therapeutisch-hygienischen Eingriff, der eine Umstimmung des gesamten Säftesystems bewirken soll. Daher auch als Grundbedingung des kunstgerechten hildegardischen Aderlasses, daß er nur nach Vollmond und bei vollkommener Nüchternheit (am Morgen) ausgeführt werden soll und daß die Blutmenge, die entnommen wird, relativ gering ist. Sonst wäre der Schaden größer als der

Nutzen. Zur vollen Wirksamkeit gehört auch das Einhalten einiger Diätregeln:

»Ein zur Ader Gelassener soll keine buntgemischten Speisen (diversi cibi) essen und nichts Geröstetes (Gebratenes) und auch nichts, was buntgemischten Saft enthält. Auch esse so ein Mensch kein rohes Obst und kein rohes Gemüse (Salat zum Beispiel), weil all das in seinen Gefäßen mehr den Schlier (livor), aber nicht das rechte Blut vermehren würde. Auch trinke er keinen starken Wein, weil das sein Blut(-System) erschüttert und ihn leicht von Sinnen bringen könnte. Zusagende Speisen und ein oder zwei Gänge mag er essen, gerade so viel, daß es ehrlich genügt, und er trinke leichten, aber reinen Wein. All das soll er für drei Tage einhalten, weil das strapazierte Blut so lange in Bewegung ist. Am dritten Tag erhält das Blutsystem seine Kräfte wieder zurück und hat sich wieder an seinen Ort begeben. Der Adergelassene meide auch Käse, der in diesem Fall dem Blut nur Verschleimung bringt und kein rechtes und reines Blut herbeiführt, sondern es mit krankhaftem Fett füllt.« (CC 125,23 ff.)

Beim Käse wird nicht mehr angegeben, wie lange man ihn nach dem Aderlaß meiden soll. Sicher wohl nur für die oben angegebenen zwei Tage. Doch kann es nichts schaden, wenn man diese Diät eine längere Zeit, vielleicht durch eine Woche, einhält, um die uns heute gutbekannten Blutfette nicht ins Krankhafte abgleiten zu lassen.

Während die vorgenannte Aderlaßdiät nur an wenigen, nämlich an den zwei wichtigsten Tagen, eingehalten wird, gilt der folgende Diätrat für längere Zeit und hat eigentlich schon den Rang eines Heilmittels. Wegen der hohen Zahl der Gelenk- und Bänderkranken dürfte es vielen Lesern höchst willkommen sein, ein ebenso einfaches wie wohlschmeckendes Mittel gegen ihr Leiden an die Hand zu bekommen. Auch gibt es ja in solchen Fällen nur wenige echte Medikamente. Durch die bekannte Kalbsfußsuppe können diese Menschen ihre konstitutionelle Gelenkschwäche verbessern und sogar eine Korrektur vornehmen, die auf andere Weise nicht zustande kommen kann:

»Wer in seinen Gelenk(gliedern) und Gelenk(bändern) mit
schändlich stechender Verseuchung geschlagen ist, und auch
wenn er an der Magenverdauung zu leiden hat, der koche die
(Sohlen-)Schwielen und auch das Fette an den Füßen der
Rinder. Er esse öfter und reichlich davon, und er wird geheilt,
und der bohrende Schmerz in seinen Gelenkbändern und auch
das Magen-Darm-Leiden wird vertrieben werden.«
(PL 1323 B)

Es steht bei Hildegard eigentlich von den Füßen der Rinder.
Sicherlich ergeben diese eine reichlichere Ausbeute an Fettem.
Aber auch die Kälber haben eine gleiche Subtilität und gehören
zu den Rindern; man erhält die Kalbsfüße auch leichter in der
Metzgerei. Eine gutzubereitete »Kalbshaxensuppe« schmeckt
außerdem sehr fein. Man muß nach dem Weichkochen die
Weichteile abschaben, das Fette, das Fleisch und die Knorpelbe-
standteile und alles zusammen mit der Brühe essen. Der Hildegard-Text spricht hier sogar von einem seuchenhaften Leiden
(pestis). Sind denn das Bandscheibenleiden und der Gelenkrheu-
matismus heute nicht eine wahre Volksseuche? Darum handelt
es sich zweifelsohne bei dem beschriebenen Leiden. Daß der
Hildegard-Text von »pestis«, von einem »Mit-Seuche-geschla-
gen-Sein« spricht, deute ich hier auf die Anlage zu diesem
Leiden. Auch wer unter »schwachen« Gelenken leidet oder unter
Bänderzerrungen oder gar einem Bänderriß nach Unfällen, wird
sich mit Nutzen dieser willkommenen und einmaligen Hilfe
bedienen.

Man hat früher in solchen Fällen gerne von einer Sympathie-
behandlung gesprochen (Fußleiden durch Rinderfuß). Aber wir
machen heute genau dasselbe und nennen das eine Organthera-
pie. Es entspricht den Vorstellungen der modernen Zellularthe-
rapie. Man injiziert sogar mit Spritzen Knorpel- und Knochen-
substanz heute in der Erwartung, daß diese Stoffe wieder bei den
Gelenken des Behandelten landen. Nach neuesten Forschungser-
gebnissen enthält ein Kalbsknochenextrakt einen Ossein-Mine-
ralkomplex aus mikrokristallinem Hydroxyapatit in einer
Eiweiß-Matrix, wodurch das Calcium besser resorbiert wird als
aus synthetischen Calciumpräparaten. Aus der mystischen

Erkenntnis der Rindersubtilität und ihres Naturgeheimnisses ist dieser Rat entnommen. Die Füße von Ziegen, Schafen oder Pferden und anderen Tieren helfen dafür nicht. Bei einem Sympathiemittel wäre die Tierart gleichgültig. Auch dieser Rat entstammt der mystischen Wissensquelle Hildegards und nicht logischen Überlegungen.

Eine krebsfeindliche Diät wird bei der Krebskrankheit im Hildegard-Lehrbuch nicht beschrieben. Bei allen schweren Krankheiten gilt strenge Hildegard-Diät. Man meidet vor allem die jahreszeitlichen Gefahren, die von den Erdbeeren im Frühjahr, den Pfirsichen im Sommer, den Zwetschgen im Herbst und dem Lauch (Porree) im Winter drohen. Das gesündeste Nahrungsmittel wird bevorzugt eingesetzt, das Dinkel-Getreide. Meine Leser wissen, daß ich die allergrößte Hoffnung auf Dinkel-Diät in dieser schweren Krankheit setze. Eines hat sich mir als sicher herausgestellt: Bei Leukämie, die ja auch eine Form von Krebskrankheit ist (Blutkrebs), trägt eine absolut kartoffelfreie Nahrung wesentlich zur Verbesserung des Therapieerfolges bei. Ein Abweichen von dieser Diät, etwa nach dem Motto »Einmal ist keinmal«, hat unangenehme Folgen und läßt sofort das Krankheitsbild sich wieder verschlechtern. Um ganz sicher zu gehen, wird man grundsätzlich Nachtschattengewächse aus der krebsfeindlichen Diät verbannen, also auch Tomaten und Paprika. Wir wissen, daß auch Tabak zu den Nachtschattengewächsen gehört. Es wäre also zweckmäßig für alle Krebskranken, auf jeglichen Tabakkonsum zu verzichten.

Zum Schluß erwähne ich noch ein Diätfleisch, das bei Wassersucht sogar die Voraussetzungen des Heileffektes ausmacht. Wassersucht zu heilen, ist auch heute noch fast unmöglich, so viele und gute Hilfsmittel durch Medikamente wir auch besitzen. Die Standardbehandlung der Wassersucht nach dem Lehrbuch der Hildegard-Medizin setzt voraus, daß man zunächst Pfauenfleisch ißt. Es heißt dort:

»Wer die Wassersucht hat, soll einen Pfau, und zwar einen männlichen, nehmen und ihn mit Ysop in Brunnenwasser kochen, nicht aber im Wasser aus einer fließenden Quelle, und so jenes Fleisch essen ...« (CC 208,9 ff.)

Auch zur Herstellung des eigentlichen Heilmittels gegen Wassersucht werden Organteile des männlichen Pfaues verwendet. Das Medikament ist äußerst kompliziert zusammengesetzt. Es heißt dort zum Schluß, man soll das achtzehn Tage lang machen. Wahrscheinlich betrifft das auch die Pfauenfleischdiät. Das Hildegard-Lehrbuch erklärt die Wirkung des Pfauenfleisches:

»Das Fleisch von einem Pfau ist trocken und hat starke Kraft gegen die Wassersucht und muß wegen der (größeren) Stärke von einem Pfauenhahn genommen werden. Mit Ysop soll es gekocht werden, weil dieser in seiner Trockenheit und milden Kälte die überflüssige Feuchtigkeit dieser Krankheit austrocknet. In Brunnenwasser soll es gekocht werden, weil auch der Brunnen trockene Wasserzuflüsse hat und mehr die Wassersucht-Krankheit vertilgt als das Wasser einer sprudelnden Quelle, die etwas mehr Wäßriges besitzt als das Brunnenwasser. Deshalb würde Quellwasser die Krankheit durch ihren Feuchtigkeitsgehalt noch vermehren.« (CC 208,20 ff.)

Es handelt sich um echtes Brunnenwasser und nicht etwa um gefiltertes oder sonst irgendwie aufbereitetes Leitungswasser aus Flüssen oder Seen. Auch Leitungswasser aus Sammelbehältern kann ich nicht empfehlen. Es gehört eben zu dieser schwierigen Kur, daß man wirklich Wasser aus Brunnen zum Kochen verwendet. Aus der Erfahrung können diese äußerst subtilen Angaben Hildegards nicht geschöpft sein, und noch viel weniger die Erklärungen. Ich habe diese Pfauendiät bei Wassersucht hier in das Diätbuch hereingegeben, damit Menschen, die sich einer Wassersuchtbehandlung nach Hildegard unterziehen wollen, gleich von vornherein an die schwierige Rohstoffbeschaffung denken.

# Lebensmittel »Getreide«

Die fünf klassischen Getreidearten stellt das Naturmittelbuch Hildegards an die Spitze. Den Dinkel, das fünfte und eigentlich wichtigste Getreide, haben wir bereits besprochen (Buchstabe D), so daß wir hier noch vom Weizen, Roggen, Hafer und von der Gerste berichten müssen. Ich bringe zuerst den Hildegard-Text und füge jeweils eine Erklärung an:

»Die Fruchtgattung *Weizen* erhitzt (erwärmt) den Menschen und ist so vollkommen, daß sie keine Ergänzungsstoffe braucht. Wenn man nämlich das richtige Weizenmehl herstellt, dann wird das Brot aus diesem Vollmehl für Gesunde und Kranke nur gut und führt im Menschen zum rechten Fleisch und rechten Blut.

Wenn dagegen ein Müller den Markdunst, das heißt, den Grieß der Weizenkörner heraussiebt und man aus diesem (feinsten) Mehl Brot bäckt, dann wird dieses Gebäck auf den Menschen krankmachender und schwächender wirken, als wenn man das Brot aus richtigem Vollmehl gebacken hätte. Dieser Dunst hat nämlich seinen Weizenwert teilweise verloren und bewirkt im Menschen weit mehr Verschleimung als das rechte Weizenmehl.

Wer gar die ganzen und nicht durch die Mühle zerriebenen Weizenkörner kocht und sie wie eine andere Speise essen will, der wird dadurch weder richtiges Blut noch richtiges Fleisch sich verschaffen, sondern höchstens eine starke Verschleimung, weil eine solche Weizenspeise kaum verdaut werden kann. Der Kranke hat davon nicht den geringsten Fortschritt zu erwarten, wenn schon der Gesunde zur Not so ein Essen bewältigen kann.« (PL 1129 A)

Diese Angaben über den Wert des Weizens für die menschliche Ernährung halte ich für eindeutig. Hier wie überhaupt bei Hildegard kann es sich nur um die Wertung nach Menschenmaß handeln. Der Weizenstoff tritt bei der Ernährung mit der Art des Menschen in Wechselwirkung. Dabei kommen andere Gesetze und Gesichtspunkte zum Tragen als bei der Einwirkung auf irgendein Tier. Die Ernährungsversuche mit Tieren haben also für den Menschen nur sehr bedingten Wert.

Aus den Ausführungen über den Weizen geht hervor, daß nur ein Brotgebäck aus dem Vollmehl des Weizens diesen für die menschliche Ernährung voll nutzbar macht. Weder Weizenschrot noch die ganzen in Wasser gekochten Körner, noch die (in Wasser) zu kochenden Teigwaren aus Weizenmehl, noch andere Gebäcke und Backwaren aus hellem Weizenmehl stiften an sich Nutzen oder dienen der Gesundung. Das wird in der Küche eine Rolle spielen. Semmelklöße, Kuchen und Torten aus Weizenfeinmehl haben nicht den Wert, den sie aus Vollmehl hätten. Dieser Unterschied gegenüber dem Dinkel-Mehl fällt außerordentlich ins Gewicht. Wir werden also in der Küche grundsätzlich Dinkel-Mehl verwenden, um den Weizenmehlmangel nicht zu riskieren.

Nur beim Backen mit Weizenvollmehl kommt der Weizen dem Dinkel gleich. Weizen ist eine Gottesgabe und kann in dieser Form ein Jedermannsbrot liefern. Auch das Weizenvollmehl stärkt das Seelische (Wärme) im Menschen wie alle erhitzenden, wärmenden Pflanzen. Der Weizenstoff ist wertvoll und kräftigend.

Vollweizenbrot als Dauernahrung führt zu einem rechten Zellaufbau und zu einer rechten Blutzusammensetzung des Menschen. Es ist geeignet als Nahrung, an die man sich gewöhnen darf. Dagegen möchte ich nicht raten, Brot aus grobgeschrotetem Weizen zu backen. Wenn schon Grahambrot, das ja aus Weizenvollmehl hergestellt wird, dann aus ganz fein gemahlenem Grahammehl. Weizenfeinmehl, sogenanntes Semmelmehl, verwendet Hildegard manchmal kombiniert mit anderen Pflanzen zu medizinischen Zwecken. Für sich allein zu Backwaren ist es nicht zu empfehlen. Statt eines richtigen »Fleisches«, das heißt richtiger Zellgewebe und Zellen, erzeugt es wertloseres (Fleisch), und das rechte Blut wird dadurch geschwächt und verschleimt. Der Hildegardtext gebraucht das Wort »Schleim« (livor). Das im guten Sinne »Fettende« des Dinkels fehlt dem Weizen. Wenn ein Mensch durch überkalorisches Weizenangebot dick wird, ist dieser Fettansatz nicht gut.

Diese Darlegungen Hildegards über das Weizenvollmehl müssen die Lebensreformer begeistern, da sie (vor 800 Jahren!) das gleiche anraten wie unsere modernen Ernährungswissenschaftler. Dabei geht der Hildegardtext von ganz anderen Voraussetzungen aus. Wir haben während des Krieges und aus wirtschaftlichen Gründen voll ausgemahlenes Weizenmehl verbacken müssen. Derartige Gesichtspunkte fallen bei Hildegard weg. Unbestechliche Treue zum Wesen der Dinge, deren Eigenart sie allein durch Gottes Gnade kannte, führten ihren Schreibgriffel.

Die Hildegard-Angaben sind auch nicht aus einem persönlichen Genesungserlebnis erwachsen, wie man dies bei vielen modernen Diätempfehlungen findet. Wer selbst durch eine bestimmte Kostform gesund wurde, der macht sich dazu einen passenden Reim und möchte diese Erfahrung allen Menschen ans Herz legen. So etwas gibt es bei Hildegard nicht. Ihr System entbehrt jeder subjektiven Begründung, die so leicht zu Täuschungen Anlaß gibt. Niemand weiß, ob das, was ihn selbst anscheinend gesund gemacht hat, bei anderen genauso wirkt, und ohne Erleuchtung von oben kann auch keiner wissen, ob mit seiner Methode alle menschlichen Seiten gleichmäßig und nebenwirkungsfrei berücksichtigt wurden. Diese Sorgen fallen bei Hildegard weg, deren Lehren sogar noch das Heil künftiger Geschlechter mit einschließen. Was gut ist, muß nicht nur uns zugute kommen, sondern auch noch der Nachwelt. Das erwarten wir von einem »Lebensmittel« und einer »Lebenslehre«.

Das Essen hat verschiedene Funktionen. Wenn Geschmack und Augen das Weißmehl vielleicht für »schöner« halten, so darf man dieses Argument nicht als belanglos abtun. Doch soll man auch nicht künstlich nachhelfen und Weißmehl mit untauglichen Mitteln, etwa durch Bleichen, herstellen wollen, sondern muß eben vom Dinkel-Korn als naturgegebenem Weißmehl-Lieferanten ausgehen. Gegenüber den folgenden Getreidegattungen muß betont werden, daß Vollmehl-Weizenbrot Gesunden und Kranken gleichermaßen empfohlen werden kann.

131

»Die Getreidegattung *Roggen* erhitzt den Menschen auch, doch ist sie kühler als beim Weizengetreide. Dafür aber hat sie viele andere Werte. Gesunde Menschen essen mit Nutzen Roggenbrot, und es macht sie zu starken Menschen. Es sollte auch das tägliche Brot jener sein, die zu stärkerem Fettansatz neigen, weil es sie zwar kräftig macht, aber ihre (Fett-) Gewebe vermindert. Menschen mit ausgekühltem Magen (Magenkatarrh, mangelnde Magensäure) und den sich daraus ergebenden Schwächen muß man vom Roggenbrot abraten. Denn ihre Magenschwäche gibt ihnen nicht die Kraft, Roggenbrot einer Vollverdauung zu unterwerfen. Es würde in ihnen zu stürmischen Verdauungserscheinungen (Krämpfen?) führen, weil ihre Verdauung damit fast nicht fertig werden kann.« (PL 1130 A)

Diese frei gestaltete Übersetzung drückt mehr das Wesen aus als eine wörtliche Wiedergabe. Kraftvoll, wertvoll soll hier ganz im Sinne unserer muskel- und arbeitsfrohen Zeit gemeint sein. Kräftige Arbeitsmenschen erhält man durch Roggenbrot.

Roggenbrot soll das Gewohnheitsbrot der gesunden und kräftigen Menschen und auch der Dicken sein. Kränkliche Menschen mit kaltem (frostigem), blutarmem, verschleimtem Magen sollen kein Roggenbrot essen. Es würde zu einer Reihe anderer Störungen führen, sicher auch zu einem Fehlverhalten der Galle, die dann in den Magen zurückströmen kann und – wie wir heute wissen – das Sodbrennen macht. Dadurch kommt es zu Schmerzen im Darm, zu Blähungen, Angst und Unruhe, Krämpfen und derartigen Dingen mehr.

Bei einer so klaren Unterscheidung von Wirkungen der einzelnen Brotgetreide wird man gut tun, kein Mischbrot aus verschiedenen Getreidesorten herzustellen. Auch das von mancher Seite als Dinkelbrot angepriesene Mischbrot aus Dinkel- und Weizen- oder Roggengemisch ist eben kein Dinkel-Brot. Dieses besteht nur aus Dinkel, Weizenbrot besteht nur aus Weizenvollmehl, Roggenbrot besteht nur aus Roggenmehl.

»Die Getreidegattung *Hafer* erwärmt insbesondere die Geschmacksnerven und den Geruchssinn. Gesunden Menschen wird Haferspeise zur Freude und Gesundheit. Sie fördert ein fröhliches Gemüt und eine reine und helle Aufgeschlossenheit in diesen Menschen. Deren Haut wird schön und das Fleisch kernig gesund.

Menschen, die nur ein wenig und nur manchmal zuwenig Wärme haben, leiden von der Haferkost nicht, wenn sie diese als Brot oder als ›mehlige‹ Flocken essen. Wenn man aber recht krank und ausgekühlt (blutarm) ist, taugt Hafer nicht zur Nahrung, weil er (zu seiner Verdauung) eine gute Durchblutung (Wärme) voraussetzt. Würde so jemand sein Brot oder Flocken von Hafer essen, so würde sich das in seinem Magen verklumpen und zu Verschleimungen führen und keine Kräfte geben, weil er zu sehr ausgekühlt ist.« (PL 1130 C)

Wir müssen beim Haferbrot ähnlich wie beim Roggenbrot unterscheiden zwischen gesunden, gut durchbluteten und ausgekühlten (blutarmen), kreislaufschwachen Menschen, die nach Hildegard einen »kalten« Magen haben.

Der Kerngesunde wird den Hafer als Speise »gekocht« essen (Brot oder Brei). Mit seiner Rohverwendung rechnet Hildegard offenbar nicht. Wo wir heute von Flocken sprechen, die es vielleicht auch schon früher gegeben hat, schreibt Hildegard von Mehl, und Mehl ißt man ja nie ungekocht. Daher rate ich zu gekochten und gebackenen Haferspeisen. Das könnte auch einmal ein Haferflockenauflauf sein. Der Haferstoff, die Haferart, seine Subtilität unterscheidet sich wesentlich von der Roggenart und von der Weizenart. Der Geschmackssinn und der Geruchssinn, zwei Sinne des Menschen, die in ihrer Gesamtbedeutung manchmal unterschätzt werden, finden durch die Haferkost vorzüglich Förderung. Wenn der Mensch sonst gesund ist, wird ihn die Gabe guten Geschmackes noch fröhlicher machen, und die Gabe eines guten Geruchssinnes verleiht die Fähigkeit zu klarer Unterscheidung, wirkt also auf die Hirnfunktion ein.

»Die Getreideart *Gerste* enthält eine kältende Wirkung, die frostiger und schwächender ausfällt als bei all den vorgenannten Getreidefrüchten.

Gerste als Brot oder auch als Mehl (Speise) gegessen,

verletzt gesunde und ausgekühlte (blutarme, kreislaufschwache) Menschen, denn in der Gerste sind nicht die Werte enthalten, die sich in den übrigen Fruchtkörnern finden.« (PL 1131 B)

Aus der Gerste kann man nach Hildegard allerdings verschiedene Heilmittel gewinnen. Zum Beispiel eine Krankensuppe für jene, die bereits so schwach geworden sind, daß ihnen die Kraft zum »Beißen«, zum Brotessen, fehlt. Sie sollen eine gleiche Gewichtsmenge Hafer und Gerste mit einem kleinen Zusatz von Fenchel in Wasser kochen und den Absud anstelle von Brot als Suppe schlürfen, bis sie wieder zu Kräften gekommen sind. Ein Würzen mit Salz ist selbstverständlich. Eine ähnliche Krankensuppe gab es bereits im Altertum unter dem Namen Ptisane, die bei den griechischen Ärzten beliebt war. Nach Hildegard ersetzt sie die Nahrung bei Kauschwäche, nicht aber bei schwergeschädigter Verdauung, gegen die jene oben beschriebene heilende Dinkel-Körnersuppe empfohlen wird.

Mais und Reis kennt Hildegard nicht. Wozu auch? Wir haben Dinkel. Es wäre wünschenswert, Produkte, die aus Mais oder aus Gerste hergestellt werden, aus dem Dinkel zu gewinnen. Zum Beispiel denke ich an einen geschälten Dinkel als vollwertigen Reisersatz. Wenn die Kleien und Randschichten beim Dinkel entfernt sind, hat das den Kochvorteil, daß die Dinkel-Körner sich nicht aufrollen. Wenn sie nämlich zu lange gekocht werden, blättern sie auf, was weder schön aussieht noch besser schmeckt. Der Reis blättert nicht auf. Ein großer Verlust von wertvollen Stoffen durch das Wegfallen von Kleie oder das Schälen ist beim Dinkel nicht zu befürchten, denn der Dinkel enthält ja auch in seinem inneren Mehlkern die volle Dinkel-Wirkung. Das ist ein großes Geheimnis der Natur.

Ähnlich wie auch bei der Gerste durch Rollen aus der an sich unansehnlichen Frucht doch noch eine ganz schöne Suppeneinlage hergestellt werden kann, könnte man auch aus Dinkel leicht Graupen herstellen. Im alten Rom gab es sogar eine eigene Zunft, die den aus Germanien eingeführten Dinkel (oder auch Emmer) zu Graupen verarbeitet hat, eine bei den Römern offenbar sehr beliebte Speise. Ich appelliere also an die Technik,

134

Dinkel-Graupen herzustellen und in den Handel zu bringen anstelle der (geringwertigen) Gerstengraupen. Wie bei den Graupen bleibt dabei ein Teil der Kleie und der Randschichten des Getreidekorns erhalten, ein anderer Teil wird aber soweit freigelegt, daß der Quellvorgang und der Kochvorgang schneller vor sich gehen als bei dem geschlossenen Getreidekorn, auch dem Dinkel-Korn. So ließen sich die Vorteile eines geschälten und eines ungeschälten Getreides in den Dinkel-Graupen vereinen.

Als »Lebensmittel« kann man nur bezeichnen, was sich zur alltäglichen Nahrung eignet. In diesem Sinne ist Grünkern – der unreife Dinkel – abzulehnen. Er kann keine vollwertige Grundkost ersetzen.

Ähnliches gilt von Hirse und Buchweizen, die übrigens nicht zu den Getreiden gehören. Sie werden auch dadurch nicht besser, daß man sie in moderner Mischung mit allen möglichen anderen Getreidearten kombiniert. In diesem angeblich »kompletten« Angebot fehlt interessanterweise ausgerechnet der Dinkel. Es täte mir auch in der Seele wehe, wenn ich den Dinkel in dieser Gesellschaft sähe. Keine Mischung kann den Dinkel ersetzen, und keine kann ihn »verbessern«.

Gerne wird behauptet, daß nur biologischer Anbau vollwertige Lebensmittel liefert. Vielleicht kommt es bei anderen Getreiden mehr darauf an als beim Dinkel. Einen »natürlichen« Landwirtschaftsbetrieb halte ich für vernünftig. Das kann auch dem Dinkel nur nützen, wird aber niemals bei Weizen, Hafer, Gerste oder Roggen dazu führen, daß diese Dinkel-Qualität erreichen.

# Milch

Mit der Muttermilch fängt die menschliche Ernährung gewöhnlich an und auch das Hildegard-Kapitel über die Verdauung. Sie ist süßer, fett- und eiweißärmer als die Kuhmilch. Bei der künstlichen Säuglingsernährung bemüht man sich, die Kuhmilch durch Verdünnen und Nachzuckern anzugleichen. Von der Verwendung der Kuhmilch als Säuglingsnahrung steht bei Hildegard nichts.

Manchmal resultiert beim Säugling aus Kuhmilch eine (Milch)-Überempfindlichkeit, die meist das ganze Leben anhält und die Haut schwächt, so daß solche Menschen leicht Hautkrankheiten bekommen. All dies wäre vielleicht vermeidbar, wenn wir die Milch so sehen würden wie Hildegard.

»Die Milch der Kuh und der anderen Tiere, zum Beispiel von Schafen und Ziegen, und überhaupt jede Milch, ist im Winter gesünder als im Sommer, weil sie dann nicht soviel verschiedene (Pflanzen-)Säfte in sich aufnimmt, wie das im Sommer geschieht.« (PL 1198 A)

Das allein müßte genügen, um für die Säuglingsnahrung grundsätzlich nur Wintermilch zu verwenden. Die meisten Kälber kommen übrigens im Winter auf die Welt, wenn also die Kuh die gesündere Milch hat.

»Wenn gesunde Menschen im Sommer Milch essen (!), dann schadet ihnen das etwas. Kranke und Schwache können etwas Milch zu sich nehmen.« (PL 1198 A)

Uns überrascht diese außerordentlich zurückhaltende Beurteilung der Milch. Von einer Empfehlung ist nicht die Rede, sondern eher von Bedenken:

»Wenn gesunde Menschen Wintermilch essen wollen, sollen sie die Wurzeln von Brennesseln nehmen und sie trocknen und dürre machen und dann in die Milch legen und (dann erst) die Milch trinken, weil die schlechten in der Milch enthaltenen Säfte durch die Brennessel(-Wirkung) ausgeschaltet werden. Wenn aber Kranke und Schwache im Winter nach Milch verlangen, soll man sie kochen und die gedörrten Brennesseln (Wurzeln?) hineinlegen.
Im Sommer soll man die Brennesselwurzeln nicht in die Milch tun, weil sie (die Brennessel) dann Säfte und Saftigkeit und Grünes in sich hat. Würde man sie dann in die Milch legen, dann litte die Milch durch deren neuen Saft Schaden.« (PL 1198 BC)

Warum so viele Umstände bei der Kuhmilch? Bei der Ernährung des Säuglings kennen wir eine Ziegenmilchanämie, aber von anderen Milchschäden oder Nachteilen der Milch in der Erwachsenennahrung ist mir nichts bekannt. Sollte die Milch nur zur Butter- und Käsebereitung taugen? Bei der hildegardischen »Nesselung« bleibt zweifelhaft, ob die Brennessel(-Wurzel) mitgekocht oder erst nachträglich in die gekochte Milch gelegt werden soll, was nach dem Text das Wahrscheinlichste scheint.

Auf alle Fälle wissen wir, daß (rohe) Milch leicht Bazillen enthält oder überträgt. Daher wird heute die Milch meistens abgekocht oder pasteurisiert. Ob die eingelegten Brennesselwurzeln einen ähnlichen Effekt bezwecken? Aber warum sollte die Wissenschaft nicht hinter das Milchgeheimnis kommen, wenn sie einmal auf die heiße Spur gesetzt wird? Jedenfalls steht diese Hildegard-Stelle im starken Gegensatz zur heutigen Meinung von der Nahrhaftigkeit der Milch. Vielleicht war das früher anders. Homer hatte zum Beispiel für die Milchtrinker nicht viel übrig, und auch in China schätzte man die Milch nicht hoch ein. Bei einer unterernährten Bevölkerung muß Milch das fehlende Eiweiß ersetzen.

Über die Sauermilch steht nichts bei Hildegard. Ob diese noch Milch ist oder schon Käse? Ich weiß, daß Sauermilch oder Joghurt mit etwas gutem Brot ein einfaches, aber hervorragendes Abendessen für ältere Menschen abgibt und guten Stuhlgang machen kann. Da die Milch im (sauren) Magen sowieso gerinnt, nimmt man an, daß Sauermilch dem Magen sogar Arbeit abnimmt. Sie soll auch nicht so leicht Bazillen übertragen wie (ungekochte) Rohmilch. Auch vom Rahm, ob sauer oder süß, finden wir nichts bei Hildegard. Als Vorstufe der Butter dürfte er wohl wie diese zu beurteilen sein. Entrahmte Magermilch hätte vermutlich doppelt Milchcharakter.

Auf keinen Fall brauchen wir uns lang mit großen Milchanalysen aufzuhalten. Wir können das mit gutem Gewissen nur deshalb, weil wir uns bei der Hildegard-Küche auf den großen Gesundheitswert des Dinkels stützen und davon reichlich Gebrauch machen. So wird die Milch eher zu einem Genußmittel, aus dem man viele gute Sachen machen kann.

Von der Milch anderer Tiere erwähnt Hildegard nur noch die *Ziegenmilch*:

»Wer in der Lunge Schmerzen hat, der trinke fleißig Milch von Ziegen, und er wird geheilt.« (PL 1325 B)

Wie wir oben hörten, gebührt auch dabei der Wintermilch der Vorzug.

# Nachtisch (Dessert) und Süßigkeiten

Von Hildegard bekommen wir keine ausdrückliche Belehrung über den Nachtisch. Ich setze hier Zucker gleich Nachtisch, weil beide nur eine Nebenrolle spielen sollen. Der europäische Zucker hat von Frankreich seinen Ausgang genommen. Dort erfand man die bis heute übliche Zuckergewinnung aus der Zuckerrübe, während vorher und zu Hildegards Zeiten der Zucker immer aus dem Zuckerrohr gewonnen wurde. Die Chemie behauptet, daß beide Zuckerarten identisch seien. Von Zuckerrohr und Zuckerrübe kann man das sicher nicht sagen. Wollen wir Speisen nach Hildegard-Rezepten richtig herstellen, so müssen wir dort, wo Zucker verlangt wird, den Rohrzucker verwenden (zum Beispiel Zahnwehwein, Herzsaft). Wenn ich in diesem Artikel von Rohrzucker spreche, so meine ich immer den Zucker aus dem Zuckerrohr. Von diesem Zuckerrohr-Zucker schreibt Hildegard:

»Solange der Zucker noch roh ist, so daß aus ihm noch keine Ware für den Gebrauch der Menschen gemacht wurde, trockne ihn im Sommer an der Sonne, im Winter über einem heißen Stein aus, und er ist dann dürr. Wer ihn hernach ißt oder trinkt, den heizt er wieder auf (refocillare, erholen). Wer im Gehirn oder an der Lunge leidet und so verhockt ist, daß er sich nicht (durch die Nase) reinigen noch auch aushusten kann, dem reinigt er, gegessen oder getrunken, das Gehirn und verhilft seiner Brust zur reinigenden Lösung.«
(PL 1198 A)

Muß der feinkristallisierte Rohrzucker auch noch getrocknet werden? Oder meint der Hildegard-Text mit dem »dürren Zucker« eben diese Zuckerkristalle? Merkwürdigerweise darf man den gedörrten Zucker wieder aufgelöst trinken. Er wirkt gleich gut, als wenn er einfach so gegessen wird. Zucker geht schnell ins Blut über und ist einer der hurtigsten Energie-(Kalorien-)Lieferanten. Darum ist die kalte Jahreszeit (Weihnachten) auch die Zeit der Süßigkeiten. Sie heizen schnell und gut ein.

Den relativ meisten Zucker verbraucht das Gehirn. Sollte darauf sein Erholungswert beruhen? Wer braucht die Erholung am meisten, wer ermüdet am schnellsten? Die alten Menschen! Ich habe einmal einen Vortrag über die Ernährung im Alter gehalten. Als ich für den Zucker eine Lanze brach, sah ich so viele ungläubige Gesichter, daß ich fast den Rest meines Abends benötigte, um diese Empfehlung zu rechtfertigen. Am meisten hat den Alten noch eingeleuchtet, daß Süßigkeiten fröhlich machen. Das könnte auch der Sinn eines süßen Nachtisches sein, dem Mahl einen fröhlichen Abschluß zu geben. Wir wissen aus dem Lehrbuch Hildegards, daß Süßes dem Melancholiestoff widerstreitet.

Gewiß besteht heute die Gefahr, daß man zuviel Süßes nascht. Bei Mangel an körperlicher Tätigkeit führt das unweigerlich zu Fettsucht. Darum habe ich den Zucker unter das Thema »Nachtisch« gestellt. Wenn man richtig gegessen hat, wird man sich nicht mehr so leicht an Süßem überessen. Dabei sollte es auch bleiben.

Zu überlegen wäre noch, ob vom Rübenzucker das gleiche gilt wie vom Rohrzucker. Wir hören bei Hildegard, daß gekochte Rüben »keine schlechten Säfte machen«. Sie haben nur den Nachteil, daß sie lungenschwache Menschen noch erschöpfter machen. Der dürre Rohrzucker bewirkt das Gegenteil. Da wir in Europa den Zucker aus der Zuckerrübe auskochen (Sirup), wobei ein erheblicher Zuckeranteil samt dem Rübenfleisch in der Melasse zurückbleibt, kann das übrige als ein Rübenextrakt angesehen werden. Der Rübensirup hat wahrscheinlich nicht mehr die gleiche Wirkung wie das Rübenfleisch, das die Lungen belastet. Ehe niemand das Gegenteil beweist, werden wir das Süßen mit Rübenzucker dem Süßen mit Rohrzucker gleichsetzen – Arzneimittel Hildegards ausgenommen.

Man verwechsle nicht Rohrzucker, das heißt Zuckerrohr-Zucker, mit Rohzucker. Dieser enthält zehnmal mehr Mineralasche als Weißzucker. In diesem Fall wird durch die chemisch-physikalische Reinigung den Rüben etwas »genommen«, während bei vielen anderen Lebensmitteln reichlich Chemisches noch hinzugefügt wird. Wer Süßes mit Maßen nur zum Nachtisch (oder im Kaffee) nimmt und (noch) nicht zuckerkrank ist, der lasse sich nicht bange machen. Ausdrücklich gewarnt vor dem Zucker wird bei Hildegard nicht.

Das Hildegard-Lehrbuch beschreibt öfters, daß üppiges Essen krank machen kann. Aber Leute, die im Essen Maß und Ziel einhalten, haben keinen Grund, den Zucker zu verwerfen. Nie vor Tisch Süßigkeiten essen! Eltern, die ihre Kinder dazu erzogen haben, werden sich kaum je über schlecht essende Kinder zu beklagen haben.

Was wir vom Zucker gehört haben, gilt hinsichtlich des Zuckergehaltes auch von allen hochkonzentrierten Süßwaren: Marmeladen, Bonbons, Schokoladen, Schlagsahne, Cremes. Wir müssen nur auf die Eigenart der Grundsubstanzen achten, die zum Beispiel bei Pflaumen- und Erdbeermarmelade eine schädlichere Rolle spielen als der Zucker. So ist bei der Schokolade der Zuckergehalt indifferent, der Kakaoanteil aber verdächtig. Die Hildegard-Zeit kannte Kakao nicht. Ich halte diesen für suspekt. Der Name »Götterspeise« in der Heimat des Kakao will mir nicht recht gefallen. Daß man Schokolade, Zucker und Zuckerwaren Durchfallkranken nicht gibt, gehört zum Allgemeinwissen, obwohl individuelle Verschiedenheiten vorkommen.

Ein beliebter Nachtisch der Kinder ist der süße Pudding. Wer denkt nicht mit Freuden an seine Kindheit zurück, wenn er vom Pudding mit Vanillecreme hört? Die böhmisch-österreichische Küche war groß an zahlreichen Puddingvarianten. Auch hier gilt die Regel, daß ein Pudding so gut und so schlecht ist wie seine Zutaten. Einem aus Dinkel-Mehl werden wir vor allen anderen den Vorzug geben, weil daran nur die Eier- und Milchzutaten bedenklich sind. Diese kann man beim Gesunden riskieren, auch wenn bei der Puddingbereitung die Eier noch halbroh bleiben. Ein gleiches muß bei Schmarren, Omelette oder Soufflé und Salzburger Nockerln einkalkuliert werden.

Die Furcht vor Halbrohem gilt nicht für Backwaren, Kuchen, Torten und Kleingebäck. Hier werden Milch und Ei durch die

Feuerhitze gereift. Wieder kommt es auf die Zutaten an. Vom Standpunkt der Subtilität ist ein (süßes) Gebäck soviel wert wie sein wertlosester Bestandteil. Man wird darum die Nüsse durch Mandeln ersetzen.

Ich habe bei Patienten den »verzweifelten« Ausruf erlebt: »Keine Pflaumen! Keine Pfirsiche! Keine Blaubeeren! Kein Rhabarber! Ja, was bleibt denn da noch für den Kuchen?« Da habe ich aufgezählt: Äpfel, Birnen, Quitten, Himbeeren, Brombeeren, Johannisbeeren, Kirschen, Kornelkirschen ...

Natürlich spielt auch die Art der Herstellung eine Rolle. Ein fetter, rosinenschwerer, übersüßer Weihnachtsstollen ist anders zu beurteilen als ein leichter Hefezopf oder Blätterteig. Wir wollen uns hier aber nur mit dem Zuckeranteil des (süßen) Nachtisches befassen, von dem ein Apothekerbuch vor hundert Jahren schreibt:

»An und für sich hat der Zucker direkt keine ernährende Kraft, bildet aber ein sehr wesentliches Element aller zusammengesetzten Ernährungsformen ... Nach den Versuchen von Hoppe darf man als erwiesen betrachten, daß bei kombinierter Fleisch-Zucker-Nahrung eine viel geringere Menge des eingeführten Stickstoffes wieder ausgeschieden wird als bei reiner Fleischkost, so daß mithin der im Körper zurückgehaltene Stickstoff eine Zunahme ... des Körpergewichtes bedingt ...« (L. Posner: *Arzneimittellehre*, S.11).

Nach der Entdeckung der Vitamine und Hormone würde man das heute einen anabolen (eiweißaufbauenden) Effekt nennen. Auf gut deutsch: Wer Zucker und Fleisch ißt, nimmt nicht nur durch »Verfetten« an Gewicht zu. Wir werden uns beim Untergewicht daran erinnern und beim Übergewicht daran denken.

Von weiteren künstlichen Zuckerverarbeitungen wie Caramelieren, Invertieren (Kunsthonig, türkischer Honig) sowie von der Zuckerchemie sehen wir hier ab. Erwähnt sei noch die Herstellung von Konfekten und das Kandieren (Zuckerdurchtränkung) von Wurzeln und Früchten.

Kandierte Ingwerwurzeln werden wir des Ingwers wegen (siehe dort) ablehnen. Ein ähnliches, jedoch gesundes Konfekt ergäben kandierte Galgantwurzeln oder Bertramwurzeln. Beide haben einen naturscharfen Geschmack, der förmlich nach Verzuckern ruft. Gerade die Bertramwurzel wäre doch so gesund! Bei Hildegard steht:

»Einem gesunden Menschen ist Bertram gut zu essen, weil er den Schadstoff im Blut (mindert) und das gute Blut mehrt und einen klaren Kopf macht. Aber auch einen Kraftlosen bringt er wieder zu Kräften, wenn sein Körper schon fast versagt, und er entläßt im Menschen nichts unverdaut, sondern macht gute Verdauung ... Wie immer er gegessen wird, roh (trocken) oder in einer Zubereitung (Speise, Konfektionierung), er ist nützlich und gut sowohl für den Gesunden wie für den Kranken. Wenn ein Mensch ihn oft verzehrt, vertreibt er ihm das Kranksein und verhindert das Krankwerden. Daß er aber beim Essen Wasser und Speichel im Mund hervorlockt, kommt daher, daß er schlechte Humores ausleitet und Gesundheit zurückläßt.« (PL 1138 C)

Es wäre möglich, daß durch das Verzuckern gerade der Bertram etwas an seiner guten Wirkung verliert, weil wir gehört haben, daß seine Schärfe Speichel zieht. Ob die kandierte Bertramwurzel das auch macht und ob es für die Wirkung wesentlich ist, weiß ich nicht.

Vom Rum und Rumtopf wollen wir schweigen. Wenn auch Rum der Schnaps vom Zuckerrohr ist und somit vom Ursprung her zu den gesünderen »scharfen« Sachen gehört – zum Unterschied vom Slivowitz, dem Pflaumenschnaps –, wollen wir aus anderen Gründen davor gewarnt sein. Zur Zeit Hildegards gab es anscheinend überhaupt keine Schnäpse und Liköre. Alles Überflüssige ist Sünde, sagt der Apostel, und ich meine, der Schnaps gehört dazu.

Andere Kandierungen, wie Orangeat und Zitronat, haben nur als Zutaten Bedeutung. Man könnte aber noch einiges kandieren, was gesund wäre, zum Beispiel Kürbis, Maroni, Schlehen, Kornelkirschen. Leider geschieht es eher bei den Erdbeeren und Pfirsichen und sogar bei den Feigen. Hier warnt uns wieder der Gedanke an die Subtilität, den Eigenwert der Grundfrucht.

Durch Kandieren werden die Feigen oder die Erdbeeren (siehe Seite 94) nicht gesünder, als sie roh oder gekocht waren.

Im Mittelalter war zum Süßen das gebräuchlichste der *Honig*. Die Natur liefert uns nichts Süßeres. Auch er war früher kostbar. Zeitweise stand auf Diebstahl von Honigkörben sogar die Todesstrafe. Dadurch war einer übermäßigen Verwendung oder dem Mißbrauch von Süßem der Riegel vorgeschoben. Wenn beim Zucker in manchen Reformkreisen die negative Angst vorherrscht, daß auch der beste schaden könnte, so geistert bei vielen bezüglich des Honigs die positive Angst, daß man ihm einen Schaden zufügen könnte durch Fälschen (Zuckerfütterung der Bienen) oder falsche Behandlung (Gewinnung durch Erwärmen, Erhitzen). Diese Sorge haben wir nicht.

Das Beispiel des Hildegard-Herzweines lehrt uns, daß die wirksamen Molekularverbindungen erst durch das (gemeinsame) Erhitzen und Kochen von Petersilie, Wein, Essig und Honig entstehen, gewissermaßen zusammengeschweißt werden. Bei Hildegard ist für manche Heilmittel abgeschäumter, also gekochter Honig geradezu vorgeschrieben. Was ist überhaupt am *Honig* dran?:

»Ein Mensch, der fettleibig ist und starken Fleischansatz hat und oft Honig ißt, dem erzeugt der Honig Faulstoff (tabes). Wer aber mager und dürr ist, wird nicht zu leiden haben, wenn der Honig gekocht ist. Wird aber der Honig in der Wabe mit dem Wachs gekaut, rührt er das Schwarzgallige im Menschen auf und läßt diesen so leiden, führt zu Schwerfälligkeit (Beschwernis) und läßt Melancholie in ihm wachsen.«
(PL 1197 D)

Dicke Leute sollen den Honig meiden, und zu magere müssen auch acht geben. Die Mehrzahl von uns gehört zum Mittelmaß; für sie bestehen nach Hildegard offenbar keine Bedenken. Auch der beliebte Honigkuchen (Lebkuchen) sei allen – als Nachtisch – von Herzen gegönnt. Aus dem Hildegard-Text geht nicht hervor, daß, von seiner Süßkraft abgesehen, ein besonderer Wert im Honig läge. Oder soll das heißen, daß der süße Honig keine Empfehlung nötig hat?

Etliche Früchte sind natursüß und werden deshalb geliebt. Wir beachten aber ihre Subtilitäten und werden uns zum Beispiel von den süßen Reineclauden nicht täuschen lassen. Sie gehören zu den Pflaumen (siehe dort). Ebenso beachten wir den gewaltigen Wertunterschied zwischen süßen reifen Brombeeren und reifen Erdbeeren! Beim Apfel und bei der Birne hingegen kann uns die Süß-Reife nur willkommen sein.

Bei den Südfrüchten gilt es zu unterscheiden. Die Frucht vom *Feigenbaum*

»zu essen taugt nicht für einen Menschen, der körperlich gesund ist, denn sie machen ihm Lüsternheit und Aufgeblasenheit und daß er ›zychern‹ und ›glusclich‹ (gelüstig) wird, so daß ihn der Ehrgeiz packt und die Habgier und daß er sittlich haltlos wird, so daß er nicht mehr bei seiner Meinung beharren kann.

Für den körperlich Gesunden taugen Feigen nicht, weil sie zum Auseinanderfließen der Fleischpartien führen und sich gegen alle (guten) Säfte im Menschen stellen, weil sie diese bös durcheinander bringen, gleich als ob sie deren Feind wären.

Einem schwachen Menschen, der körperlich heruntergekommen ist, sind Feigen gut zu essen, weil es ihm an Geist und Körper gebricht. Er soll sie essen, bis es ihm besser geht, und nachher nicht mehr.

Will ein Gesunder Feigen essen, so beize er sie vorher in Wein oder Essig, damit das Zerbrechliche in ihnen ausgeglichen wird. Dann mag er davon essen, aber auf alle Fälle nur mäßig.

Für den kranken/schwachen Menschen hingegen ist eine derartige Behandlung, das Beizen der Feigen, nicht nötig.« (PL 1228 A)

Die ganze Darstellung erinnert sehr an die Warnung vor dem Schweinefleisch, das auch nur bei dem heruntergekommenen, stark geschwächten Menschen eine Art heilsame Hormonaufputschung macht. Man wird jedenfalls in einem »Hildegardischen« Früchtebrot die sonst üblichen Feigen weglassen. Ohne Hildegard wüßten wir davon nichts. Nur manchmal mahnt uns die innere Stimme, wenn wir beim Essen von Feigen oder von Kletzenbrot Zahnweh bekommen. Eine besonders giftige Mischung hat jener Kochkünstler komponiert, der eine Feigen-Reineclauden-Marmelade empfiehlt. Man kann nur hoffen, daß unsere Subtilitätenlehre hierin eine Wende schafft. Im übrigen hat der Feigenbaum die mystische Signatur »timor«, Furcht.

Ein anderes Gesicht (Subtilität) besitzen die *Datteln*:

»Wer die Frucht des Dattelbaumes kocht und also ißt, bringt seinem Körper fast soviel Kraftzuwachs wie durch Brot. Aber sehr leicht macht es dämpfig (kurzatmig) und beschwert, wenn man zuviel davon ißt.« (PL 1230 B)

Also doch kein vollkommener Brotersatz für Menschen, während bekanntlich die Kamele davon leben können. Aus meiner Erfahrung sind Datteln ein Beispiel dafür, wie schnell man auch bei gutem Willen durch Selbsttäuschung und Vergeßlichkeit von der Wahrheit abirren kann.

Wir hören bei Hildegard keine andere Mahnung als: maßhalten! Wir dürfen Datteln essen – als süßen Nachtisch. Wir essen sie aber nicht wegen ihres Kaliumreichtums. Am besten sind Natur-Datteln, falls solche angeboten werden. Meistens allerdings kommen die Datteln »vergast«, kandiert oder sonstwie nachgezuckert in den Handel. Von den vielen chemischen Behandlungen wollen wir in diesem Buch aber absehen. Wir sind zufrieden, wenn wir wenigstens wissen, was von Natur aus am »Süßen« dran ist.

Wer wüßte nicht, daß auch Rosinen süß schmecken? Wir lesen bei den Weintrauben darüber. Die meisten Früchte reifen beim Trocknen nach und werden süßer. Dennoch bleiben sie, was sie sind, und werden von uns nur nach ihrer Subtilität beurteilt.

Ich möchte gerade das Zucker-Kapitel nicht schließen, ohne daran zu erinnern, daß die Hildegard-Küche mit der Dinkel-Kost steht und fällt. Wenn wir reichlich Dinkel verwenden – wenn möglich Schrotsuppe oder Ganzkorn –, so garantiert uns das eine reichliche Versorgung mit dem Vitamin B, dessen Mangel gerade beim Zucker beklagt wird. Auch haben wir dann weniger Zukker-Hunger, weil die Dinkel-Kost selbst »süß« (suavis) schmeckt und gefeit macht gegen geschmackliche Überreizungen. Gar nicht selten ist der Hunger nach Süßem eigentlich ein solcher nach Vitamin B. Vom regelmäßigen Süßen der Dinkel-Speisen (Dinkel-Grießbrei) rate ich ab, weil dann dessen Feingeschmack verloren geht. Daß man süßes Dinkel-Gebäck aus Dinkel-Mehl oder auch aus Vollweizenmehl herstellen kann, hat damit nichts zu tun.

Andererseits kann man mit kleinen Zuckergaben vorteilhaft würzen. Wir hörten davon bei der Salatbeizung. Auch Braten- und Fleischsaucen und Wildgerichte bekommen durch Zusatz von ein wenig Zucker eine besondere Note. Wie der Meisterkoch süßen Gerichten eine winzige Prise Salz zusetzt, so sollte man scharfen und pikanten Gerichten einen kleinen Zuckerzusatz geben und braucht dabei kein »schlechtes Gewissen« zu haben.

Es gibt Menschen, die zuckersüß nicht vertragen. Sie sollen es sein lassen. Hier genügt der gesunde Menschenverstand. Sofern nicht ausgesprochene Neigung zu Sodbrennen vorliegt und auch keine Krankheit, bestehen gegen das Süße keine grundsätzlichen Bedenken. Allfälliges Sodbrennen beseitigt die Weinraute. Auf jeden Hildegard-Tisch gehört ein Schüsselchen mit frischen Rauteblättern, von denen sich jeder Gast ein bis zwei nehmen und als Bitterkraut nach dem Essen kauen sollte. Ich habe mich immer gewundert, wieso in der Bibel steht, daß man das Osterlamm mit »bitteren Kräutern« gegessen hat. Die »bittere« Weinraute nach dem Essen gibt eine Erklärung dafür.

Ich halte aus zwei Gründen die Rautenempfehlung hier für angebracht: Erstens kann Weinraute grundsätzlich Beschwerden abfangen, die auch bei bester Diätauswahl und Kochkunst immer wieder einmal auftreten könnten. Zweitens gehört sie zu den Antimelancholicis, den besten frohmachenden Pflanzen, welche die böse Melanche (Schwarzgalle) mindern. Raute sollte immer roh gegessen werden. Weil wir sonst kaum Gelegenheit haben, an die wertvolle Weinraute heranzukommen, würde ich die Einführung dieser hildegardischen Tafelsitte begrüßen.

Vom Mittagsschläfchen nach Tisch schreibt Hildegard:

»Der Mensch soll nicht gleich nach dem Essen schlafen, bevor der Geschmack, der Saft und der Geruch der Speisen an ihren Platz gelangt sind. Vielmehr soll er sich nach dem Essen eine kurze Zeit hindurch des Schlafes enthalten, damit nicht, wenn er sofort nach der Mahlzeit schläft, dieser Schlaf den Geschmack, den Saft und den Geruch der Speisen an verkehrte und unpassende Körperstellen hinleitet und sie wie Staub in den Gefäßen hierhin und dahin verteilt. Hat aber ein Mensch eine kurze Zeit hindurch des Schlafes sich enthalten und legt sich danach etwa eine Stunde zur Ruhe, dann nehmen Fleisch und Blut dadurch zu, und er wird davon gesund.« (CC 114,5 ff.)

# Obst und Weintrauben

Haben Sie schon einmal folgendes gehört?

»Die Frucht des Apfelbaumes wächst vom Tau, wenn dieser in seiner Vollkraft steht. Denn aus jenem Tau, dessen Wirkung sich vom ersten Schlaf der Nacht bis beinahe gegen die Morgendämmerung erstreckt, wachsen die erquickenden Äpfel. Weil sie von einem kraftvollen Tau schon gekocht wurden, sind sie auch roh für gesunde Menschen gut zu essen.«
(PL 1217 C)

Der Tau gibt auch den Birnen ihre subtile Eigenheit, wobei diese zum Unterschied zu den Äpfeln

»... ihre Wachstumskräfte bloß von jenem Tau empfangen, dessen Kraft bei Tagesanbruch bereits dahinschwindet. Deshalb verursachen Birnen im Menschen schädliche Säfte, wenn sie nicht (vorher gar) gekocht werden, eben weil sie aus dem bereits zerrinnenden Tau wachsen. Wer daher Birnen essen will, koche sie in Wasser oder dörre sie am Feuer. Gekocht sind sie noch gesünder als gedörrt, weil das heiße Wasser den in ihnen enthaltenen schädlichen Saftstoff ganz allmählich garkocht, während das Feuer zu abrupt wirkt und beim Dörren nicht den ganzen Schadsaft unterdrückt. Auch gekochte Birnen liegen dem Esser etwas schwer (im Magen), weil sie alles Faulige in ihm aufsuchen, vermindern und auflösen, wobei sie ihm gute Verdauung bereiten und das Faulige mit sich aus dem Körper ausleiten. Äpfel dagegen verdauen sich leicht, aber sie führen bei ihrer Verdauung die Fäulnis nicht mit sich hinaus.« (PL 1218 C)

Die nur den Äpfeln eigene Gare stammt also aus dem kräftigen Nachttau, wogegen die aus dem schwachen Morgentau wachsenden Birnen ihre menschenfreundliche Vollreife erst durch die Koch- oder Brathitze erlangen.

Dabei gilt auch von den Äpfeln, daß sie roh dem Kranken etwas schaden. Wir Ärzte bekommen tatsächlich erstaunlich oft zu hören, daß (rohe) Äpfel nicht vertragen werden. Es gibt aber eine Art von Rohäpfeln, auf die das nicht zutrifft. Wir lesen darüber bei Hildegard:

>Sind Äpfel aber alt geworden und hat sich die Schale runzelig zusammengezogen, etwa im Winter, dann sind sie auch roh gut zu essen für Kranke und Gesunde.« (PL 1277 D)

Die übliche tiefgekühlte Lagerhaltung verhindert gerade das, was der allgemeinen Bekömmlichkeit des Apfels dient, das Runzeligwerden. Im übrigen gilt grundsätzlich für jede (saftige) Obstfrucht, daß man Trockenes dazu essen soll, um das Allzusaftige im Magen abzubinden. In diesem Sinne können die rohen Haferflocken im Birchermüsli für Gesunde als ideale Ergänzung angesehen werden, wie denn auch der Apfelkuchen genau diese Bedingung einer Kombination mit Trockenem erfüllt. Überhaupt ist der Apfelkuchen an sich besser verträglich als die Äpfel allein, denn er erfüllt auch noch die andere Bedingung der Äpfel:

>Gekocht und gebraten sind die Äpfel gut für Sieche und Gesunde. Kränklichen Menschen schaden rohe Äpfel etwas, eben weil diese Menschen schwächlich sind.« (PL 1217 C)

Damit wissen wir schon alles, was wir uns von den Äpfeln merken müssen. Nicht ganz so einfach liegen die Dinge bei den Birnen. Bei ihnen erfahren wir mehr Einzelheiten über »Nebenwirkungen«. Weil immer wieder danach gefragt wird: Ja, warum eigentlich keine Birnen? und meine Erklärung, daß Birnen vom Morgentau wachsen, meist nicht befriedigt, ergänze ich den Birnen-Steckbrief mit weiteren diesbezüglichen Angaben Hildegards:

»Die Birnfrucht ist schwer (verdaulich) und gewichtig und rauh. Wenn jemand rohe Birnen im Übermaß ißt, dann führen sie in seinem Kopf zu Migräne, und in der Brust machen sie Dämpfigkeit (Qualm), weil sie vom Birnensaft sowohl in der Lunge (etwas) anziehen als auch etwas davon (ins Blut) aufnehmen, so daß dieser Saft im Leberbereich und auch im Lungenbereich wie Bleisinter ähnlich einem Weinstein gleich ausfällt und sich verhärtet. Dadurch werden öfters in der Leber und in der Lunge die Ursachen für schwere Erkrankungen gelegt. Wie manchmal ein vom Wein etwas voller Mensch nach Wein riecht, so mischt sich auch der Atem mit Birnsaft und nimmt dessen Rauheit an. Daher kommt es, daß man schwer atmet, nachdem man rohe Birnen gegessen hat, so daß davon in der Brust bisweilen viele Krankheitsanlagen entstehen ...« (PL 1218 B)

Wenn man das liest, könnte man richtig Angst vor den rohen Birnen bekommen. Jeder muß selbst wissen, ob er anfällig ist für Lungen- und Lebererkrankungen. Solche Menschen sollen rohe Birnen meiden. Man wird auch in Krankenhäusern oder Sanatorien grundsätzlich keine rohen Birnen auftischen. Selbst dem erfahrenen Arzt sind Hildegards Angaben völlig unbekannt und werfen ein neues Licht auf das Rätsel, warum im Herbst einige Menschen leichter als andere an den Atemwegen erkranken.

Nach allem, was wir über Äpfel und Birnen vernommen haben, werden wir grundsätzlich die beiden nicht mischen. Das gilt vor allem auch für die Bereitung von Most, wo leider die üble Gewohnheit herrscht, Birnen und Äpfel durcheinander zu mengen. Lehnen Sie solche Landmostmischungen ab! Fragen Sie vor dem Kauf genau, ob es sich wirklich um reinen Apfelmost handelt.

Das Birnenbrot (Hutzel- oder Kletzenbrot), das gerade zur Winter- und Erkältungszeit seine Saison hat, schadet weniger, weil es aus gedörrten Birnen hergestellt und nochmals gebacken wird. Die Lungen-Leber-Wirkung der rohen Birne mindert sich in diesem Fall ganz erheblich oder verschwindet sogar weitgehend. Dennoch möchte ich alle Migräniker vor allzu reichlichem

Genuß von Birnenbrot gewarnt haben, falls sie nicht damit schon selbst traurige Erfahrungen machten.

Die Homöopathen werden die Ohren spitzen, wenn sie hören, daß man gerade aus den Birnen ein medizinisches Mus (Lattwerg) kochen kann, das genau jene Schäden beseitigt, die durch die rohen Birnen hervorgerufen werden: Migräne, Brustverschleimung (durch Rohbirnen), schädliche Säfte (aus Diätfehlern):

»... überhaupt reinigt es den Menschen so, wie wenn ein Geschirr vom Schimmel gereinigt würde, denn es ist köstlicher als Gold und nützlicher als das reinste Gold ...«
(PL 1218 D)

Die Hildegard-Apotheke führt dieses Birnenmus unter dem Namen »Birnhonig« (mel piratum H).

Vielleicht sollte ich noch erwähnen, daß man das Wasser, in dem Birnen gekocht wurden, am besten wegschüttet, auch wenn es soo gut schmeckt und Hildegard solches nicht ausdrücklich erwähnt. Sicher ist sicher. Ich habe einmal das Experiment gemacht und mir aus Birnenkochwasser einen Dinkel-Schrot gekocht. Was geschah? Binnen drei Stunden bekam ich Zahnweh, starkes einseitiges Kopfweh und intensiven Kniegelenkschmerz.

Dagegen halte ich es für völlig überflüssig – gekocht oder ungekocht –, Birnen zu schälen. Da die Birnen den Darm radikal reinigen – schon deswegen, weil sie nicht so leicht verdaut werden wie die Äpfel –, könnten zu diesem Zweck die Schalen der Birnen sogar besonders nützlich sein, um den Darm auszufegen. Außerdem gibt es durch ungeschälte Birnen nicht so leicht Verstopfung, was wegen ihrer Schwerverdaulichkeit schon einmal passieren könnte. Hier muß jeder aus seinen eigenen Erfahrungen lernen, wobei operierte Menschen (Gallenblase, Blinddarm zum Beispiel) wieder andere Beobachtungen machen werden. Alle Angaben Hildegards beziehen sich, falls nichts anderes erwähnt wird, immer auf den intakten Organismus. Übrigens können bei Ekzematikern die Birnen auch Hautausschläge hervorrufen. Ob diese Wirkung über die Lungen-Leber-Bahn des

Birnensaftes geht, weiß ich nicht. Jedenfalls soll bei den Birnen
diese Warnung beachtet werden.

»Der *Quittenbaum* ist eher kalt und vergleicht sich der Schlau-
heit, die manchmal nutzlos ist und manchmal auch nützlich.
Sein Holz und seine Blätter liefern nicht viel Brauchbares für
den Menschen.
Seine Frucht ist warm und trocken und hat eine feine
Ausgeglichenheit in sich, und wenn sie reif ist, verletzt sie, roh
gegessen, weder den Kranken noch den Gesunden; gekocht
und gedörrt aber hilft sie dem Kranken und dem Gesunden.«
(PL 1220 B)

Der hohe Wert der Quitten liegt in ihrer antirheumatischen
Wirkung:

»Wer vergichtigt ist (genau dieses deutsche Wort steht mitten
im lateinischen Text), esse fleißig die Quittenfrucht, gekocht
oder gedörrt, und sie räumt mit dem Giftstoff so (gründlich) in
ihm auf, daß die Gicht sich weder auf sein Nervensystem
(sensus) schlägt, noch seine Gelenke zerstört oder angreift.«
(PL 1220 C)

Wie in meinem Buch *Wunder der Hildegard-Medizin* nachzu-
lesen ist, bedeutet bei Hildegard »Gicht« das, was wir heute als
»Rheuma« bezeichnen. Dessen Hauptformen, das Gelenk- und
das Nervenrheuma, wozu Schädigungen von Sinnesorganen
nebst Nervenschmerzen gehören, lassen sich also durch häufigen
Genuß von Quitten verhindern. Auch was wir heute als »Arteriosklerose« bezeichnen, gehört nach Hildegard in die Rheuma-
gruppe. Würde man mehr Quitten essen und wenigstens im
Herbst Quittenkuren machen, könnte diesen Leiden ein Riegel
vorgeschoben werden. Eine eigentliche Heilung rheumatischer
Erkrankungen läßt sich aus dem Text nicht herauslesen, doch
gelten Quitten als ausgesprochen antirheumatisches Diätmittel.
Gerade diese Krankheit neigt zur Progredienz, zum Weiter-
schreiten. Durch Quitten hier ein energisches Halt! zu rufen,
kann nie schaden.

Dem ausgedehnten Einsatz der Quitten in der Küche stehen zwei Haupthindernisse entgegen. Das eine Hindernis kommt vom vergleichsweise beinharten Fruchtfleisch. In Quitten kann man nicht hineinbeißen wie in Äpfel oder Birnen, auch dann nicht, wenn sie ausgereift sind oder sogar gefroren. Sie faulen eher, als daß sie teigig oder weich würden. Das andere Hindernis ist ihre große Fruchtsäure. Weder Quittenäpfel noch Quittenbirnen, wie die beiden Spielarten nach dem Aussehen heißen, werden jemals süß. Dabei schreibt Hildegard ausdrücklich:

»Die reife Quittenfrucht schadet, roh gegessen, weder einem kranken noch einem gesunden Menschen.« (PL 1220 B)

Ich finde es eigenartig, daß bei Hildegard ausdrücklich die Rohform als unschädlich erwähnt wird, während das meiste bei ihr erst durch Kochen genießbar wird. Dabei beachte man, daß der wahre Heilwert der Quitte erst durch die Koch- oder Backhitze erschlossen wird. Die rohen Quitten sind bedenkenlos erlaubt, aber antirheumatisch wirken nur die gekochten und gedörrten bei reichlichem Verzehr. Genau das hilft interessanterweise auch gegen den »Speichelfluß«, wie er sich bei der Parkinsonkrankheit findet, die nach Hildegard ebenfalls zur Rheumafamilie zählt.

Es gibt in vielen Familien noch Hausrezepte, einen guten Quittenkäse, jene zuckersteife Quittenmarmelade herzustellen, die man an Weihnachten in Modelform oder als Garnierung von Backwerk auf den Tisch bringt. Ob der benötigte hohe Zuckerzusatz die heilsame Wirkung wirklich aufhebt, wie moderne Ernährungsforscher meinen, oder ob die Quittenwirkung trotzdem durchschlägt, weiß ich nicht. Zweckmäßigerweise wird man für Heilzwecke den Dörrquitten oder doch dem ungezuckerten Quittenkompott den Vorzug geben, wenn man »auf Nummer Sicher« gehen will. Etwas süßen, eventuell auch mit natursüßen Kirschen, halte ich durchaus für erlaubt. Auch das gekochte Quittenmus (Quittenbrei) erfüllt diesen Zweck, doch schmeckt es ungesüßt nicht sonderlich gut, wogegen es mit (gesüßter) Schlagsahne zur Schleckerei wird. Ob man das eine oder das andere wählen soll, dazu braucht es eine gewisse Klugheit. Nicht umsonst führt nach Hildegard die Quitte den mystischen Beinamen »Listigkeit« (astutia) im Sinne von Verschlagenheit, Gerissenheit. Den wahren Sinn dieser mystischen Kennworte werden wir wohl erst erfahren, wenn die unbekannte Sprache Hildegards enträtselt sein wird. Zu solchen Raffinessen der Natur gehört es auch, daß der Quittenbaum selbst, aus welchem sonst »kein großer Nutzen zu ziehen ist« bei Hildegard als kalt, die Frucht hingegen als warm und trocken und gut abgestimmt bezeichnet wird.

Ich weiß nicht, ob im Saft, zumal in gekochtem und eingedicktem Quittensaft, dem beliebten Quittengelee, die gleichen Heilkräfte wie in der Gesamtfrucht stecken. Nur eines steht fest: Schädlich ist keine Zubereitung der Quittenfrucht. Beim Saft muß man auf alle Fälle die allgemeine Saftregel beachten: Immer etwas Trockenes dazu essen (Zwieback, Biskuit, Milchbrot). In diesem Sinne wäre ein Quittenkuchen recht zweckmäßig, jedenfalls gesünder als ein Zwetschgenkuchen.

Die *Pflaumen* (Zwetschgen) können so ziemlich als das schädlichste Obst bezeichnet werden. Was der Lauch unter den Gemüsen, das sind die Pflaumen unter dem Obst. Ich höre die Frage: Warum hat sie der liebe Gott dann wachsen lassen? Nun, sie werden von den Menschen kultiviert. Kaum jemand käme auf die Idee, größere Mengen wilde Pflaumen zu essen. Außerdem kann man andere Teile vom Pflaumenbaum gut zu Medikamenten gebrauchen: den Saft aus Rinden und Blättern, die Asche, die Wurzelerde, das Harz, die Kerne der Frucht – nur nicht das Fruchtfleisch der Pflaumen selbst:

>»Die Frucht des Pflauenbaumes zu essen ist für einen gesunden ebenso wie für einen kranken Menschen schädlich und gefährlich, weil davon die Schwarzgalle aufgerührt und die bitteren (sauren, scharfen) Säfte im Menschen vermehrt werden und überhaupt alle in ihm steckenden Seuchenkeime zum Aufwallen gebracht werden.
>
>Daher ist das Pflaumenessen für den Menschen so gefährlich wie das Essen von Unkraut (Giftpflanzen). Will sie einer essen, so verzehre er davon (auf alle Fälle) nur wenige. Denn immerhin kann der Gesunde die gegessenen Pflaumen überwältigen, den Kranken aber verletzen sie.« (PL 1224 C)

Diese eigentlich mit den Erfahrungen der meisten Menschen in Widerspruch stehende Angabe bei Hildegard kann unmöglich aus der Volksüberlieferung geschöpft sein. Allerdings einmal darauf aufmerksam gemacht, entdeckt der Hildegard-Arzt vieles, was für die Richtigkeit spricht. Jeder sei ausdrücklich vor den Pflaumen gewarnt. Der Hildegard-Text setzt hinzu:

»Die gleiche Art haben auch die Früchte von Roßpflaumen, sogenannten Gartenschlehen, Kriecherln und auch die wilden Arten, wobei die Bäume, an denen die größeren Früchte hängen, diese Wirkungen verstärkt in sich haben.«
(PL 1224 D)

Das gilt positiv für die Heilkräfte, wie aus dem Textzusammenhang hervorgeht, negativ wahrscheinlich auch für die Früchte. Der Stolz von Züchtern über extra große Pflaumensorten wäre somit ein zweischneidiges Schwert. Von den aufgezählten Spielarten kenne ich nur die sogenannten Kriecherln, eine kleine, kugelrunde, blaue Pflaumenart. Reineclauden, Ringlotten und Mirabellen gehören wohl auch zu den Pflaumenarten, nicht aber die dornige Schlehe, die Hildegard gesondert anführt. Nebenbei erwähne ich, daß die Pflaumenbäume die mystische Signatur »Zorn« führen.

Der *Pfirsichbaum* trägt ein ähnliches abwertendes Symbolwort, nämlich »Neid«. Bei Hildegard wird auch vor der Pfirsichfrucht gewarnt:

»Die Frucht dieses Baumes zu essen taugt weder für einen Gesunden noch für einen Kranken, weil sie die gute Säftemischung im Menschen zerstört und Schleim in seinem Magen erzeugt.
Will aber jemand einen Pfirsich essen, dann schäle er die äußere Schale ab und entferne auch den Kern, und was übrigbleibt, lege er in Wein, dem etwas Pfeffer und Salz zugesetzt wurde. Solcherart bereitet, schadet er nicht mehr viel, doch hat er auch nicht mehr den guten Geschmack.« (PL 1221 A/B)

Das wollen wir gern glauben. Der langen Rede kurzer Sinn: Am besten macht man einen Bogen um den Pfirsichberg, der zu Sommerbeginn auf den Märkten unserer Städte, hoch aufgeschichtet, zum Kaufen verlocken soll. Es wäre mir lieber, ich bräuchte diese vielbegehrten Obstsorten nicht zu vermiesen. Mit dem Oberbegriff »Steinobst« kann diese Hildegard-Warnung wohl zusammenhängen, wenn auch die Angaben für die dritte Steinfrucht etwas freundlicher lauten:

»Die *Kirschenfrucht* ist zwar nicht besonders nützlich, aber auch nicht besonders schädlich, und es schadet einem Gesunden nicht, sie zu essen. Wenn aber ein Kranker und jemand mit schlechten Säften viel davon ißt, bekommt er dadurch etwas Beschwerden (Schmerzen).« (PL 1223 A)

Dagegen läßt sich allerdings etwas unternehmen, denn an einer anderen Stelle steht bei Hildegard:

»Damit man von gegessenen Kirschen keine Beschwerden bekommt, trinke der Mensch sogleich einen Schluck guten Weines hernach ...« (CC 235,5 F)

Das hat sich schon oft bewährt. So peinlich nach jedem (rohen) Obst das Wasser gemieden werden muß, so wohltuend empfindet man den Schluck Wein nach den Kirschen, wodurch man von diesen auch eine größere Menge gut verträgt. Zweckmäßigerweise merkt man sich: Nach Kirschen einen Schluck guten Wein!

Ob man durch Kochen eine größere Verträglichkeit dieser drei Steinobstfrüchte erreicht, steht bei Hildegard nirgends. Wir sollten daher vor dem Eingemachten oder den Marmeladen aus Pfirsichen oder Zwetschgen (Powidl) den gleichen Respekt haben und auch Konfitüren meiden, worin diese enthalten sind.

»Die *Schlehenfrüchte* kandiere (›sulze‹) mit Honig und esse sie oft, und die Gicht (Rheuma) in dir vergeht.

Wenn einer am Magen krankt, röste er Schlehen über der Feuerflamme, das heißt, er brutzele sie oder er koche sie in

Wasser und esse sie oft, und sie nehmen dem Magen (allen) Unrat und Schleim...« (PL 1244 A)

»Die *Hagebutten* (Hyffen) ... koche, wenn du gesund bist und ausschließlich am Magen krankst, und iß sie oft. Das reinigt den Magen und nimmt ihm den Schleim.

Wenn aber der ganze Körper krank ist, dann nützt es nicht, die gekochten Hagebutten zu essen, weil sie den Magen(– Darm) verletzen, weil dieser Magen welk ist. Will so jemand sie essen, soll er sie roh und teigig maßvoll verzehren. Das ist ihm gesünder, als wenn sie gekocht oder hart und roh wären. Wer körperlich gesund ist, den verletzen sie beim Verzehren weder roh noch gekocht.« (PL 1243 BC)

Die durch den Winterfrost teigig gewordenen Hagebutten kennen wohl alle. Hildegard hat dafür den Namen »Hyffen«. Es ist erstaunlich, wie bei Hildegard bekannte und unbekannte Obstsorten und Früchte mit der gleichen Sorgfalt beschrieben werden.

Das gilt auch von der nächsten Frucht. Ich meine hier die *Mispel*. Man wird weit gehen müssen, bis man jemanden findet, der es für wert hält, sie auch nur zu erwähnen. Weder in alten noch in neuen Apothekerbüchern wird man sie vorfinden. Nur Hildegard bringt sie unter den 58 Titeln ihres großen Baumsortimentes.

Kenner und Kinder lieben die äußerlich unscheinbare Mispel, die wie eine kleine Holzbirne aussieht und nicht mit der Mistel, jener bekannten Schmarotzerpflanze, verwechselt werden darf. Der Mispelbaum, der nur selten aus den Kernen gezogen, sondern meist durch Aufpfropfen kultiviert wird, wächst auch in wärmeren Ländern, obwohl er botanisch die »germanische Mispel« heißt. Er blüht spät, und die Frucht wird spät reif, eigentlich erst durch den Frost. Dann aber pressiert es, weil erstens die Vögel scharf dahinterher sind und zweitens einmal teigig gewordene Mispelfrüchte leicht verderben, säuern und schimmeln. Dem kann man gut vorbeugen durch rechtzeitige Ernte, wenn man diese Früchte in der Tiefkühltruhe portionsweise lagert, etwa zehn Stück je Beutel. Dann haben die Mispeln ihren Dauerfrost, der das Verderben verhindert. Bei Bedarf nimmt man ein Päckchen heraus, das alsbald eßfertig und teigig auftaut.

Das Mispelessen freilich scheint mir eine Kunst. Man gewinnt die Frucht nur lieb, wenn aus dem Mispelessen ein Vergnügen wird, am besten gleich ein Familienfest à la Matthias Claudius. Wenn die Kinder von der Fröhlichkeit der Erwachsenen angesteckt werden, tun sie gerne mit, was gerade ihnen sehr zustatten kommt:

»Die Frucht des Mispelbaumes ist für gesunde und kranke Menschen nützlich und gut, wieviel man auch davon ißt, weil sie dem Esser die Gewebe (carnes, Muskelfleisch, Zellen) wachsen läßt und sein Blut reinigt.« (PL 1227 C)

Gerade schwächliche Kinder, sogenannte Kümmerlinge, die eigentlich gar nicht krank, sondern nur mager und blaß sind und nicht recht gedeihen wollen, werden den größten Nutzen davon haben. Auch solche mit unreiner Haut. Das gilt freilich nicht nur von Kindern, sondern für jedermann. Dabei läßt der Hildegard-Text vor allem an die Blutkranken denken, die ein gutes, gereinigtes Blut brauchen.

Warum man den Anfänger zum Mispelessen erst animieren muß? Angenommen, wir hätten reife, teigig-süße Mispeln bei der Hand. Sie sehen – wie schon erwähnt – unansehnlich aus. Außerdem bestehen sie zu Dreiviertel aus fünf bis sechs großen, harten Kernen, die man wieder ausspucken muß. Schließlich stört noch ein großer »Bart« von Kelchblättern. Diesen kneift man mit den Fingernägeln (oder einem Messer) ringsum ein und zieht ihn ab. Bei einer gesunden Frucht geht das leicht. Dann kann man den Inhalt samt den Kernen aussaugen. Die Haut bleibt am Stiel zurück. So werden die Mispeln von der Familie gegessen, von Jung und Alt, von Gesunden und Kranken. Vielleicht kann man auch durch Kochen eine Marmelade daraus machen. Ob die genauso wirkt, weiß ich allerdings nicht.

Die *Kornelkirsche* sieht man neuerdings wieder häufiger als Zierbaum angepflanzt, vielleicht wegen seiner schönen gelben Blüten im Frühjahr. Die Früchte überläßt man meistens den

Vögeln. Sie sehen wie längliche Kirschen aus und reifen lang nach den richtigen Kirschen, und sie sind sauer, wenn man sie nicht ganz vollreif werden läßt. Dieser Baum ist eigentlich kein Kirschbaum, sondern dem Hartriegel verwandt und hieß früher und bei Hildegard Erlitze:

»Die Frucht vom Erlitzenbaum zu essen verletzt keinen Menschen. Denn sie reinigt und stärkt den schwachen und auch den gesunden Magen und fördert (so) die Gesundheit.« (PL 1240 C)

Die Hildegard-Freunde wissen schon, daß Magen bei Hildegard neben dem eigentlichen Magen den ganzen Darmschlauch, den sogenannten Verdauungstrakt bedeutet. Kornelkirschen sind wieder eine Familienfrucht, die der ganzen Familie von klein auf am Herzen liegen sollte. Die etwas herbe Säure sollte man schon in der Jugend liebgewinnen, ehe der Gaumen verweichlicht und verzogen wurde. Das geht am besten, wenn alle mittun – wie bei den Mispeln. Später braucht es schon den Zwang einer Magen-Darm-Krankheit, um durch Selbstüberwindung die Gesundheit wiederzuerlangen. Aber muß es erst soweit kommen? Leider steht auch hier nicht, ob durch Kochen die volle Wirkung verlorengeht, denn gerade die Kornelkirsche ruft förmlich nach Zubereitung und Eindickung zu Marmeladen. In diesem Fall wäre sogar eine universelle Gesundheitsmarmelade (Konfitüre) aus einer Mischung der süßen Mispeln und der säuerlichen Kornelkirsche denkbar, wobei man den sicher nicht ganz neutralen Zuckerzusatz einsparen könnte. Das soll nur eine Anregung zu einem Versuch sein.

Nun müßte ich noch etwas über die Orangen, Apfelsinen, Mandarinen oder Clementinen schreiben. Bei Hildegard steht nur vom »Bontzider-Baum«. Man nimmt an, daß die Zitrone darunter zu verstehen ist. Vielleicht dürfen wir aber auch die Orangen dazurechnen. Von diesem Baum steht geschrieben:

»Das Essen der Obstfrucht (pomum) dieses Baumes räumt im Menschen mit dem Fieberstoff (febris) auf.« (PL 1230 C)

Ob die Zitronen- oder Orangenlimonade mit ihrem Saft das gleiche leistet? Jedenfalls ist es bei fieberhaften Zuständen eine zweckmäßige Frucht. Dabei kann dieser fiebrige Zustand durchaus auch einmal als »fliegende Hitze« ganz allgemein verstanden werden. Ein ausgesprochener Fieberzustand in unserem Sinne, ein katarrhalisches Fieber, wird dagegen durch das Trinken eines Weines bekämpft, in dem Zitronenblätter abgekocht wurden.

Zum Obst dürfen wir mit Recht auch die Weintrauben zählen, weil der Weinstock als Baum gilt. Vom Weinstock weiß Hildegard viel zu berichten, wenig oder gar nichts von den Trauben. Wir können nichts damit anfangen, wenn es bei Hildegard heißt:

> »Das Feuer des Weinstockes ist so stark, daß es seinem Saft eine andere Art von Geschmack verleiht, als ihn andere Bäume oder andere Pflanzen haben. Jenes große Feuer macht sein Holz so trocken, daß er gar nicht mehr wie die anderen Hölzer aussieht.« (PL 1244 B)

Die starke Betonung dieses großen, starken Feuers, das im Rebstock steckt, hat mit der Feurigkeit des (vergorenen) Weines nichts zu tun. Es handelt sich vielmehr um eine elementare Eigenschaft, die auf Hildegards Elementenlehre beruht. Warum steht bei Hildegard nichts von den Weintrauben? Das hängt offenbar mit dem mystischen Geheimnis des Rebstockes zusammen,

> »... weil die Erde, die vor der Sintflut locker oder mulmig war, keinen Weinstock hervorbrachte. Nachdem sie aber vom Sintflutwasser durchtränkt und gehärtet worden war, produzierte sie auch den Weinstock, weil der jetzige Erdboden im Vergleich zum Erdreich vor der Sintflut geradezu steinig wurde ...« (PL 1244 B)

Etwas Ähnliches schaute auch die Seherin Katharina Emmerick. Von Noah heißt es in der Bibel, daß er nach der Flut einen Weinberg pflanzte (1. Moses 9,20). Man nahm an, daß er als Erster aus den Trauben Wein bereitet hatte. Nach Hildegard aber ist das Wachstum des Weinstockes geradezu eine Folge der

Sintflut. Vielleicht darum die Zurückhaltung, die sich fromme Juden auferlegten, wenn sie ein gottgefälliges Gelübde ablegten und auch das Essen von Weintrauben und von Rosinen verschmähten, und nicht nur den Weingenuß. Bei den Weintrauben müssen wir also unseren Verstand gebrauchen. Ähnliches gilt vom Traubensaft, der den Urin »sauer« macht, was bei Blasenentzündungen nützlich sein kann.

Mehr als über die Weintrauben steht bei Hildegard über den Wein selbst. Wir lesen allerdings nichts von dem sehr bekannten Unterschied zwischen dem (beruhigenden) Rotwein und der mehr aufmunternden Wirkung des Weißweines, und nichts davon, daß jener mehr verstopft, dieser mehr säuert. Im Medizinbuch finden sich zwei längere Stellen über den Wein:

> »Wenn man kostbaren und starken Wein trinkt, regt er die Gewebebahnen (venae) und den Kreislauf (Blut) über Gebühr auf und reißt Säfte an sich und alles Feuchte, das sich (frei) im Menschen befindet, genauso wie es auch die Abführgetränke tun, und er bewirkt auf diese Weise manchmal, daß der Harn vor seiner Reifung ausgeschieden wird.« (CC 116,17 ff.)

Was der Text vom Reifen des Harnes meint, verstehen wir heute sehr gut, denn wir wissen jetzt, daß der von der Nierenrinde abgefilterte Harn noch lange »Schleifenbahnen« durchläuft, in denen er weiterpräpariert und auch wieder »eingedickt« wird.

Nach den Darstellungen Hildegards beschleunigt starker Wein also diesen Nierendurchfluß derart, daß für die Vorgänge im sogenannten Nierenmark nicht genug Zeit bleibt und der Harn »unreif« ausgeschieden wird.

> »Der Wein vom Hunsrück macht das nicht, weil er in sich nicht so starke Kräfte hat, um die Säfte dadurch übermäßig zu bewegen. Die Kräfte eines hochwertigen Weines soll man deshalb entweder durch Eintauchen von Brot oder einen (kleinen) Wasserzusatz mildern, weil vom Trinken eines (reinen) untemperierten Weines weder der gesunde noch der kranke Mensch etwas davon hat. Es ist aber nicht nötig, den

Hunsrücker Wein solcher Art abzustimmen, weil er keine starken Kräfte in sich hat. Will ein Mensch dennoch (in den Hunsrücker Wein) Wasser eingießen oder Brot hineinlegen und dann erst trinken, so ist dieser zwar lieblicher zu trinken, deswegen aber nicht gesünder.« (CC 116,22 ff.)

Zum Hunsrück gehört Hildegards Mutterkloster Disibodenberg, so daß man bei diesen Angaben das Menschlich-Persönliche hindurchspürt. Etwas Ähnliches findet sich nur noch bei der Beschreibung der Gewässer und ihrer Fische, bei welchem auch der Heimatbereich bevorzugt wird. Sonst fehlt den Büchern Hildegards fast durchweg jedes Lokalkolorit.

»Der Wein hat jedoch auch schon von Natur aus etwas Wässeriges in sich, weil die Weintrauben vom Tau und vom Regen genährt werden. Daher kommt es, daß ein Mensch, der gegen starken Durst Wein trinkt und nicht Wasser, in seinem Blut doch etwas wasserhaltige Säfte führt.« (CC 116,31 ff.)

Die zweite größere Stelle über den Wein steht in Zusammenhang mit einer Pathologie der Unenthaltsamkeit und der Unmäßigkeit im Essen und Trinken:

»Wie ein heftiger und austrocknender Wind die Wirkung des Taues vermindert, so daß er (den Pflanzen) nicht mehr mit der nötigen Befeuchtung gegen die Sonnenhitze dienen kann, so überfällt auch ein starker und kostbarer Wein die Funktion der Harnblase, so daß diese nicht mehr dem Knochenmark die richtige Frische liefern kann.« (CC 141,20 ff.)

Die Physiologie kennt den rückresorbierenden Teil der Niere, ohne aber bisher zu wissen, daß die wiederaufgesaugten Stoffe den (Knochen-)Mark zugute kommen:

»Denn der Wein ist das Blut der Erde und stellt in der Erde dar, was das Blut im Menschen ist und hat eine Art Gemeinschaft mit dem Menschenblut. Deshalb führt er wie ein hurtiges (Schöpf)rad seine Hitze aus der Blase dem Mark zu und bringt dieses zu außerordentlicher Erwärmung, so daß das Mark aufwallend die Lüsternheit ans Blut weitergibt.« (CC 141,26 ff.)

Die sinnliche Stimulierung durch starken Wein verläuft nach Hildegard über das »Mark«, worunter zumeist das Knochenmark, aber auch »markige« Hormondrüsen zu verstehen sind. Sexuelle Stimulierung durch reichliches Essen und Trinken lehnt Hildegard ab als Störung christlicher Lebenshaltung:

»Will also ein Mensch köstlichen und starken Wein trinken, soll er ihn deshalb mit Wasser mischen, damit dessen Stärke und Wärme etwas geschwächt und ausgeglichen wird. Auch den ›Hunsrücker‹ genannten Wein soll man mit Wasser temperieren, damit das Wasser seine Säure und Schärfe milder macht und verdünnt. Wie Blut ohne Wasserfeuchtigkeit trocken ist und nicht fließt, so durchtobt und verletzt ein ohne Beimischung von Wasser getrunkener Wein den Menschen, mindert die Gesundheit des Körpers und bringt sinnliche Gelüste. Jede Speise und jeder Trank soll in Ehren und wohlabgestimmt und maßvoll genossen werden, damit der Mensch nicht geschwächt werde durch die verquerten Säfte, die darin enthalten sind und damit seine Natur nicht über das Ziel hinausschießt durch den Mißbrauch sinnlichen Ergötzens. Wie es auch der Fruchtbarkeit der Erde schadet, wenn die Sonne zu heiß brennt, ohne von der Luft und vom Tau wohltemperiert zu sein, so wird auch der Mensch verletzt, was seine körperliche Gesundheit betrifft und zur Fleischeslust erregt, wenn er das Warme aus Speisen und Getränken unmäßig an sich reißt. Wenn sein Körper gesund ist, hüte er sich bei Speise und Trank, wie beschrieben, damit er gesund bleibt. Wenn er schwächlich ist, mag er sich durch das Essen von Fleisch maßvoll und überlegt erholen, doch trinke er keinen Wein, dem nicht Wasser beigemischt wurde.« (CC 141,31 ff.)

Wir sollen diese Hildegard-Mahnung nicht in den Wind schlagen, zumal es sich dabei um alte Gewohnheiten handelt. Goethe hat es in ein Gedicht gefaßt:

Wasser ohne Wein macht stumm,
das lehren im Teiche die Fische.
Wein ohne Wasser macht dumm,
das zeigen die Herren am Tische.
Weil ich keines von beidem will sein,
mische ich Wasser unter den Wein.

Die Argumente Hildegards lauten freilich anders. Bei ihr geht es um die Gesundheit. Allerdings sieht man nur selten, daß jemand im Restaurant wagt, sich Wasser zum Wein zu erbitten. Außerdem pflegen in solchen Fällen die Wirte unverhältnismäßig große Wasserkaraffen demonstrativ auf den Tisch zu stellen. Ein kleines diskretes Wasserkrüglein täte es auch. Vielleicht setzt sich Hildegards Sitte eines Tages wieder durch – wenigstens zu Hause. Den Wirten sollte man das »Wässern« nicht überlassen, sondern lieber selbst »mischen«.

Mehr erfahren wir über den Wein im Zusammenhang mit dem Bericht über den Rebstock nicht. Bei den allgemeinen Diätratschlägen unter Buchstabe »A« haben wir schon einiges über den Weingenuß gelesen. Zum Beispiel, daß es nach dem Schlaf gut ist, Wein oder Bier und nicht Wasser zu trinken und anderes mehr. Die spärlichen medizinischen Angaben über den Wein wundern uns um so mehr, als sich in der Hildegard-Medizin eine große Zahl von Arzneimitteln finden, die mit Hilfe des Weines (meist durch Abkochen) hergestellt werden. Einer maßvollen Verwendung des Weines steht jedenfalls nichts im Wege, da schon in der Bibel etwas steht vom »Wein, der des Menschen Herz erfreut« (Ps.104,15) – auch wenn es nicht der berühmtgewordene hildegardische Herzwein wär...

# Psyllium und die Psyche

Zur Hildegard-Küche gehört, daß auch die Freude, die Fröhlichkeit mit einbezogen wird. Hildegard nennt die Freude gewöhnlich »Gaudium«, und diese bildet sogar die höchste Tugendklasse. Hier aber denke ich an den Begriff »Lustigkeit«, Lust im Sinne des bei Hildegard benutzten lateinischen Wortes Laetitia. Laetificare, lustigmachen gehört zu einem Grundbegriff der Hildegard-Küche. Das kann und soll man durch die Auswahl der Speisen steuern. Gewiß gibt es auch eine falsche Lust, zum Beispiel die Schadenfreude, wie es auch eine falsche Lüsternheit gibt. Doch im Grunde genommen, schadet es nicht, wenn man eher nach frohmachenden, lustmachenden Nahrungsmitteln greift, weil das Gegenteil die Traurigkeit und das Traurigmachende durch seine Allgegenwart in jedem Menschen nicht eigens noch angestachelt zu werden braucht. (Auf die Dinge, die diese melancholische Grundstimmung des Menschen als Nebenwirkung noch verstärken können, werde ich auch zu sprechen kommen.)

Wodurch ein lustigmachender Effekt im einzelnen entsteht, weiß ich nicht. Bei der Traurigkeit ist das anders. Da wissen wir von Hildegard, daß diese durch einen bestimmten, im Menschenblut kreisenden chemischen Stoff hervorgerufen wird, der dem Chemismus des Gallenfarbstoffes sehr nahe verwandt sein muß. Wie Hildegards Lehrbuch der Medizin wiederholt beschreibt, entstand dieses Gift in unseren Ureltern (Adam und Eva) beim Essen der verbotenen Frucht im Paradies. Das Wesen des Menschen änderte sich dadurch und wurde erdhafter, was vorher nicht der Fall gewesen war. So bildete sich die erste Traurigkeit im Menschen, die sich von Geschlecht zu Geschlecht fortpflanzt und ihn wahrscheinlich an das verlorene Paradies erinnern soll.

Das Frohmachende, das die (angeborene) Traurigkeit be-

166

kämpft, scheint als heilendes Prinzip dagegen kein einheitlicher chemischer Stoff zu sein. Alles, was die Macht und Wirksamkeit des Trauerstoffes (Schwarzgalle, Melanche) einschränkt und einzuschränken geeignet ist, macht fröhlich, lustvoll in gutem Sinne.

Sich freuen kommt vor allem dem Herzen zugute, »es öffnet sich« dadurch, steht einmal bei Hildegard. Das kann nur heißen, die Verkrampfungen (der Herzgefäße) lösen sich und die Durchblutung wird besser, wie wir dies auch vom maßvollen Sport wissen, wenn man ihn nur zur eigenen Freude betreibt. Die Kunst, sich zu freuen, wäre demnach die beste Herzmedizin. Doch hängt die Fähigkeit dazu von den Eltern – wahrscheinlich von der Mutter – und davon ab, ob ein Mensch ein weiches Herz angeboren hat. »Dieser weint leicht und freut sich auch leicht«, schreibt Hildegard, während die Kinder von »dürren« Eltern (Mutter?) »ein Herz hart wie Schwielen« haben und selten weinen und überhaupt kritischer denken. Gerade in solchen Fällen kann es nur gut sein, wenn die Küche mehr »Herzerfreuendes« einsetzt. Zum Beispiel: Psylli, die *Flohsamenkörner*.

Sie sind klein und glitzern wie Flöhe, die Psyllisamen. Aus psychologischen Gründen pflege ich sie gern dann einzusetzen, wenn ich getreu Hildegard die (als Abführmittel) so beliebten Leinsamenkörner absetzen muß. Schroten brauchen wir die Psyllikörner wegen ihrer Kleinheit nicht mehr. Ein Eßlöffel oder zwei unter das Essen gemischt, fördert ein wenig die Verdauung, wenn auch nicht so stark wie der Leinsamen, aber dafür unschädlicher, denn

»Psyllium erfreut das bedrückte Gemüt des Menschen durch sein süßes (dulcis, dolce) Temperament und verhilft sowohl durch seine kühle Art als auch durch diese Temperiertheit zur Gesundheit und stärkt (es).« (PL 1140 B)

Es steht nicht ausdrücklich, daß es die Samenkörner von diesem Kräutlein sein müssen, sondern die ganze Pflanze wirkt so. Praktisch aber gibt es bei uns nur die Flohsamenkörner im Handel. Ähnlich wie die Leinsamen, die aber von einer völlig anderen Pflanzenart abstammen, geben auch die Flohsamenkörner beim Kochen einen schleimigen Absud, und sie zählen in der

Apotheke zu den sogenannten Mucilaginosa, den Schleimlieferanten. Früher liebte man solche Drogen wegen ihrer Reizlosigkeit. Jedenfalls können wir uns bei den Psyllikörnern darauf verlassen, daß sie dem Menschen nur gut tun und den Menschen erfreuen, der bedrückten Gemütes ist.

Übrigens erfahren wir auch beim berühmten Dinkel, daß er »ein fröhliches Gemüt, ja sogar (himmlische) Freude« zu bereiten imstande ist. Ein Flohsamenzusatz beim Dinkelessen verstärkt diese Wirkung noch, so daß wir für Menschen mit bedrücktem Gemüt hier ein natürliches Hilfs- und Heilmittel haben. Bei Hildegard steht nichts, daß die Flohsamen gekocht werden müssen, um ihre erfreuliche Wirkung zu entfalten. Wer das Schleimige (beim Kochen) nicht so liebt, setze die Flohsamen erst nach dem Kochen zu. Grundsätzlich sollte auf jedem Hildegard-Tisch und erst recht in jedem Hildegard-Sanatorium eine Schale mit den Flohsamenkörnern zur Selbstbedienung stehen. Jeder weiß dann aus eigener Erfahrung, wieviel er braucht, wieviel ihm guttut.

In diesem Punkte kann auch der Hafer das gleiche wie der Dinkel: auch er macht frohen Mutes. Doch beachte man, daß bei Hildegard zum Unterschied vom Dinkel bei Schwerkranken vor dem Hafer als Diät ausdrücklich gewarnt wird.

*Kubebenpfeffer* kann ebenfalls das Gemüt aufheitern. Bei ihm ist eine Mischung mit Dinkel oder Hafer nicht anzuraten wegen seines eigentümlichen Geschmackes. Kubeben-(Pfeffer)Körner könnten uns sonst leicht den beliebten Geschmack beider Getreidearten verleiden. Man wird aber Kubeben bei Fleischsoßen und Wildbeizen verwenden. Vielleicht kann auch ein Koch irgendeine rezente, pikante Tunke aus Kubebenpulver kreieren, denn diese Körnchen leisten noch mehr:

> »Wer Kubeben ißt, der mildert dadurch seine unangebrachte Hitzigkeit; dafür machen sie das Gemüt froh und schaffen ein reines Ingenium und reine Erkenntniskraft ... die sie zur Begeisterungsfähigkeit klären ...« (PL 1141 A)

Die Kubeben-Körner hinterlassen beim Zerkauen einen kühlen Pfefferminzgeschmack im Rachen. Dem Kubebenpulver fehlt nach meiner Erfahrung diese Wirkung. Man wird vor allem in Zeiten einer Schwangerschaft ausgiebig von Kubeben Gebrauch machen, wo im Interesse des werdenden Kindes Mann und Frau mit frohem Gemüt große Zurückhaltung üben sollten. Kubeben machen es möglich. Vielleicht denkt auch im Kloster der »Bruder Koch« einmal daran?

Als Gewürz noch nützlicher wäre das ebenfalls erfreuliche und erfreuende *Pfefferkraut*, das wir nur nicht mit dem Bohnenkraut (Satureja) verwechseln dürfen:

»Wenn ein Mensch ein schwach gewordenes Herz hat und einen kranken Magen, der esse dieses Kraut roh, und es macht ihn wieder kräftig. Auch wer ein trauriges Gemüt hat, den macht es froh, wenn er es ißt. Gegessen heilt und klärt es außerdem die Augen des Menschen.« (PL 1141 B)

Das betrifft sicher die altersschwachen Herzen und Mägen und auch die durch Starbildung im Alter getrübten Augen. Hier wird die (unternehmungs-)lustigmachende Wirkung durch Einfluß auf das Altersherz begründet. So hat jede Pflanze ein eigenes Gesicht.

Das gilt auch vom *Fenchel*. Dieses erfreulichste Gemüse und Gewürz kann – wie bei Hildegard ausdrücklich vermerkt wird – auch roh gegessen werden, »ohne zu schaden«:

»Wie immer gegessen, macht der Fenchel den Menschen lustig (froh, laetus), gibt eine schöne (Gesichts-)Farbe und guten Körpergeruch und eine gute Verdauung.« (PL 1156 D)

Dies gilt von der ganzen Pflanze. Die Samenkörner, der »Fencheltee«, leisten das gleiche und noch mehr:

»Täglich auf leeren Magen gegessen, mindern sie die Verschleimung und alle Eiterungen, nehmen den Mundgeruch und machen, daß die Augen klar sehen.« (PL 1156 D)

Man kann ihn mit großem Nutzen allen pflanzlichen Medikamenten zusetzen zur Mehrung ihrer Heilwirkung. (PL 1156 D)

Soviel von den frohmachenden Wirkungen der Diät auf das Gemüt. Die im gleichen Sinne wirkenden Medikamente habe ich nicht in mein Küchenbuch aufgenommen. Nur zwei Arzneimittel will ich wegen ihrer einfachen Anwendung und ähnlich erfreuenden Wirkung erwähnen:

Das *Süßholz* vermag nicht nur eine helle Stimme zu machen, »wie immer es gegessen wird« (PL 1139 A), sondern ein friedlich-fröhliches Gemüt, außerdem hellt es die Augen auf und macht den Magen geneigter zum Verdauungsgeschäft. Übrigens kann es, oft gegessen, auch die »Hirnwut« eines Verrückten (freneticus) zum Erlöschen bringen. Man kann das Süßholzwurzel-Pulver von der Apotheke beziehen und unter das Essen mischen. Blätter vom Süßholz gibt es nicht im Handel. Ob der eingedickte Saft aus der Süßholzwurzel (Bärendreck, Lakritzen) ein gleiches leistet wie das Süßholzpulver? Und wieviel von der Wirkung des gegessenen Süßholzes hat der Süßholztee? Bei Hildegard steht nur vom Essen, das heißt verzehren.

Schließlich verweise ich auf die schon von vielen geliebten *Nervenkekse*, wie ich sie in meinem Buch *So heilt Gott* empfohlen habe, die, oft gegessen, ebenfalls »alle Verbitterung deines Herzens und Gemütes beheben.« (PL 1139 B) Wir werden diese angeführten Möglichkeiten vor allem bei der Diät für Herzkranke einsetzen. Aber wer von uns sollte sie nicht brauchen können?

Wußten Sie übrigens, daß die menschliche Leber durch Traurigkeit krank werden kann? Ehe diese Krankheit in jemandem zu weit fortgeschritten ist, soll er sich unter anderem Junghühner (-Hähnchen) mit Ysop kochen und sowohl die Hähnchen als auch den Ysop fleißig essen. Das erwähne ich nur nebenbei, weil es eigentlich nicht mehr zur Normalküche gehört, sondern bereits zur »Intensivstation Kochtopf«, zu den Heilmitteln aus der Küche.

Ein anderes Heilmittel aus der Küche, um einen Melancholiker (melancholicus) vom gehemmten und trägen Typus wieder in gehobenere Stimmung zu versetzen, wäre, die Leber vom Vogel Strauß zu essen – so man hat.

170

Dieses Kapitel wäre nicht vollständig, würde ich nicht auch von den »Traurigmachern« in der Küche berichten. Traurigkeit und Lustigkeit (Fröhlichkeit) bedeuten ja nach Hildegard, wie wir oben schon hörten, gar keine echten Gegensätze. Traurigkeit mit Maßen läßt sich letzten Endes aus dem Menschen überhaupt nicht ganz verbannen. Doch sollte man wissen, wo in der Küche in dieser Richtung Verstärkungsmechanismen (Traurigmacher) wirksam werden können. Es gibt nämlich auch Pflanzen (meist Pflanzen), die das Gemüt belasten. Wir werden sie vor allem bei den Herzkranken und natürlich auch den Leberkranken zu meiden suchen.

Eine der interessantesten Pflanzen mit unlustigmachendem Stoff ist in dieser Hinsicht der *Sauerampfer*. Da dieses Kräutlein immer wieder als Rohkost oder in Frühlingssuppen von verschiedenen Seiten empfohlen wird, ich aber ein sehr tragisches Schicksal kenne, das (vielleicht) durch einmaligen (!) Genuß von Sauerampfer ausgelöst wurde, möchte ich hier den ganzen Hildegard-Text wiedergeben:

»(Sauer-)Ampfer hält weder im Warmen noch im Kalten das rechte Maß ein, weshalb er sich nicht eignet, vom Menschen gegessen zu werden; er ist geradezu der menschlichen Natur entgegengesetzt eingestellt. Würde ein Mensch ihn essen, macht er diesen traurig und würde die Menschennatur im Bereiche seiner Eingeweide (Hormone!) ins Maßlose sich ausdehnen lassen. Für Vieh und Rinder hingegen ist er nützlich, weil genau das, was an ihm die Kräfte des Menschen schwächt, den Kräften des Viehes nützt.« (PL 1145 B)

Die Bauern sollten also ihre sauren Wiesen des Viehes wegen mehr lieben, wenigstens dessen Sauerampferbestand, die Menschen sollten aber dringend davor gewarnt sein.

Einen in psychischer Hinsicht recht sonderbaren Kauz muß ich Ihnen noch vorstellen: *Sellerie*.

»Roh taugt dieses Kraut nicht für den Menschen, aber wenn er gekocht auch nicht schadet, so macht er auf alle Fälle den Menschen unsteten Sinnes, weil sein Grünes (viriditas) einmal den Menschen verletzt und ein andermal traurig aus Unbeständigkeit macht.« (PL 1159 C)

Mit Selleriekraut sind jedenfalls alle seine Bestandteile gemeint, auch die Wurzeln und die Samen. Wenn letztere in einem Rheumamittel reichlich Verwendung finden, so wird die negative Selleriewirkung durch die Beimischung anderer Drogen vermutlich neutralisiert.

Übrigens rufen zwei botanisch nahe verwandte Pflanzen ähnliche Wirkungen hervor: *Dill*(-Kraut) macht den Menschen traurig, wie immer es gegessen wird, das heißt ob roh oder gekocht oder als Gewürz. Auch *Petersilie* hat es in sich: In der Mentalität des Menschen erzeugt sie Schwerfälligkeit (gravitas)! Trotzdem brauen wir uns daraus den berühmten Hildegard-Herzwein. Darüber und über den verwandten Kerbel lesen wir mehr bei den heimischen Gewürzen (s. Buchstabe »Y«) und wie wir uns praktisch in solchen Fällen verhalten sollen. Daß die Negativwirkung dieser drei Pflanzen auf die Psyche aber nicht von der botanischen Verwandtschaft abhängt, beweist der Fenchel, der im Gegenteil bei Hildegard als »Frohmacher von Format« gilt.

Eine Schwerblütigkeit, Schwerfälligkeit, kann auch *Wabenhonig* hervorrufen:

»Wenn jemand die Honigwabe samt dem Wachs kaut, so wühlt das in ihm den Melanchestoff auf und verletzt ihn dadurch und ruft Schwerfälligkeit (gravedo) hervor und läßt die Melancholie anwachsen.« (PL 1197 D)

Ich kenne eine Dame, die gern diesen Wabenhonig aß und mich immer auslachte, wenn ich sie davor warnte. Sie starb an Krebs. Wir wissen, daß der Melanchestoff zu jenen chemischen Molekülen (»Chem«) gehört, die bei Krebs und anderen schweren Krankheiten die allergrößte Rolle spielen.

Traurig machen als Nebenwirkung kann auch die *Myrrhe*. Es wäre ja denkbar, das Menschen Myrrhe essen; für medizinische Zwecke kann es sogar notwendig oder nützlich sein. Nur soll man dann einen Goldring tragen, damit das Traurigmachende der Myrrhe nicht schadet. Der traurigmachende Effekt der Myrrhe kann übrigens sogar schon allein durch bloße Hautberührung, ja sogar den Geruch der Myrrhe eintreten. (Man verwechsle das Myrrheharz nicht mit der Pflanze Myrte!)

Noch ein anderes Bittermittel gehört auf die schwarze Liste der Traurigmacher, ein Mittel, von dem man es nicht ohne weiteres vermuten möchte: *Hopfen.*

»Er läßt den Melancholiestoff im Menschen anwachsen und führt zu einer traurigen Stimmungslage und belastet die Eingeweide. Allerdings hindert sein Bitterstoff das Verderben (Faulen) von Getränken, denen er zugesetzt wird, so daß sie dauerhafter werden.« (PL 1153 C)

Es ist schon lange kein Geheimnis mehr, daß Biergenuß (jedenfalls im Übermaß) die Trinker eher grantig macht im Vergleich zu den Weintrinkern, die meist in fröhlichere Stimmung geraten. Was aber nicht hindert, daß Hildegard Bier wiederholt als Diätgetränk empfiehlt, während sie den Wein eher zur Herstellung von Arzneimitteln verwendet. Ich erinnere an den gelöschten Wein, das berühmte Mittel gegen Traurigkeit und Gemütsverstimmung.

# Quantität und Qualität

Das vorliegende Buch enthüllt uns den bisher unbekannten Qualitätsbegriff »Subtilität«, nämlich welche Qualitäten von Anfang an in den einzelnen Geschöpfen verborgen lagen und wie diese nach den Angaben Hildegards für die gesunde Ernährung nutzbar gemacht werden können. Es ist sehr reizvoll, im Lichte der Subtilitätenlehre moderne Ernährungslehren aufleuchten zu lassen. Vielleicht kann es uns vor Trugschlüssen bewahren.

Alle Diätempfehlungen laufen auf zwei Fragen hinaus: Was? und Wieviel? Bei Hildegard finden wir einen ähnlichen und sehr bemerkenswerten Satz:

> »Alles, was in der Natur ist, beruht auf Namen und Zahlen ...« (PL 889 B)

Der Name gibt an, was wir essen beziehungsweise nicht essen sollten. Über die Namen und ihren geheimen Sinn handelt das ganze ABC dieses Küchenbuches. Hildegards Angaben sind nicht von Zahlen und Formeln abhängig. An den Namen allein knüpft sich unsere Meinung über die Qualität, über gut oder schlecht, nützlich oder schädlich. Hierzu ein vollmächtiges Wort zu hören macht den großen Reiz der Küchengeheimnisse aus.

Während dem Forscher heute der Name an sich so gut wie nichts besagt, liebt er die Zahlen. Zahlen bedeuten Messen und Wägen. Das stand schon am Anfang aller modernen Wissenschaft und begründet die Erfolge aller Technik, auch der Medizintechnik, auch der Küchentechnik. Fast alle modernen Diätbücher beruhen auf einer Menge Zahlen und Tabellen, mögen sie statistisch oder durch Experimente gewonnen sein. Die Zerlegung der Nahrung in ihre Bestandteile Eiweiß, Kohlehydrate und Fette, Vitamine, Minerale und Spurenelemente und neuerdings auch noch Faserstoffe entstammt den Laboratorien, den größten Tummelplätzen für Zahlen. Was aus den Chemieküchen kommt, ist alles gespickt mit Formeln, was man Exaktheit nennt. Kliniken und Krankenhäuser arbeiten weitgehend nach diesen Grundsätzen und erzielen die erwarteten Erfolge. Das wichtige Verständnis der Gesamtnatur vieler Rohstoffe, das wir besonders bei der Ernährung, aber oft auch in der Medizin bräuchten, bleibt dabei nach wie vor unbekannt, weil es sich nicht in Zahlen ausdrücken läßt wie bei den Wirkstoffen und Reinsubstanzen.

In der Natur gibt es kaum Reinsubstanzen. Man findet überall komplexe Gemische, wobei die Gesamtheit aller Inhaltsstoffe für die gute Verträglichkeit und ausgeprägte Wirksamkeit mitverantwortlich ist. In vielen Fällen ist der Versuch, aus (Heil)Pflanzen einen reinen Wirkstoff zu isolieren, gescheitert, weil entweder die Wirkung oder die Verträglichkeit verlorenging (Süßholz, Knoblauch).

Das gilt für Nahrungsmittel noch viel mehr, wo man beim Reinigen, das heißt »Befreien« von angeblich Überflüssigem, wichtige Bestandteile entfernt hat, wie man heute erkennt. Deshalb kehren viele zur natürlichen Vollnahrung zurück. Auch die Wissenschaft hat schließlich die Wichtigkeit der bisher vernachlässigten Faserstoffe für Verdauung (und Krebsverhütung) festgestellt. Aber ohne Unterscheidung der Subtilität nützen auch die sogenannten Makrosubstanzen nichts. Es kommt darauf an, woher die Faserstoffe stammen. So hat ein Forscher gefunden, daß »... ein hoher Anteil von Weizenkleie in der Nahrung vor allem bei älteren Menschen eine Verarmung an Spurenelementen, aber auch an Kalzium zur Folge haben kann ...« Das muß aber nicht an den Faserstoffen allein liegen. Wahrscheinlich können die Faserstoffe an sich nichts dafür; die Wissenschaft müßte auch noch das Weizenprinzip berücksichtigen. Ich vermute nämlich, daß Dinkelkleie so etwas nicht macht. Je nach ihrem subtilen Ursprung gibt es wahrscheinlich gute und schlechte Faserstoffe.

Im übrigen kommen diese ja nicht isoliert vor. Es kommt auf den Zusammenhang mit dem Ganzen an. Wer möchte schon behaupten, daß ihm Faser- oder Ballaststoffe schmecken, Weizenkleie, Guarmehl, mexikanische Blaualgen (Spirulina)? Man soll auch die Ballaststoffe im Lichte der übergeordneten Subtilität sehen lernen. Darnach beurteilen wir die Naturdinge. Es stört uns darum auch nicht, wenn man aus den Preiselbeeren Benzoesäure, aus den roten Rüben Mononatrium-Glutamat, aus Sellerie, Kopfsalat und Rettich Natriumnitrat isoliert hat. Das alles sind auf Zahlen und Formeln gegründete Vorstellungen. Wenn die Laboratorien solche giftigen Substanzen festgestellt haben, so beweist das noch nicht die Giftigkeit des Gesamtverbandes, der Makrosubstanz. Eine Selleriepflanze ist nicht deswegen giftig, weil sie vielleicht auch ein Gift enthält, das sich synthetisch herstellen läßt. In der Naturpflanze ist ein Ausgleich getroffen. Was dabei als Gesamtwirkung herauskommt, lesen wir bei Hildegard.

Auch ich achte die wissenschaftliche Erkenntnis und freue mich, wenn sie Hildegard bestätigt: »Je nach Wachstumsbedingungen variieren die Konzentrationen des Gelbrübengiftes (Karototoxin, Myristinsäure und Östrogen) in den Gelben Rüben (Karotten); von Serotonin, Dopamin und Tyramin in Avocado und Bananen ...«Darum also bekommen die Möhren nicht jedem gut und finden bei Hildegard so wenig Lob; darum haben manche ein gesundes Mißtrauen gegen den Verzehr von Avocado und Bananen!

In ähnlicher Weise lassen sich auch andere Hildegard-Warnungen rechtfertigen: »... Mit Honig süßen ist übrigens auch nicht immer gesünder als mit Zucker. Der Honig wird unter anderem für den Krippentod (von Säuglingen) verantwortlich gemacht wegen seines Gehaltes an Clostridium-Botulinum-Sporen ...« Dieses schreckliche Lateinwort bedeutet einen gefährlichen Bazillus, der offenbar im Honig gefunden wurde. Wahrscheinlich ist das aber nicht der einzige Grund, warum Hildegard rät, den Honig zu kochen (abzuschäumen). Die Warnungen Hildegards kommen aus anderen Dimensionen, wo der Mensch als Maßstab genommen wird.

Ich glaube nicht, daß die Hygiene die letzte Entscheidung über unseren Speisezettel fällen sollte. Es mag stimmen, daß es keine chemisch oder bakteriologisch »reine« Naturkost gibt. Für die Rohkost gilt das zweimal. Vielleicht haben die seltenen Rohkostempfehlungen bei Hildegard auch diesen Sinn. Aber das Kochen Hildegards bedeutet mehr als Sterilisieren.

Auch von der Krebsforschung lassen wir uns nicht bange machen. Was bei Hildegard für gesund erklärt wird, ist menschenfreundlich und damit krebsfeindlich. Es ist möglich, daß verschimmelte Naturkost Krebs begünstigen kann; aber auch raffinierte und konservierte Nahrung enthält unter Umständen karzinogene Faktoren – wenn die Subtilität nicht stimmt. Zuwenig Hygiene ist ebenso schädlich wie zuviel. Wie befreiend für unser verfahrenes Zeitalter wirkt die Wahrheit bei Hildegard.

Was sollen wir zu den anrüchig gewordenen Cholesterinwerten sagen? Cholesterin hat eine lebensnotwendige Bedeutung. Es wird zum Aufbau der Zellmembranen, Gallensäuren, Hormonen und der Nervensubstanz benötigt. Nur ein Übermaß schadet. Ein vernünftiger Ernährungsforscher schreibt: »Drei oder vier fleischlose Tage in der Woche genügen meist zur Cholesterin-Normalisierung ...« (E. Mende, Universität Gießen, 1982). Kein Mensch soll täglich Fleisch essen, sondern einige fleischfreie Tage in der Woche einschalten. Das allein würde schon genügen, den übermäßigen Cholesteringehalt im Blut abzubauen.

Aber auch eine Cholesterinzufuhr unter 260 mg je Tag halten Diätprofessoren für zu niedrig, wenn also zuwenig Fett gegessen wird. Wir aber wissen, daß es auf die Subtilität eines Nahrungsmittels und auch seines Fettes ankommt. Fett und Cholesterin einer Wildgans macht uns weniger Sorgen als das einer (gemästeten) Hausgans (siehe Buchstabe »W«). Im übrigen werden wir hellhörig, wenn die hildegardische Zubereitungsvorschrift bei den Hausgänsen verlangt, daß diese vor dem Schlachten einige Tage auf Hunger und Getreidenahrung gesetzt werden sollen. Der subtil genährte Mensch bildet sich dann soviel und sowenig Cholesterin aus seiner guten Nahrung, wie er braucht.

Das gleiche gilt vom Eiweiß. Vor zweihundert Jahren kannte man das Eiweiß nur als das Weiße vom Ei. Seitdem man damit die Proteine bezeichnet, hat die Ernährungswissenschaft Jahrzehnt für Jahrzehnt alle Irrtümer der Eiweißforschung mitgemacht. Die letzte »Entdeckung« auf diesem Gebiet heißt »biologische Wertigkeit«. Man will damit ausdrücken, mit wieviel Prozent ein artfremdes Eiweiß dem menschlichen Eiweiß nahekommt, gemessen in Zahlen. Als nächstverwandt gilt das Weiß vom Hühnerei. Nach Hildegard bestehen dagegen Bedenken.

Das Fleisch vom Reh oder Hirsch und damit deren Eiweiß bekommt dem Menschen besser. Wieder liegt der Wurm in der Zahl.

Viele Konsumfrüchte werden zum Zweck eines höheren Ertrages künstlich mit Chemikalien (Gibberellinsäure) zu vermehrtem Wachstum angetrieben. Aber ein mehr an Quantität macht noch kein Mehr an Qualität. Eine schlechte Subtilität wird auch durch massenhafte Erzeugung nicht besser (siehe Buchstabe »X«.)

Wir begreifen, wenn ein Forscher bei diesem Stand der Dinge zu folgendem Trugschluß kommt: »Der Begriff gesund hat in der Ernährung nichts zu suchen. Kein einzelnes Lebensmittel kann Gesundheit und Wohlergehen garantieren« (Department of Food Sciences and Human Nutrition, 1982). Hier irrt die Wissenschaft! Sonst hätte ich dieses Buch nicht zu schreiben brauchen. Wir dürfen also nicht resignieren, wenn wir hören, daß 1970 in einer Berliner Klinik sechzig verschiedene Diätformen zubereitet wurden. Man sprach von einer Diätschwemme. Statistik sollte dem abhelfen. Man stellte nach der Erfahrung eine Verträglichkeitsskala für zweiundfünfzig Hauptnahrungsmittel auf. An der Spitze der Unverträglichkeit standen Gurkensalat und sämtliche Kohlsorten. Am besten vertragen wurden Bier, Trockenfrüchte und – Butter. Gegen diese Reihung hätte auch Hildegard nicht viel einzuwenden. Übrigens fehlten in der Liste Äpfel und Apfelkompott. Dagegen wurden Birnen und Lauch als gleich schlecht empfunden. Man könnte solch eine Liste rein an Hand der Angaben dieses Buches aufstellen. Aber brauchen wir dieses Verträglichkeitskriterium noch?

# Rezepte für die Dinkel-Küche

Auch die einfache Küche kann und soll schmackhaft sein. Worin besteht die Einfachheit? Daß man nur das auf den Tisch bringt, was im eigenen Land wächst; daß man den Jahreszeiten nicht vorgreift durch Importe aus südlichen Ländern oder Treibhauskulturen, sondern wartet, bis uns im Laufe des Jahres die Natur selbst den Tisch deckt; daß man nicht nach unnötiger Abwechslung strebt, wenn nur die Subtilität stimmt; daß man die Alltagsküche nicht mit dem Festtagsmenü verwechselt oder ohne Grund sich jeden Tag einen besonderen Gaumenkitzel wünscht; daß man am Abend kein komplettes Menü braucht; daß man schließlich von der Küche nicht mehr verlangt als eine unschädliche und ausreichende Sättigung.

Dinkel-Rohkost ist überflüssig, da jede Dinkel-Zubereitung den gleichen Gesundheitswert hat. An Dinkel-Produkten stehen uns zur Zeit Dinkel-Feinmehl, Schrotmehl, Schrot, Feingrieß, Schrotgrieß und Dinkel-Ganzkörner zur Verfügung. Wer zu Hause Kochbücher besitzt, kann diese Dinkel-Produkte überall dort einsetzen, wo sonst Weizenprodukte, Gerstenprodukte, Haferprodukte oder Roggenprodukte verwendet werden. Gut schmecken darf es, und schmackhaft zubereitet sein soll es auch, obwohl der gesunde Hunger der beste Koch ist. Bei den Dinkel-Kuren legen wir Wert auf die Dinkel-Suppe. Es muß nicht mittags oder abends immer Suppe geben, aber noch weniger brauchen wir davor Angst zu haben. Es fällt auf, daß in der Heimat des Dinkels, im Schwabenland, die Suppen eine bedeutende Rolle gespielt haben, solange es noch reichlich Dinkel gab. Das berühmte Habermus war letzten Endes nichts anderes als eine dicke Suppe. Dr. Heinrich Hoffmanns berühmte Karikatur des Suppenkaspers hat leider auch die Auswirkung gehabt, daß man den abgemagerten Kaspar sogar als Leitfigur für die

schlanke Linie benützte, um die Suppen zu meiden. Das ist
Selbstbetrug. Die Suppe, und noch dazu die Dinkel-Suppe allein,
macht weder dick noch mager. Eher noch das letztere, weil man
den ersten Hunger bereits gestillt hat, wenn man am Anfang des
Mahles eine Suppe ißt. Dadurch hat schon eine gewisse Grund-
sättigung stattgefunden, die dem Überessen eher wehrt als es
fördert. Wenn die Suppe einen großen Teil des Flüssigkeitsbe-
darfes deckt, nicht übersalzen ist und zusätzliches Trinken überflüssig macht, kann sie sogar Fett abbauen. So spielt sie bei den
Hildegard-Kuren als Diätregulativ eine wichtige Rolle.

Welche Brühe man als Grundlage nimmt, bleibt sich ziemlich
gleich. Das Abkochen von Dinkel-Körnern allein gibt noch keine
Suppe. Man kann auf die gewöhnliche Weise eine Gemüsebrühe
machen und muß nur darauf achten, daß der sonst übliche Lauch
(Porree) gemieden wird. Auch Hühnerbrühe, Knochenbrühe
oder Fleischbrühe ergeben, mit dem entsprechenden Suppen-
grün gekocht, eine einwandfreie Flüssigkeitsgrundlage. Darüber
schreibt Hildegard wenig, doch darf man annehmen, daß eine
Suppe von gesundem Fleisch auch gesund ist, vielleicht gesünder
als das Fleisch selbst. Es kommt vor allem auf die Suppeneinlagen aus Dinkel an, für die ich im folgenden einige Rezepte
bringe. Die angegebenen Mengen reichen meist für zwei bis drei
Personen.

*Rezept 1*
200 g Kalbsfußknochen in kaltem Wasser ansetzen; wenn es eine
Viertelstunde lang gekocht hat, fügt man 150 g gutes Fleisch zu,
je nach Jahreszeit Ziege, Schaf, Reh, Hirsch oder Hühnerfleisch
mit Rindfleischstücken gemischt. Das kocht man stark an und
läßt bei kleiner Hitze langsam weiterkochen, etwa zwei Stunden,
wobei der Schaum nicht abgehoben wird, sondern einkochen
soll. Am Schluß salzen und ein Büschel gute Küchenkräuter
hineingeben (gelbe Rüben, Sellerie, Ysop, Zwiebel und alter
Knoblauch) und kurz mitkochen lassen. Vor dem Abgießen der
Suppe noch einen Schuß kaltes Wasser zusetzen und dann abseihen. Mit gerösteten Dinkelbrot-Stücken oder anderen Dinkel-
Einlagen servieren.

*Rezept 2*

Man rührt drei Eßlöffel Butter mit drei Eiern weich an (»abtreiben«), fügt eine Prise Salz und Muskatnuß zu und rührt soviel als
möglich Dinkel-(Weiß-)Brotbrösel ein, bis eine formbare Masse
daraus entsteht. Das Ganze läßt man eine halbe Stunde stehen,
damit sich alles gut durchdringt. Man sticht mit dem Löffel
Stücke ab und läßt sie kurz in der Pfanne anbraten. Diese gibt
man in eine klare Suppe (Fleischbrühe, Gemüse- oder Knochenbrühe) und serviert mit frischer Petersilie. (Statt Petersilie kann
fast immer auch Schnittlauch verwendet werden.)

*Rezept 3*

Dinkel-Gries mit (Butter) Schmalz hell anrösten, Wasser zugie-
ßen, salzen, mit Muskat, Ysop und Beifuß würzen, nach und
nach eine Zeitlang einkochen lassen. Servieren mit grüner Petersilie.

*Rezept 4*

Eine Zwiebel fein schneiden und mit Sonnenblumenöl leicht
anrösten, salzen und drei Eßlöffel gewaschene und vorgequol-
lene Dinkel-Körner (Dinkel-Graupen, Dinkel-Grütze) beifügen
und weich dünsten lassen. Eine halbe Stunde vor Schluß kleingeschnittene Hühnerleber oder Kalbsleber (Rindsleber) zufügen
und mitkochen. Mit Gemüsesuppe verdünnen (aufgießen) und
servieren.

*Rezept 5*

Drei Eßlöffel Dinkel-Mehl in drei Eßlöffel Butter kurz erhitzen,
mit kalter Fleischbrühe übergießen, glattrühren und etwas einkochen lassen. Würzen mit etwas Salz, Muskat und Zitronensaft.
Servieren mit Dinkel-Brot.

*Rezept 6*

Weichgekochte Kichererbsen werden passiert und etwas mit
angelaufener Zwiebel- und Dinkel-Mehlschwitze vermengt. Mit
heißem Wasser aufgießen und würzen mit ein wenig Weinessig,
Salz, Pfeffer, Quendel und kleingehacktem Knoblauch. Servieren mit roher Petersilie und gerösteten Dinkel-Brotwürfeln.

*Rezept 7*

Vier Eßlöffel Quark fein reiben (»passieren«), salzen und mit Dinkel-Mehl und Sahne eine Masse anrühren und etwas mit kaltem Wasser verdünnen. Das Gemisch in ein bis zwei Liter kochendes Wasser einrühren, kurz aufwallen lassen und ziehen lassen. Servieren über Dinkel-Weißbrotschnitten mit frischer Petersilie.

*Rezept 8*

Dinkel-Grütze oder Dinkel-Graupen mit kaltem Wasser ansetzen und langsam kochen lassen, gegen Schluß salzen, mit etwas hell gerösteten (angelaufenen) Zwiebeln und Muskatnuß sowie Ysop würzen.

*Rezept 9*

Vier Eßlöffel Dinkel-Brösel mit zwei Eiern und einem Eßlöffel Butter und einer Prise Muskat »abtreiben«. Mit einem Liter Wasser (oder Suppe) unter dauerndem Rühren aufgießen, salzen, nochmals kurz aufkochen; kleingeschnittenen Knoblauch zusetzen und mit frischer Petersilie servieren.

*Rezept 10*

200 g gehackte Leber rasch abbraten, dazu gebrochene und weichgekochte Dinkel-Suppennudeln und eine Prise Salz. Aufgießen mit Kalbsfußsuppe. Servieren mit Reibkäse.

*Rezept 11*

Vier Eßlöffel Dinkel-Körner (eventuell geschälte Dinkel-Körner oder Dinkel-Grütze) mit der nötigen Wassermenge weichkochen. Wenn sie weich, aber noch nicht zerkocht sind, bereitet man mit Dinkel-Mehl eine helle Mehlschwitze (Einbrenne) und übergießt diese mit leicht gesalzenem Wasser oder Fleischbrühe. Zum Schluß fügt man die Dinkel-Körner zu. Servieren mit kleingehacktem Gesundheitsei (Eigel ) oder einen Löffel geriebenen Käse darüber streuen.

Dazu kommen noch die wundervollen Suppeneinlagen, falls man keine Dinkel-Suppennudeln hat, die an sich das Allerbeste wären:

*Rezept 12*
Sieben Eßlöffel Dinkel-Mehl mit einem Ei und Milch zu einem dünnen Teig verrühren, salzen, als dünne Omeletten ausbacken und gerollt fein schneiden. Vor dem Anrichten mit heißer Suppe übergießen, oder besser eine Suppe servieren, so daß jeder sich die gewünschte Frittatenmenge mit Brühe selbst anrichten kann.

*Rezept 13*
Grießnockerlsuppe
Zwei Eßlöffel Butter mit einem Ei schaumig rühren, zwei Eßlöffel Dinkel-Gries darunterrühren, salzen und diese Masse eine halbe Stunde stehenlassen. Mit dem kleinen Löffel pflaumengroße Stücke abstechen und in einer Fleischbrühe etwa eine viertel bis eine halbe Stunde langsam kochen lassen. Danach mit kaltem Wasser abschrecken und nochmals zehn Minuten ziehen lassen.

*Rezept 14*
Leberknödelsuppe
100 g kleingehackte (durchgedrehte) Rinder- oder Kalbsleber mit angerösteten Zwiebeln vermengen und mit Ysop und Quendel würzen. Darunter mengt man ein Ei und ein bis zwei eingeweichte Dinkel-Semmeln. Nach Bedarf weitere Dinkel-Brösel zum Festigen zufügen. Man formt nicht zu große Knödel, legt sie in eine schwach kochende Suppe ein und läßt sie etwa zehn Minuten langsam kochen.

*Rezept 15*
Leberschöberl
50 bis 100 g feingehackte Kalbsleber passieren, fünf Eßlöffel Dinkel-Brösel (oder zwei Dinkel-Semmeln) in Milch einweichen. Danach vier Eier und einen Eßlöffel Butter darunterrühren, mit kleingehackten Zwiebeln, etwas Pfeffer, Ysop, Salz und Muskatnuß würzen und dieses Gemenge im Rohr backen. In kleine Würfel schneiden und mit kochender Fleischsuppe übergießen. Gibt eine sehr feine Suppeneinlage.

*Rezept 16*
Dinkel-Soße
Drei Eßlöffel Dinkel-Mehl und drei Eßlöffel Butter kurz bräunen lassen, mit kalter Fleischbrühe aufgießen, glattrühren und etwas eindicken lassen. Mit Salz, Muskat, Zitronensaft und feingehackter Petersilie würzen.

*Rezept 17*
Zwiebelsoße
Einen Teelöffel Zucker läßt man in heißer Butter hellgelb rösten, gibt vier kleingeschnittene Zwiebeln dazu und läßt sie hellbraun werden. Die Zwiebel herausnehmen, zum Fett etwa fünf Eßlöffel Dinkel-Mehl dazugeben zum Bräunen, mit einer Suppe ablöschen und die herausgenommenen Zwiebeln schließlich wieder zusetzen und das Ganze noch einmal aufkochen. Zum Schluß abschmecken mit Zitronensaft und auch eventuell etwas Zucker.

*Rezept 18*
Schnittlauchsoße
Aus zwei Eßlöffeln Butter und zwei Eßlöffeln Dinkel-Mehl bereitet man eine helle Einbrenne, übergießt mit einer Fleischbrühe und läßt etwas einkochen, würzt mit Salz, Essig und Zucker und gibt den kleingehackten Schnittlauch zu. Kurze Zeit kochen. Vor dem Servieren noch etwa zwei Eßlöffel sauren Rahm zusetzen und etwas grüne Petersilie.
Aus den Soßen kann man selbstverständlich auch Suppen machen, wenn man sie entsprechend verdünnt.

## Dinkel-Ganzkörner-Rezepte

Die ganzen Dinkel-Körner, im folgenden auch »Kernen« genannt, bilden aus vielen Gründen einen Hauptbestandteil der Dinkel-Diätküche. Sie könnten den Reis an Subtilitätswert weit übertreffen, wenn der Handel sie in geschältem Zustand oder als Graupen anbieten würde. Wenn sich der geschälte Reis trotz seines nachgewiesenen verminderten Gesundheitswertes in der Küche einen Platz erobern konnte, darf dies vom geschälten und

184

trotzdem vollwertigen (!) Dinkel zweimal erwartet werden. Vorläufig haben wir allerdings nur seine unbearbeiteten Naturkerne, die etwa wie der ungeschälte, sogenannte Naturreis behandelt werden müssen. Sie haben allerdings einen feineren und zarteren Geschmack als der Naturreis. Wie alle kleiereichen Getreideprodukte (zum Beispiel auch Dinkel-Grütze, Dinkel-Graupen) üben sie eine stärkere Wirkung auf die Verdauung aus.

Für die Küche verwenden wir eine saubere, spelzfreie Qualität. Andernfalls müssen wir die käuflichen Dinkel-Kerne noch waschen und die obenauf schwimmenden Spelzen abschöpfen. Ein biologischer Spezialanbau ist beim Dinkel gut, aber nicht nötig. Dinkel ist ein so »humanes« Getreide, daß es als solches von Natur aus schon »bio« ist. Weichgekochte Dinkel-Ganzkörner können selbst wieder als Suppeneinlage oder als Grundkost für Gemüse und Fleisch wie Reis benützt werden.

*Rezept 19*
Dinkel-Ganzkörner-Grundrezept
Eine Tasse Dinkel-Körner waschen und allfällige obenauf schwimmende Spelzen abschöpfen. Die Körner in eine doppelte Menge, also zwei Tassen kochendes Wasser geben und einige Minuten stark ankochen, eine Viertelstunde rasten lassen und bei kleiner Hitze in zwanzig Minuten langsam garen. Bei Bedarf kann ab und zu noch etwas Flüssigkeit, Wasser oder Fleischbrühe zugesetzt werden. Zum Schluß ein kleiner Butterzusatz und etwas salzen. Gut warm bis heiß servieren.

*Rezept 20*
Zweites Grundrezept
Drei Eßlöffel Butter erhitzen, eine kleingehackte Zwiebel darangeben und mit einer kleinen Tasse Dinkel-Körner mischen und fünf bis zehn Minuten rösten lassen. Fleischbrühe oder Suppe aufgießen, Gewürznelken und eine ganze Zwiebel beifügen und noch eine halbe Stunde weichdünsten lassen. Die Zwiebel und die Nelken können vor dem Servieren entfernt werden; sie können aber auch mitgegessen werden.

*Rezept 21*
Dinkel-Risotto
Drei in Scheiben geschnittene Zwiebeln in 50 g heißer Butter und
50 g heißem Knochenmark in einer Kasserolle gelb anlaufen
lassen, dann die trockenen Dinkel-Körner zusetzen, bis sie vom
Fett durchzogen sind (kleine Hitze). Dann einen halben Liter
Fleischbrühe aufgießen und bei bedeckter Kasserolle schnell
einkochen lassen (gute Hitze). Wenn nötig, etwas Fleischbrühe
nachgießen. Die Zwiebelscheiben sind zu entfernen, wenn die
Kernen weich sind. Dann mischt man kleingeschnittenes, weich-
gekochtes Hühnerfleisch und geröstete Leber darunter und
streut etwas Parmesankäse darüber.

*Rezept 22*
Vier Eigelb mit Sonnenblumenöl abtreiben. Zwei Tassen weichgekochte Dinkel-Kerne und vier Eßlöffel Dinkel-Mehl darunter-
mengen. Eine Prise Salz und Zucker dazu. Nach Belieben Mandeln oder geriebene Äpfel daruntermischen. Von der Masse mit
einem Löffel abstechen und in heißer Butter oder auf dem Blech
backen.

# Rezepte mit Dinkel-Schrot

*Rezept 23*
Eine Tasse Quark mit fünf Eßlöffeln Milch und fünf Eßlöffeln
Dinkel-Mehl und zwei Eigelb und einer Prise Salz anrühren.
Darunter zwei Tassen gekochten Dinkelschrot mengen und vier
Eßlöffel Honig, Schnee von zwei Eiweiß unterziehen und in
gutgefetteter Form backen (½ Stunde).

*Rezept 24*
Zwei Tassen Dinkel-Schrot mit drei Eigelb mischen. Dazu zwei
Eßlöffel Dinkel-Mehl, Salz und eine Tasse Wasser, glatt vermengen und mit Teelöffel abstechen und in kochende Brühe einlegen.

*Rezept 25*
Eine Tasse Dinkel-Schrot mit einer Tasse Wasser zum Kochen bringen. Während des Kochens (20 Minuten) nach Bedarf weiteres Wasser oder Brühe, Suppe zufügen. Zum Schluß eine Prise Salz, würzen mit Ysop, Muskat und Beifuß. Heiß servieren mit zerlassener Butter.

*Rezept 26*
Zwei Eigelb mit drei Eßlöffeln Sonnenblumenöl gut verrühren. Dazu eine Prise Salz und Zucker. Dann wird eine Tasse Dinkel-Schrot mit drei Eßlöffeln kaltem Wasser und drei Eßlöffeln Honig gemengt und unter die angegebene Mayonnaise gemischt. Den Schnee von zwei Eiklar unterziehen, in gefettete Form gießen und heiß herausbacken.

*Rezept 27*
Eine Tasse Dinkel-Feinschrot mit geschabter Leber und vier Eßlöffeln Wasser mischen. Dazu zwei Eier, eine Prise Salz, Muskat, feingeschnittenen Schnittlauch; das Ganze auf heißer Platte backen. Kleinschneiden als Suppeneinlage.

*Rezept 28*
Eine Tasse Dinkel-Feinschrot mit einer Tasse Wasser mischen und eine Viertelstunde kalt quellen lassen. Dazu eine Prise Salz. Dann zwei Eigelb mit zwei Eßlöffeln Sonnenblumenöl anrühren und dieser Masse beifügen. Bei kleiner Flamme in der Pfanne herausbacken. Servieren mit Reibkäse oder gekochten Birnen.

*Rezept 29*
Zwei feingeschnittene Zwiebeln in drei Eßlöffeln Butter oder Sonnenblumenöl rösten, eine Tasse Dinkel-Schrot einrühren. Mit zwei Tassen heißem und leicht gesalzenem Wasser oder Fleischbrühe aufgießen und eine viertel bis eine halbe Stunde dünsten lassen.

Ich bin kein Koch und habe auch kein Küchenlabor zur Verfügung. Das braucht's auch nicht unbedingt. Solche und ähnliche Rezepte lassen sich anhand von Kochbüchern bei einiger Phantasie und Übung von jedem Koch und jeder Köchin zu Dutzenden erfinden, wobei man nur alle Getreideprodukte durch entsprechende Dinkel-Produkte ersetzt und unerwünschte Zutaten – wie zum Beispiel Lauch – wegläßt.

# Dinkel-Milchspeisen

Auch wenn man grundsätzlich Dinkel-Speisen nie mit Milch bereiten soll, und vor allem nicht das (tägliche) Habermus, darf man schon einmal (ausnahmsweise) Dinkel und Milch kombinieren. Wenn man zum Beispiel einen Reisbrei machen möchte oder einen Grießbrei, dann kann man statt des Reises die Dinkel-Körner und statt des Grießes den Dinkel-Grieß in Milch wie üblich zubereiten. Es folgt nun eine Reihe von Rezepten, bei denen Dinkel und Milch kombiniert werden.

*Rezept 30*
Dinkel-Reisbrei
Man bringt einen Liter Milch zum Kochen und läßt 200 g saubere, trockene Kerne in die kochende Milch einlaufen. Dazu zwei Eßlöffel Zucker, eine Prise Salz und Vanille und drei Eßlöffel Butter. Bei kleiner Flamme weichkochen. Falls zuwenig Flüssigkeit vorhanden war, weitere Milch zusetzen, damit es bei kleiner Flamme »köcheln« kann. Servieren mit frischen Butterflocken und einer Zucker-Zimt-Mischung oder gutem Obst, wie Kirschen, Himbeeren, Birnenkompott.

*Rezept 31*
Dinkel-Grießbrei
Wenn man schon einmal einen Grießbrei machen will, nimmt man Dinkel-Grieß statt des üblichen Weizengrießes. Von diesem gibt es zwei Formen, den weißen Grieß aus der Hochmüllerei und den dunklen Dinkel-Grieß aus der häuslichen Getreidemühle. Der Geschmack der beiden ist etwas verschieden; die Qualität und der Wert sind bei beiden gleich. Man bestreicht den Boden des Kochtopfes mit zwei Eßlöffeln Butter, läßt sie zerlaufen und bringt einen Liter Milch mit zwei Eßlöffeln Zucker und

einer Prise Salz zum Kochen. Unter sorgfältigem Umrühren den Dinkel-Grieß einlaufen lassen, solange das Ganze noch flüssig ist. Bei kleiner Flamme eindicken. Servieren mit Marmeladestückchen (Quitte, Himbeere).

*Rezept 32*
Dinkel-Milchnockerln
100 g Butter werden mit vier Eigelb zusammengerührt. Dann fügt man sechs Eßlöffel Dinkel-Grieß zu und vermengt alles, wobei noch etwas Milch zugesetzt werden darf, wenn das Ganze zu steif ist. Das Eiweiß von den vier Eiern wird zu Schnee geschlagen und dieser Mischung beigefügt. Dann kocht man dreiviertel Liter Milch mit einem Stück Vanille auf und sticht mit dem Löffel die Nockerln von der Teigmasse ab und legt sie in die kochende Milch. Man kann auch die Nockerln anbrennen lassen, wenn man weniger Milch verwendet und eine breite Pfanne dazu benützt. Servieren mit zusätzlicher heißer Milch.

*Rezept 33*
Dinkel-Grießauflauf
Den Boden eines Kochtopfes mit zwei Eßlöffeln Butter einfetten und einen Liter Milch darin zum Sieden bringen. Dazu eine Prise Salz und ein bis zwei Tassen Dinkel-Grieß unter sorgfältigem Rühren beimengen und bei kleiner Hitze dick kochen, dann auskühlen lassen. Unterdessen drei Eßlöffel Butter mit zwei Eigelb und einer Tasse Zucker abrühren und feingehackte Zitronenschalen darunterfügen und zur erkalteten Grießmasse samt dem Eischnee von drei Eiern beimischen. In eine heiße, gutgefettete Auflaufform (Römertopf) ein Drittel von der Masse einfüllen, darüber eine Schicht geschnittener Apfelscheiben oder Birnenscheiben, darüber wiederum ein Drittel von der Masse, wieder eine Obstschicht und zum Schluß wieder eine Grießschicht darüber. Das Ganze im Rohr braun backen.

*Rezept 34*
Dinkel-Grießschmarren
Zwei Tassen Dinkel-Grieß mit etwas Salz in einem halben Liter Milch einquirlen und eine halbe Stunde stehenlassen. In heißer

Butter herausbacken, mit Zucker und Zimt bestreuen; dazu Kirschkompott.

Zu den Milchspeisen gehören eigentlich auch die vielerlei Pfannkuchen (Omeletten), von denen ich zwei Rezepte bringe.

### Rezept 35

Drei Eßlöffel Butter zerlaufen lassen und vier Eßlöffel Dinkel-Mehl darin ganz hell rösten und danach einen halben Liter Milch aufgießen und unter fleißigem Rühren aufkochen lassen. Wenn sich der Teig vom Löffel und der Pfanne zu lösen beginnt, wegziehen und auskühlen lassen. Das Ganze mit dem halbfertigen Omelettenteig und dem Schnee von den vier Eiern unterziehen. In einer gefetteten Pfanne im Rohr langsam ausbacken lassen (20 Minuten). Diese Omelette geht ziemlich auf.

### Rezept 36

Das Weiße von vier Eiern zu Schnee schlagen. Darunter unter leichtem Einrühren vier Eigelb, vier Eßlöffel Zucker, vier Eßlöffel Milch und sechs bis sieben Kaffeelöffel voll Dinkel-Mehl. Das Ganze zu einem innigen Teig mengen, Omeletten backen, vor dem Wenden mit Kirschen oder mit Himbeeren bestreuen.

### Rezept 37

Dinkel-Pudding

Eine halbe Tasse Dinkel-Mehl mit ein wenig kaltem Wasser oder Milch glattrühren und eine Viertelstunde ziehen lassen. Dann bringt man einen Liter Milch mit ein paar Stückchen Würfelzucker und Vanillestangen zum Kochen und rührt diese Dinkel-Mehlmasse sorgfältig ein, fügt vier Eigelb dazu, zwei Eßlöffel gemahlene Mandeln und etwas Zitronensaft. Schließlich den Schnee der vier Eier unterziehen. Nach dem Fertigkochen in kleine, kalt gespülte Puddingformen gießen und auskühlen lassen.

### Rezept 38

150 g Zucker mit fünf Eigelb verrühren. Saft einer halben Zitrone, dazu kleingeschnittene Zitronenschalen. Dazu vier Eßlöffel gemahlene Mandeln, den festen Schnee von den fünf

Eiklar und eine kleine Tasse feines Dinkel-Mehl. An das Ganze eine Messerspitze Backpulver. In gutgefetteter Form im Dunst eine dreiviertel Stunde backen. Dazu Apfelkompott oder Himbeersaft servieren.

Noch einige Backrezepte.

*Rezept 39*
Galgantbäckerei
Aus 140 g Zucker, 140 g Dinkel-Feinmehl, einem Ei und einem Eigelb, der geriebenen Schale einer halben Zitrone und einem Teelöffel feingestoßener Galgantwurzel wird mit der nötigen Menge Wasser oder Magermilch ein glatter Teig bereitet. Diesen läßt man vier Stunden rasten. Dann rollt man ihn drei Millimeter dick unter ständigem Bestreuen mit Mehl (klebt) aus, sticht Plätzchen in beliebiger Form aus und legt diese auf ein Backblech, bestreicht sie mit Eiklar und backt sie bei mittelstarker Hitze hellbraun.

*Rezept 40*
Dinkel-Lebkuchen
In einer Tasse kochendheißem Wasser läßt man ein halbes Kilo Rohrzucker und ein halbes Kilo Honig sich auflösen, ohne daß es nochmals kocht. Diese Lösung benützt man und schüttet sie unter fortwährendem Kneten zu einem halben Kilo Dinkel-Vollmehl oder Dinkel-Feinschrot. Dazu mischt man nachher etwas Muskat, vor allem aber Zimt und Nelken und sogenanntes Neugewürz, außerdem feingeschnittenes Zitronat oder Orangeat und vier Teelöffel kohlensaures Natron. Das Ganze muß einen steifen Teig ergeben. Man läßt ihn über Nacht stehen. Am nächsten Tag formt man zwei bis drei Wecken daraus und backt sie bei guter, aber nicht zu starker Hitze im Rohr. Vor Gebrauch sollen sie acht Tage stehenbleiben.

*Rezept 41*
Dinkel-Brot
30 g Frischhefe, ein halber Teelöffel Traubenzucker, ein halber Liter warmes Wasser in einer Schüssel mit dem Schneebesen

durchschlagen, darauf 300 g Schrotmehl, 325 g Dinkel-Weißmehl und einen Teelöffel Salz ein bis zwei Minuten mit dem elektrischen Knethaken durchkneten. Abdecken und einige Minuten ruhen lassen. In der Zwischenzeit eine Form mit Butter ausreiben und das Brot in den *kalten* Ofen schieben und bei 250 Grad eine Stunde backen.

Das Verhältnis Schrot–Weißmehl kann nach Belieben (zum Beispiel 100 g Schrot- und 525 g Weißmehl) verändert werden.

*Rezept 42*
Ein anderes Dinkel-Brot
1500 g Dinkel-Mehl, 20 g Salz (gehäufter Eßlöffel), ca. 850 g Wasser, eine Tasse Buttermilch, zwei Päckchen Hefe. (Wenn man den fertigen Teig über Nacht gehen läßt, benötigt man nur ein Päckchen Hefe.)

Zubereitung: Hefe mit warmem Wasser anrühren, etwas gehen lassen, zum Mehl und den übrigen Zutaten dazugeben und kräftig durchkneten. Den Teig mit Tuch oder Plastikfolie zugedeckt gut gehen lassen. (Das Teigvolumen muß sich dabei mindestens verdoppeln). Nochmals kurz durchkneten, Laib oder Rolle formen und zugedeckt mit einem Tuch auf dem bemehlten Backblech weitere zwanzig Minuten gehen lassen. Den Elektroofen auf 250 Grad vorheizen. Auf der zweiten Schiebeleiste von unten bei 250 Grad eine Viertelstunde und dann bei 220 Grad weitere 45 Minuten backen (insgesamt 60 Minuten). Eine flache, mit Wasser gefüllte Schale dazu in den Backofen stellen.

*Rezept 43*
Hefezopf mit Dinkel-Mehl
Benötigt werden: 1 kg Mehl, ⅓ Liter Milch, 40 g Hefe, 1 Teelöffel Salz, 125 g Zucker, 3 Eigelb, 200 g Quark, 125 g Butter, ⅛ bis ¼ Liter Sahne.

Zubereitung: Hefeteig mit Quark und Sahne wird besonders schmackhaft und bekömmlich. Man muß den Teig in der Wärme gut aufgehen lassen. Das gute Gelingen des Kuchens ist sehr vom Aufgehen des Teiges abhängig. Man kann den Hefezopf auch mit Mandeln, Zucker, Zimt oder Zitrone machen.

*Rezept 44*
Noch ein Dinkel-Mehlpudding
Benötigt werden: ¾ Liter Milch, 100–125 g Rohrzucker, 125 g Dinkel-Mehl, 1 Ei, 1 Päckchen Vanillinzucker, ¼ Liter Milch, 3 Eßlöffel Quark (nach Belieben).

Herstellung: ¾ Liter Milch mit dem Zucker zum Kochen bringen. Dinkel-Mehl, Ei und Vanillinzucker mit ¼ Liter Milch verquirlen und in die kochende Flüssigkeit unter Rühren mit Schneebesen geben. Einmal kurz aufkochen lassen und dann von der Kochplatte nehmen. Nach Belieben Rosinen und gemahlene Mandeln sowie den Quark zugeben. Den Pudding in eine mit kaltem Wasser ausgespülte Sturzform füllen und erkalten lassen (im Kühlschrank ca. drei Tage haltbar).

*Rezept 45*
Karamelpudding
Er wird nach obigem Rezept gemacht, nur wird der Zucker vorher unter ständigem Rühren so lange erhitzt, bis er hellbraun ist. Dazu kommen nach Belieben 100 g gemahlene Mandeln, die mitgeröstet werden. Das Ganze mit ¾ Liter Milch ablöschen und unter Rühren erhitzen. Sonst wie oben, jedoch ohne Zucker- und Quarkzusätze.

# Spinat und Gemüse

Was steht bei Hildegard über dem Spinat? Nichts, rein nichts.
Deswegen kommt aber ein Hildegard-Doktor noch nicht in Ver-
legenheit. Spinat kann als eine herausgezüchtete Meldenpflanze
gelten. Von dieser ist eine, manchmal nur allzu starke Abführwirkung bekannt. Wer das nicht brauchen kann, lehnt Spinat ab.
Wir wundern uns also nicht, wenn eine Patientin bestätigt, daß
sie sofort nach dem Essen von Spinat »laufen« muß. Ein Jugend-
komplex – Kinder lehnen oft (instinktiv?) Spinat ab – hat in
diesem Fall nicht mitgespielt, weil die Erscheinung erst in späte-
ren Jahren plötzlich aufgetreten ist. Ich erwähne die Abführwirkung, weil diese nach allgemeiner Meinung bei Hautleiden zur
»Blutreinigung« dient. Hildegard beschreibt bei der Melde und
somit in gewisser Hinsicht auch vom Spinat ein aus Schnittlauch,
Ysop und Melde gemischtes Gemüse als Heilmittel gegen ein
Hautleiden (Lupus, Haut- und Drüsentuberkulose), nachdem sie
von der Melde selbst kurz sagt: »... gegessen macht sie gute
Verdauung.« (PL 1170 C)
  Als man von der chemischen Analyse der Nahrungsmittel alles
Heil erwartete, fand man heraus, daß der Spinat besonders
eisenhaltig wäre. Gleichzeitig entdeckte ein anderer Gelehrter,
daß Eisenmangel bei der (verstädterten) Bevölkerung häufig
vorkommt. Somit stand dem Siegeszug des Spinates nichts mehr
im Wege. Bis sich die Wahrheit herausstellte, daß sein Eisenge-
halt vom Menschen nur schlecht verwertet wird und vom Spinat
unter Umständen eine gefährliche Nitritbildung im Magen ausgeht. Auch hat man neuerdings gefunden, daß Spinat die Bildung
von Steinen in der Blase begünstigen kann. Hildegard empfiehlt
ihn nicht, warnt aber auch nicht davor.
  Alle wissenschaftlichen Erkenntnisse gehen nicht über den
Rang eines Halbwissens hinaus, wenn man sie auf die menschli-

che Ernährung anwenden will. Je radikaler man sie zum Maßstab nimmt, desto fragwürdiger. Die Dinge liegen beim Menschen äußerst kompliziert. Vor diesen und ähnlichen Kurzschlüssen kann die Subtilitätenlehre Hildegards den Menschen bewahren. Bei ihr spielen höhere Gesichtspunkte die entscheidende Rolle. Wir leben jetzt in einem verkünstelten Milieu. Wenn man die Verhältnisse nicht von Grund auf ändern will oder kann, braucht man die Wissenschaft, um alle jene Fehler wiederzufinden, die eben diese Wissenschaft (durch Zweckentfremdung) verschuldet hat.

Allen Gemüseliebhabern möchte ich ins Stammbuch schreiben: *Dinkel ist das beste Gemüse!* Sie zweifeln daran? Was steckt denn im Dinkel-Getreide drin, wenn es keimt? Gras, zartes grünes Gras. Und das sollte kein Gemüse sein? Ich habe jedenfalls festgestellt: Dinkel-Ganzkorn hat unter anderem auch weitgehend den Effekt des Gemüses. Es liefert viele Mineralstoffe, gibt einen gesunden Füllungsreiz ab und macht den Darm fähig, eigenes und fremdes Eisen in den Körper einzuschleusen. Eisen findet sich in der Erde und in fast allen Pflanzen und besonders im Fleisch. Gemischte Küche führt darum eine ausreichende Eisenmenge zu. Ob aber jeder Körper sie verwerten kann? Dinkel macht's, weil er sonst kein gutes Blut machen könnte.

Über die üblichen Hauptgemüse Salat, Kraut, Kohl und Rüben sehe man in den Kapiteln E, H, V nach oder gar bei »Gift im Kochtopf« (G). Über die beste Art der Zubereitung von Gemüsen herrscht große Unklarheit. Sehen wir von Rohkost ab, so gibt es die verschiedensten Gebräuche, von den Anhängern des Dünstens im Eigensaft angefangen über die Butterküche bis zu den mit Dinkelmehlschwitze eingebrannten Gemüsen. Weitgehend handelt es sich dabei um eine Geschmackssache und Gewohnheit. Wieder kann ich nur sagen: Schlechtes Gemüse wird auch durch die beste Zubereitung nicht gut und gutes durch die Zubereitung nicht ganz schlecht, weil es in erster Linie auf die jeweilige Subtilität ankommt. Daß bei der einen oder anderen Art mehr oder weniger Vitamine verlorengehen, mag für jene ein entscheidendes Argument sein, die nur die Vitamine im Kopf haben.

Die Frage, ob Gemüse beim (Mittag-)Essen den Hauptanteil

ausmachen soll oder nur als Beilage zu Fleisch und Teigwaren gelten soll, löst uns Hildegard nicht. Früher nahm man halbwissenschaftlich an, daß Gemüse im Gegensatz zu Fleisch und anderen stark eiweißhaltigen Lebensmitteln säurebindende Stoffe (Basen) enthalte und sich darum als Beilage zu diesen Speisen besonders gut eigne. Seit der (auch halbwissenschaftlichen) Lehre von der Trennkost wagt man diese Kombination nicht mehr zu verteidigen. Das Zusammenkochen im Eintopf verbietet sich nach Hildegard bei Kohl und Kraut (siehe diese). Auch darüber, ob man das Kochwasser aufheben oder wegschütten soll, gibt es keine allgemeine Regel. Selbstverständlich kann man Gemüse in Salzwasser kochen. Nur werden wir auf keinen Fall, um die Farbe »schön grün« zu erhalten, zu dem Trick greifen, kohlensaures Natron oder eine Kupfermünze mitzukochen. Wenn wir Gemüse schön grün wollen, so werden wir es so zubereiten, daß es möglichst naturbelassen bleibt. Ich werde bei dem Buchstaben »X« darüber sprechen, daß auch die Farbe ein gewichtiges, aber nicht das letzte Wort hat.

Sowenig wie sich Mischobst empfiehlt, so wenig auch das Mischgemüse. Beim Mischen riskiert man immer die Minderung seiner besten Bestandteile. Die erste und letzte Entscheidung über ein Gemüse liegt bei dessen Subtilität, seinem Gesamtwert für den Menschen. Das Hauptmerkmal der Hildegard-Küche ist, den Menschen als einmalig und unvergleichlich anzusehen.

Einige Gemüse können als wertvoller gelten als andere. Von manchen schreibt Hildegard nichts. Einige Gemüse sind mit Einschränkungen erlaubt, einige wenige abzulehnen. Dabei werden wir nicht ängstlich sein, sondern nach Maßgabe der Möglichkeiten das Beste bevorzugen. Ich nenne als fast hundertprozentiges Gemüse: Kürbisse, Brunnenkresse, Buchensprossen im Frühjahr, Gemüse aus jungen Brennesseln, grüne Bohnen, Knollenfenchel und Kichererbsen.

Die Gruppe, deren Subtilwert (nach Hildegard) unbekannt ist, umfaßt erheblich mehr Gemüsearten. Hierher gehören: Artischocken, Eierfrucht, Zucchini (eine Kürbisart?), Tomaten, Spargel, Schwarzwurzel, Feldsalat, Kartoffeln, Mangold (= Melde?) und Bananen (als Gemüse).

Unter Beachtung einschränkender Bedingungen können folgende Gemüse verwendet werden: Gurken, Kohl- und Krautarten, Zwiebeln, Pilze, Erbsen, Linsen, Rüben, Möhren und Meerrettich (Kren).

Die absolut abzulehnenden Gemüse sind schnell genannt: Lauch (Porree) und Chicorée.

Bei der Zubereitung der Gemüse gehen wir vom Rohgemüse aus und werden um Konserven einen großen Bogen machen. Das naturgemäße Wachstum und die biologische Anzucht verdienen den Vorzug. Je mehr an den Nahrungsmitteln herumgekünstelt wird, desto schlechter.

Ob mit dem Tiefkühlverfahren etwas Wesentliches gewonnen wurde, weiß ich nicht. Ich halte die Gedanken des großen Paracelsus für richtig, daß man sich hauptsächlich von dem nähren soll, was im eigenen Land und seiner bestimmten Jahreszeit gewachsen ist oder von Natur aus gut gelagert werden kann, wie zum Beispiel unsere Rüben, Äpfel und eben das Getreide.

Sogenannte Wildgemüse haben manchmal den Wert von Heilmitteln. In der Normalküche finden sie selten Anwendung. Dazu liegen die Verhältnisse zu kompliziert. Vielfach gehören sie eher zu den (heimischen) Gewürzen, die durchaus Gemüsefunktion haben können, wie Sellerie und Petersilie, Knoblauch und Schnittlauch. Darüber steht einiges unter dem Buchstaben »Y«. Viele von ihnen können in sehr schmackhaften Soßen durchaus die Rolle einer (Gemüse)-Beilage spielen.

Es gibt heute schon eine Richtung, die sich von der Gemüsebegeisterung distanziert, die Makrobiotiker. Die orientalisch-indische Philosophie (Mazdaznan) bevorzugt die Früchtenahrung. Wenn man dazu noch erfährt, welcher Reichtum an Vitamin C in den Walnüssen steckt, werden die Vitamin C liefernden Gemüse zur Nebensache.

Weil augenblicklich in Kreisen der Reformküche die Gemüse überbewertet werden, habe ich bewußt diese Begeisterung (zugunsten des Dinkels) etwas gedämpft. Wer über die hier nur mit Namen genannten Gemüse Hildegards Darstellung erfahren will, suche diese Namen im Register auf und wird das Gewünschte an den angeführten Stellen beschrieben finden.

# Schweinefleisch

Schweinefleisch kann unter Umständen ein Heilmittel abgeben. Aber grundsätzlich warnt Hildegard davor, Schweinefleisch zu essen. Warum soll man wohl kein Schweinefleisch essen? Es gibt alle möglichen und unmöglichen Antworten, nur nicht diejenige, die Hildegard als Hauptgrund für das Schweinefleischverbot angibt. Sie schreibt:

>»Das Schwein ist warm und hat ein hitziges Wesen und ist schleimig, da es durch keine Kälte gereinigt wird. Es ist auch etwas eitrig und immer freßgierig und achtet darum nicht auf das, was es frißt und frißt zuweilen auch Unsauberes. In seiner Gier ist es wie ein Wolf, der die übrigen Tiere zerreißt. Und außerdem hat es auch ein hündisches Wesen, weil es wie der Hund gerne um den Menschen weilt. Es ist ein unsauberes Tier, weshalb sein Fleisch nicht gesund, sondern quälend und weder Gesunden noch Kranken gut zu essen ist. Es mindert nämlich weder Schleim noch andere Schwächen im Menschen, sondern vermehrt sie, da seine Wärme sich der menschlichen Wärme vereinigt und im Menschen sittliche Stürme und stürmische Taten weckt, die durchaus nicht gut sind.« (PL 1325 C)

Diese Hildegard-Begründung für das Schweinefleischverbot läßt sich nur schwer auf eine Formel bringen. Es spielen dabei mehrere Gesichtspunkte eine Rolle, wobei sicherlich nicht der letzte der ist, daß es die Sinnlichkeit aufregt und anstachelt. Der Hildegard-Text – Hildegard macht ja nicht selbst diese Aussage – deutet das an mit dem »Erwecken von sittlichen Stürmen«. Auch eine zweite Angabe weist darauf hin: die fehlende »Kälte«. Prinzipiell gehört es zum Wesen des Ausgeglichenseins und des harmonischen Funktionierens, daß Heißes durch Kaltes gedämpft wird und die Kälte durch die Hitze aufgelockert wird. Eine Ausgeglichenheit von Gegensätzen gehört zum Wesen der Natur.

Ich unterscheide mich also hierin ganz erheblich von anderen Küchenempfehlungen, die gerade aus diesem Grund (namentlich für die ältere Generation, die ja auch über das meiste Geld verfügt) stimulierende Mittel in ihren Speisezettel aufnehmen. Die meisten Menschen wissen oft gar nicht, warum manche Köche so sehr beliebt sind. Gar nicht selten ist es uneingestanden der Effekt, daß beim alten Menschen die Potenz wieder gesteigert wird. Das kann zum Beispiel durch Safran-Beifügen geschehen. (Safran ist ein Sexualstimulans), durch Empfehlung von Morcheln oder auch durch raffinierte Gewürze und Gewürzzutaten, die in diesem Sinne wirksam sind. Auch wenn dies nur erreicht wird durch das »Mehr-essen-als-man-Hunger-hat«.

Es gibt auch einen Fall, wo die Wirkung des Schweinefleisches erwünscht ist: beim schwachen, alten Menschen. Hildegard schreibt:

»Aber ein stark heruntergekommener Mensch, der an seinem Leib hinfällig und dürr ist, esse vom Fleisch eines jungen Schweines, solange er kraftlos ist, damit er von dessen Wärme sich eigene Wärme erwerbe. Ist er wieder genesen, esse er weiterhin nicht mehr davon, weil es schließlich doch nur das Siechtum in ihm nähren würde.« (PL 1326 A)

Somit ist geklärt, warum Hildegard vom Schweinefleisch abrät. Grundsätzlich macht es mehr krank als gesund. Sein offenbar starker Hormongehalt (Mehrlingsschwangerschaften sind mit einem höheren Hormonumsatz verbunden) kann auch als Heileffekt genützt werden, wenn die Hormone, das heißt die Antriebsstoffe im Menschen, vermindert sind. Dies ist beim alten Menschen der Fall, und der Ausdruck »dürr«, der hier gebraucht wird, weist gerade darauf hin, daß die Sexualhormondrüsen vertrocknet sind.

Hildegard schreibt einmal vom »Samen, der dürr geworden« ist, während umgekehrt das »Grüne« die Kraft der Vermehrungsfähigkeit, der Lebensfähigkeit bedeutet.

Es muß nicht deswegen schon eine Krankheit vorliegen. Überhaupt die allgemeine Körperschwäche des älteren und alten, um nicht zu sagen verbrauchten Menschen, kann durch Schweinefleisch wieder regeneriert werden.

Wildfleisch ist nach Hildegard gesünder. Das gilt auch vom Wildschwein:

»Das Wildschwein hat dieselbe Eigenart (wie das Hausschwein), doch ist die Wildsau sauberer (reiner) als das Hausschwein.« (PL 1326 D)

Daß Wild ein gesünderes Fleisch besitzt, hören wir auch von der Wildgans gegenüber der Hausgans. Dort wird erwähnt, daß die Wildgans durch ihre starke Beweglichkeit ein gesünderes Fleisch hat, denn sie muß fliegen, sie muß sich körperlich außerordentlich stark betätigen.

An Heilmitteln, die sonst noch im Schweinefleisch enthalten sind, erwähne ich:

»Wer am Leib schon fast dahingeschwunden ist, der esse oft von gekochter Schweineleber; das belebt ihn, labt und stärkt.« (PL 1426 A)

Dieser Ausdruck »dahingeschwunden sein« ist mehr als »dürre sein«. Es handelt sich dabei also nicht nur um den Verlust der Potenz, sondern es handelt sich auch überhaupt um das Heruntergekommensein durch Abmagerung und andere schwer konsumierende Prozesse.

Hinzugefügt wird bei Hildegard:

»Der Aussätzige meide Schweinefleisch, weil es die Aussätzigkeit in ihm mehren würde.« (PL 1325 D)

»Aussatz« ist jegliche Krankheit, die sich als Hauterscheinung äußert. Alle, die mit Hautkrankheiten behaftet sind, lassen am besten das Schweinefleisch weg. Vielleicht ist der Heileffekt mancher vegetarischen Küche oder Rohkostküche darauf zurückzuführen, daß damit automatisch das Schweinefleisch ausgeschaltet wird. Wenn ich kein Fleisch esse, meide ich erst recht das Schweinefleisch, so daß dadurch die Heilung von Hautkrankheiten um so leichter vor sich gehen kann. Fast jede Wurst enthält Schweinefleisch und ist darum von Hautkranken zu meiden.

# Stuhlgang und gute Verdauung

Jeder von uns weiß aus eigener Erfahrung, wie das Wohlbefinden und die gute Laune durch Verdauungsstörungen beeinträchtigt werden. Die großen Erfolge vieler Wunderheilmittel beruhen nicht zuletzt auf ihrer guten Abführwirkung. Auch unter den Ärzten herrscht Einigkeit über den Satz: Gut kuriert, wer gut purgiert!

Wie oft soll der Mensch am Tag Stuhlgang haben? Eine Hildegard-Regel dafür gibt es nicht. Einiges spricht gegen den Versuch, täglich eine mehrmalige Verdauung erreichen oder gar erzwingen zu wollen und alles Heil davon zu erwarten. Allen Abführmitteln kann man zum Vorwurf machen, daß sie gewaltsam in die natürlichen Vorgänge eingreifen und unter Umständen dadurch mehr schaden als nützen, denn nach Hildegard brauchen manche Verdauungsvorgänge länger als andere, und wenn man sie vorzeitig unterbricht und beendet, muß es der Gesundheit schaden. Wir lesen in Hildegards *Aphorismen*:

»Jene Speise, die den menschlichen Geweben das Fett zuführt, wird verdaut in der ersten Nacht nach dem Verzehren. Eine Speise, die den Eingeweiden (Drüsen) Wirkstoffe liefert, geht am ersten dem Essen folgenden Tag in die Verdauung über. Eine Speise jedoch, welche die Leber stärkt, wird am zweiten Tag verdaut; was die Milz stark macht, geht am dritten Tag mit der Verdauung ab. Gar eine Speise, die Herz und Blut nährt, erfährt (erst) am zehnten Tag ihre Verdauung, weil Herz und Blut beinahe auf einem gleichen Wirkungsprinzip beruhen. Die Lungenfunktionen werden weniger durch Speisen ernährt als vielmehr durch Getränke.« (III, 39)

Die überraschende und von der modernen Forschung überhaupt noch nicht in Erwägung gezogene Hildegardische Darstellung wirft auf die Fragen der Verdauung ein völlig neues Licht. Wenn man den täglich mehrmaligen Stuhlgang erzwingen will, dann könnte es geschehen, daß unausgewertete Stoffe vorzeitig aus den Dickdarmtaschen ausgetrieben werden, die noch länger hätten liegenbleiben sollen, um ihren Anteil an der Herzernährung dem Körper zu geben. Beim natürlichen Verdauungsvorgang wird das berücksichtigt. Der tägliche Stuhlgang führt nicht zur totalen Revolution, das heißt Umwälzung, und überläßt nötigenfalls dem Darm selbst die Auswahl, was er ausscheiden und was er noch länger zurückbehalten will. Ich möchte mir hier die Frage erlauben, ob nicht die Zunahme der Herzleiden in unseren Tagen unter anderem auch durch den vorzeitigen Entleerungseffekt der vielen Abführmittel begünstigt sein könnte. Normalerweise sollten künstliche Eingriffe und Medikamente nicht nötig sein, um die allergewöhnlichsten Lebensvorgänge zu garantieren.

Den bedeutendsten Anteil an der Entstehung der Stuhlverstopfung hat nach Hildegard das Überessen und das Vielerlei-Essen, zumal bei mangelhafter Zubereitung.

»Die Menschen nehmen zuweilen im Übermaß Speise zu sich, die von den Wärme-(Kalorien-)Lieferanten Herz–Leber–Lunge- und der Körperwärme im Magen ... nicht gar gemacht werden können, weil sie roh oder ungekocht oder nur halb gekocht genossen wurden, außerordentlich und übermäßig fett oder schwer verdaulich beziehungsweise dürr und ausgetrocknet waren.« (CC 99,5 ff.)

Dadurch nehmen die Säfte überhand und

»... den Verdauungsvorgängen wird der (notwendige) Saft entzogen, und so ist der Magen kalt und verschleimt, und die Nahrung verhärtet sich im Magen–Darm, und der Mensch wird krank ... Wer am Magen–Darm leidet, weil er keine rechte Verdauung hat, dem werden die Augen schwach (caligare).« (Aphorismen III/43)

Eine Viel- und Vielerlei-Ernährung (diversitas) schädigt den Magen–Darm und disponiert zu Verstopfung. Hieraus ergibt sich der große Wert einer einförmigen Alltagskost für die gute Verdauung.

Eine ähnliche Wirkung erzielt man, wenn täglich ganze (gekochte) Dinkel-Körner in ausreichender Menge (zwei bis drei Eßlöffel) der sonstigen Kost beigefügt werden. Diese sollten auf jedem Hildegard-Tisch zur Selbstbedienung stehen. Nur in seltenen Fällen stellt sich nicht alsbald der erwünschte Erfolg ein. Mehrere Vorteile wirken hier zusammen. Vom Dinkel selbst wissen wir, daß er gelinde, das heißt gut verdaulich ist. Vom Wert des täglich Gewohnten haben wir oben gehört. Dazu kommt aber auch noch etwas, worauf die modernen Ernährungsforscher großen Wert legen: der Füllungsreiz von sogenannten Ballast- oder Faserstoffen. Daran ist sicher etwas Wahres.

Von der wichtigen Rolle des alltäglich gleichen (warmen) Frühstückes für die geregelte Verdauung haben wir schon gelesen. Bitte darüber und über den Dinkel-Kaffee unter Buchstabe »F« noch mal nachsehen.

Auch ohne ärztlich-arzneiliche Methoden (Purgieren) läßt sich mit einfachen Mitteln im Alltag eine gute Verdauung erzielen. Ich denke dabei nicht an die leichtverdaulichen Nahrungsmittel – wie zum Beispiel Bohnenmehl –, die die Verdauung nicht belasten, aber deswegen noch nicht unbedingt der Verdauung förderlich sein müssen. Ich beschreibe hier solche Naturmittel, die ausgesprochen verdauungsfördernd wirken. Zum Teil handelt es sich um Gewürze wie etwa beim *Bertram*, der durch diese Eigenschaft das vornehmste Diätgewürz genannt werden könnte.

»... er läßt im Menschen nichts unverdaut abgehen, sondern macht ihm eine gute Verdauung. Wie immer man ihn ißt, getrocknet oder in Speisen (mitgekocht), ist er gut und nützlich für den kranken sowohl wie auch für den gesunden Menschen. Wenn der Mensch ihn fleißig ißt, so verscheucht er von ihm das Kranksein und hindert, daß er krank wird.«
(PL 1138 C)

Diese Eigenschaft kommt vermutlich der ganzen Pflanze zu, auch wenn in Apotheken und Drogerien nur die (geschnittene) Bertramwurzel vorrätig gehalten wird. Man achte beim Einkauf darauf, daß man keine alte Ware erhält, weil diese beim langen Lagern gerne wurmstichig wird. Wegen seiner guten Eigenschaften sollte man aus Bertram schon längst ein Konfekt gemacht haben. Der naturscharfe Geschmack würde sich dabei mildern.

Eine gute, aber keineswegs gleiche Wirkung kann man mit Süßholz (Lakritze) erreichen. Der Süßholzsaft, aus dem auch die »Lakritzenbonbons« hergestellt werden, wirkt ähnlich. Eine Zeitlang galt dieser als Geheimtip bei Magenleiden, kam aber dann zu Unrecht in Verruf. Namentlich bei Erkrankungen des Gehirnes sollte man nach Hildegard reichlich vom Süßholz (Pulver) als Gewürz Gebrauch machen, wobei man den für manche Menschen unsympathisch-süßlichen Geschmack durch andere Würzen und kleine Essigbeigaben abfangen kann. Bei Hildegard wird Süßholz wiederholt zur Herstellung eines »Honigwürze« genannten Tees empfohlen, den man zum Einnehmen mancher Arzneimittel benötigt.

Das einfachste Mittel für Gesundheit und Verdauung, die offenbar doch recht eng zusammenhängen, haben wir im *Fenchel*.

»Wie immer gegessen, macht er den Menschen fröhlich, bringt ihm eine feine (Haut-)Farbe und guten Körpergeruch ein und macht zudem noch gute Verdauung ...« (PL 1156 D)

Noch stärker wirkt »Fenchel oder Fenchelsamen«, wenn man ihn täglich nüchtern ißt, wobei sich neben anderen guten Wirkungen auch noch das Augenlicht bessert. Daraus geht hervor, daß man sich nicht unbedingt mit den Fenchelsamen kauend herumschlagen muß, sondern Fenchel auch frisch und roh essen darf und ihn als vorzügliches Gewürzkraut und Suppenwürze in seinen Garten pflanzen sollte. Auf jeden Fall aber steht – gutes Gebiß vorausgesetzt – der Fenchelsamen immer zur Verfügung. Für die gute Verdauung sollte man lieber reichlich Fenchel statt Kümmel als Gewürz an die Speisen geben und nötigenfalls – wie beim Süßholz – noch durch kleine Essigzusätze oder andere gute

Gewürze den Geschmack des Essens heben, weil Fenchel ja selbst keinen distinkten Geschmack liefert.

Schon beinahe ein Heilmittel für die Verdauung ist die *Brunnenkresse* (PL 1161 A) (nicht Gartenkresse!), die in einer Pfanne erhitzt (zum Schwitzen gebracht) immer dann hilft, wenn die Speisen nicht verdaut werden beziehungsweise unverdaut abgehen, was bei einer guten Verdauung nicht vorkommen darf und häufig auf einen Schaden im Bereich des Zwölffingerdarmes hinweist. Nicht selten findet man das bei Zuckerkranken, die ich auf diese Möglichkeit aufmerksam mache, und bei Colitis.

Ein Gewürz bei Verdauungsbeschwerden älterer Menschen mit ausgesprochen stuhlgangsfördernder Wirkung finden wir in der gewöhnlichen *Ackerminze*, die namentlich als Fleisch- und Fischwürze mitgekocht wird, aber auch roh gegessen werden kann. Ähnliches gilt von der Krauseminze und wohl auch von unserer Pfefferminze, die aus der wilden Minze durch Selektion hervorgegangen sein soll. (Nach Hildegard müßte sie deshalb sogar noch besser wirken.) Ich empfehle für diesen Zweck, nur die Blätter zu verwenden oder die frische, weiche Jungpflanze. Der holzig-sperrige Stengel macht sich nicht gut im Essen. Wie beim Salzen soll der Minzengeschmack nie den Eigengeschmack der Speise selbst beeinträchtigen und übertrumpfen.

Vom Doppelgesicht des gewöhnlichen (Blatt-)Salates lesen wir bei »V«: »Je nachdem, ob man den Salat richtig zubereitet oder nicht, kann er gute Verdauung machen und das Hirn stärken oder das Gegenteil bewirken«.

Als ausgesprochenes Verdauungsmittel dienen (die Blätter) der *Melde*. Bei Hildegard steht nicht, ob man Melde als Gemüse kochen oder als Gewürz benutzen soll, sondern bloß, daß Melde gute Verdauung macht. Weil das Volk ganz derb von »Scheiß-Melde« spricht, nehme ich an, daß die ganze Rohpflanze zu stark wirkt. Eigene Erfahrungen in dieser Hinsicht habe ich noch nicht gemacht. Als Verdauungsgewürz also nur die Blätter verwenden?

Das Verdauungsmittel für Menschen, die sich mit zuviel oder zu vielerlei übergessen haben, was wohl für die Mehrzahl der Übergewichtigen zutrifft, ist eine *Rainfarnsuppe*:

»Man nehme eine Suppe (Knochen- oder Fleischbrühe), die durch Kochen ohne irgendwelche (Kräuter) oder Gemüsebeigaben hergestellt wurde und gebe die Rainfarn-Blätter dazu und koche das nochmals und esse es gekocht (also samt den Rainfarnblättern) oft, es macht den Magen geschmeidig und glatt und führt eine gute Verdauung herbei.« (PL 1174 A)

Am besten nimmt man die frischen grünen Rainfarnblätter im Frühjahr. Auch getrocknete Jungblätter eignen sich dafür, nicht aber das aus der ausgereiften Pflanze und ihren harten Stengeln bereitete Pulver. Die Blüten gelten in größeren Mengen als nicht ungiftig und sind auf jeden Fall zu vermeiden.

Damit haben wir die wesentlichsten Verdauungsmittel aus dem Pflanzenreich besprochen. Ich füge noch einige ähnlich wirkende Mittel aus dem Tierreich an, auch wenn manche nur Kuriositätswert haben. Bei dieser Gelegenheit erfahren wir einige Charakteristika der Hildegard-Bücher. Als erstes nenne ich die *Leber vom Hecht*:

»Wenn ein Mensch vom Hecht oft die Leber ißt, führt das zu einer guten und milden Verdauung.« (PL 1276 B)

Da Hechtfleisch ganz allgemein für gesund gilt, steht dieser einfachen Methode nichts im Weg – außer wahrscheinlich ein Mangel an Hechtlebern. Ich weiß auch nicht, wie sie schmecken, weil ich noch keine gegessen habe. Wahrscheinlich wurde sie bisher überhaupt nicht in der Küche verwendet, so daß in günstigen Seegegenden doch einige davon anfallen müßten. Auch die *Leber vom Walfisch* zu essen

»... reinigt den Magen von innen her und räumt mit allem liegengebliebenen Unrat im Magen–Darm gründlich auf wie ein Purgiermittel ...« (PL 1271 C)

Leber heißt nicht Lebertran, der übrigens heute nicht vom Walfisch und meist nicht einmal vom Dorsch stammt. Es könnten aber eines Tages auch noch Walfischlebern in Büchsen auf den Markt kommen, wenn schon diese Tiere immer noch gejagt werden. Wie stark die Leberfunktion mit der Verdauung zusammehängt, wissen unsere Pharmakologen. Da die Leber ein großes Ausscheidungsorgan ist, liegt nahe, daß die Ausscheidungsvorgänge überhaupt zu ihrer Domäne gehören. Wir wundern uns also nicht, wenn bei Hildegard noch eine weitere Leber als verdauungsfördernd gepriesen wird: die *Leber einer Ziege.*

Gebackene Ziegenleber bis Mitte August (und nicht länger!) oft gegessen, reinigt den Magen und heilt einen Magenkranken wie ein Purgiermittel. Noch stärker wirkt die Leber vom Ziegenbock, die aber aus bekannten Gründen vielleicht nicht gern auf dem Tisch gesehen wird. Die Augustgrenze gilt nach Hildegard für jede Art von Ziegenfleisch.

Als Kuriosum erwähne ich noch die Empfehlung einer getrockneten *Leber vom Löwen.* Sie haben richtig gelesen:

»Wer verzehrte Speisen schlecht verdauen kann, lege die getrocknete Leber eines Löwen etwa eine Stunde in Wasser und trinke dieses (Wasser), und sogleich wird er verdauen, was er gegessen hat.« (PL 1316 A)

Ja, ja, die »Naturforscherin« Hildegard! Gab es vielleicht damals auf Germaniens Fluren noch Löwen? Oder war Hildegard gar in Afrika? Ist sie auf Löwenjagd gegangen? Müßige Frage, ebenso müßig wie bei ihrem Heilverfahren mit der *Tigerleber*:

»Wenn jemand gegessene Speisen nicht verdauen kann, lege er die noch warme Leber eines frisch erlegten Tigers eine Stunde lang auf den Magen, bis sie kalt geworden ist, und sofort verdaut der Magen (Darm) und wird erleichtert.«
(PL 1319 D)

Echt Hildegard! Unbekümmert quer durch die ganze bewohnte Erde schweift ihre Vision. Welche Umstände, wird man fragen? Ich sage das auch und schließe einmal mehr daraus, daß weder Erfahrung noch Volkswissen den Hildegardischen Medizinbüchern Pate stand, sondern Hildegard nur niederschrieb, was ihr die Audiovision kundgab, ohne Rücksicht darauf, ob der Leser damit etwas anfangen kann oder nicht. Wer wird schon einen Tiger jagen? Das können nur wenige. Ein Maharadscha-Mittel sozusagen. Aber wer weiß? Vielleicht kommt die Hildegard-Medizin eines Tages in Indiens Länder, und genau dieses Mittel ist es, das einen der Großen dort für die Hildegard-Medizin begeistert und ihr so die Tore weit und weiter öffnet?!

Wir sollen auch noch erfahren, was die gute Verdauung hindern kann. Weil wir durch die Löwen- und Tigerleber auf Unerhörtes vorbereitet sind, füge ich gleich eine Stelle aus der Wasserlehre Hildegards an:

»Die nichtmineralischen (nichtsalzigen) Wasser, die aus der Nordwestgegend kommen, sind rein und etwas grau gefärbt und nicht nützlich, weder für das Vieh noch für den Menschen, nämlich zu Speise und Trank oder sonstigem Gebrauch, weil sie kaum verdaut werden können und weil die Menschen von ihnen leicht aufgetrieben werden, denn sie sind giftig und reißen die Eingeweide des Menschen durch Geschwüre auf ... Schneewasser wird leicht verdaut, löscht aber den Durst nicht.« (CC 27,18 u. 30,6)

So etwas war uns bisher unbekannt und könnte nur durch lange Statistiken und Forschungen nachgeprüft werden. Wir merken uns nur soviel, daß auch Getränke, ja sogar Gewässer nach Hildegard der Verdauung unterliegen. Am meisten leiden die Kranken unter dem Nordwestwasser. Ferner heißt es:

»Roggenbrot ... mit dem die Verdauung jener Menschen, die unter einem kalten Magen (Gastritis, Mangeldurchblutung) viel zu leiden haben, nicht fertig wird, und das deshalb in ihnen zu stürmischen Erscheinungen führt, weil sie es kaum verdauen können.« (PL 1130 A)

Man findet immer wieder bestätigt, daß Roggenbrot vielen Kranken und Schwachen schlecht bekommt. Man darf es also keineswegs als allgemein »verdauungsfördernd« bezeichnen.

Harmloser scheint mir, wenn viele Menschen nicht wissen, daß

*Fleisch vom Pferd* wegen dessen Kraft (das Pferd gilt nach Hildegard als das relativ stärkste Tier)

>»... kaum verdaut werden kann, während das Fleisch von Wiederkäuern ... wie gekeltert ist und also leicht gegessen und verdaut werden kann. Das Fleisch jener Tiere hingegen, die nicht wiederkäuen, ist schwer und wird nicht leicht verdaut.« (PL 1319 C)

Wir wissen, daß die Kirche im Mittelalter dem Pferdefleisch nicht wohlgesonnen war, weil dieses in heidnischen Kulten geopfert und gegessen wurde. Davon findet sich bei Hildegard nichts. Sie erklärt die Warnung ganz natürlich.

Nicht ganz unwichtig für die Köchin scheint mir hingegen, wenn sie weiß, daß ein Schwerkranker durch häufiges Essen von Hühnerfleisch sich den Magen (Darm) schädigt, so daß

>»... er sein Essen kaum mehr verdauen kann.« (PL 1295 A)

Er soll darum das Hühnerfleisch nur mit anderem Fleisch gemeinsam gekocht essen und überhaupt nicht gebraten,

>»... weil er dieses Gebratene kaum verdauen kann.«
>(PL 1295 B)

Backhendl ist also nichts für Kranke.
Auch Olivenöl

>»welches zum Erbrechen reizen kann«, (PL 1230 A)

macht andere Speisen schwer genießbar, was soviel heißt wie schwerverdaulich. Noch schlimmer wäre es, zuviel Essig an die Speisen zu geben,

>»weil (zuviel) Essig eine Speise gleichsam zum zweiten Mal kocht und so härtet, daß sie kaum verdaut werden kann.«
>(PL 1199 C)

Vor Essiggurken sei schon aus diesem Grunde gewarnt.

Nachdem wir nun so viel über Verdauung und Verdaulichkeit erfahren haben, möchte ich noch auf einige Dinge aufmerksam machen, die vom Volke viel zur Erleichterung der Verdauung benützt werden, aber wegen ihrer subtilen Eigenart als »Abführmittel« ausscheiden. Ich nenne sie nur mit dem Namen und bitte, anhand des Inhaltsverzeichnisses die entsprechenden Stellen dieses Buches aufzusuchen, wo die Erklärung dafür steht: Pflaumen, Feigen, Senfkörner, Leinsamen, Weizenkleie. Eine Sonderstellung nehmen in dieser Hinsicht die Birnen ein, die getrocknet von manchen Menschen gerne zur Verdauungsförderung verwendet werden. Das tun sie auch, nur

»... liegen sie etwas schwer im Magen, weil sie das Faulige suchen, angreifen und zerbrechen ... und mit sich herausführen.« (PL 1218 C)

Wir haben das beim Obst gelesen und auch, daß Birnen nicht für lungenschwache Menschen taugen.

Bei Hildegard steht über das Kauen nichts, also halte auch ich es für irrelevant. Dagegen hat das Trinken bei Tisch einen Einfluß auf die Verdauung:

»Wenn der Mensch zu den Speisen, also zwischendurch beim Essen, nichts tränke, würde er schwerfällig an Geist und Körper und dadurch kaum guten Blutstoff sich bereiten und auch keine gute Verdauung haben.« (CC 113,28 ff.)

Zur Regulierung der chronischen Verstopfung gehört es also, während des Essens etwas zu trinken, und dies um so mehr, je besser gekaut wird. Vermutlich kommt es beim »Fletschern« (jeden Bissen 30–50mal kauen) zu einem größeren Durst und damit zu einem reichlicheren Flüssigkeitskonsum, wodurch sich der Effekt dieser Methode zur Verbesserung des Stuhlganges erklären ließe.

Will aber jemand nach Jahren seine Verdauung in Ordnung bringen und liegt keine Krankheit vor, so muß er sich zu einem kleinen Kriegszug rüsten. Er muß innerlich fest entschlossen sein, durchzuhalten, allen Anfechtungen zum Trotz, die mit großer Wahrscheinlichkeit dabei auftauchen. Man beginnt am besten mit einigen Fasttagen, wobei vor allem die Zahl der Mahlzeiten auf eine bis zwei verringert werden. Die Zahl der Mahlzeiten radikal zu verringern, ohne dabei zu hungern, halte ich für zweckmäßig, weil die Verdauung manchmal schon dadurch gestört wird, daß die Pause zwischen den Mahlzeiten zu kurz ausfällt. Jedesmal, wenn Mund und Magen wieder eine neue »Ladung« avisieren, kommt der Mechanismus durcheinander. Das Verdauungszentrum (im Gehirn) meldet: »Das Ganze halt! Wir fangen von neuem an!« So geht das womöglich vier- bis fünfmal am Tage. Woraus wir schließen, daß eine einmalige, gute und nicht übertriebene Mahlzeit pro Tag ein gutes Stuhlregulierungsmittel wäre (nur sollte diese immer zum gleichen Zeitpunkt stattfinden).

An Kurtagen darf man zur Stärkung des Herzens und Gemütes etwas Wein, auch gelöschten Wein, trinken. Dieses Verfahren war Bestandteil der einstmals hochberühmten Schrotkur, wobei allerdings noch feuchte Leibwickel beziehungsweise nach F. X. Meyer auch Massagen hinzukommen.

Wir haben nun eine große Menge von Möglichkeiten kennengelernt, regulierend in die Verdauung einzugreifen. Das genügt für den praktischen Bedarf. Doch bringe ich auch noch eine Stelle aus Hildegard, die reine Theorie ist, aber mit der Verdauung zusammenhängt:

»... alle Pflanzen, Kräuter, die ihren Wachstumstrieb aus der Luft schöpfen, werden auch glatt verdaut und haben eine fröhliche Art, die den Menschen froh macht, der sie ißt ... Sie vergleichen sich den Haaren des Menschen, die ja auch locker und luftig leicht niederfallen.« (PL 1126 A)

Das Gegenstück dazu bilden jene Kräuter, die ihre Wachstumsanregung aus dem Wind schöpfen und trocken und schwer verdaulich und von trauriger Art sind, so daß sie den Menschen traurig machen, der sie verzehrt. Diese lassen sich mit dem Schweiß des Menschen vergleichen.

Diese Sätze finden sich als Einleitung zur Beschreibung der

Pflanzen. Um den mystischen Tiefsinn zu verstehen und Nutzanwendungen daraus zu ziehen, wird es noch einige Generationen brauchen.

Schließlich gibt es auch Menschen, die nicht an chronischer Verstopfung leiden, sondern unter dem Gegenteil, daß sich bei allen möglichen und unmöglichen Gelegenheiten ein unerwünscht leichter, dünner Stuhlgang einstellt. In diesen Fällen kann man mit Dinkel ebenfalls auf die glücklichste Weise regulierend eingreifen: Dinkel-Mehl und die mehligen Nährmittel aus Dinkel (wie zum Beispiel Teigwaren) wirken eher stopfend. Wenn sich solche Menschen eine Zeitlang regelmäßig am Abend eine nicht zu dicke Mehlsuppe aus Dinkel-Mehl zubereiten und diese ohne zu große Würzen (Butter, Fleischbrühe und ähnliches) essen, dann stellt sich alsbald der gewünschte Effekt ein, und der Stuhlgang festigt, konsolidiert sich. Immer dann, wenn wieder Gefahr droht, in ihr Leiden zurückzufallen, sollen sie wieder an die abendliche Dinkel-Mehlsuppe denken. Auch bei krankhaftem Durchfall gilt die Dinkel-Mehlsuppe als Standarddiät, doch braucht's dazu noch mehr, wie in meinem Buch *So heilt Gott* unter »Cholera« beschrieben wird.

Auch wenn jemand durch Dinkel-Ganzkörner einen zu leichten Stuhlgang bekommt, dann kann er diesen Effekt durch Beigabe von Dinkel-Mehl (Mehlschwitze, Einbrenne und ähnliches) wieder ausgleichen. Ähnlich, wenn auch nicht ganz so stark, hilft Dinkel-Feinschrot, der eher verstopft als abführt. In ähnlicher Weise funktioniert auch Dinkel-Weißbrot, das nicht stopfend wirkt, aber doch mehr in dieser Richtung als das dunkle Dinkel-Brot oder gar das sogenannte Dinkel-Vollkornbrot aus Grobschrot.

# Trinken und Getränke

Auf keinem Gebiet der Ernährungs- und Gesundheitslehre fällt der Unterschied zwischen den volksheilkundlichen Ernährungs- und Diätlehren und Hildegard mehr auf als bei ihren ausführlichen Anweisungen zu dem Thema Trinken und Getränke. Schon die Tatsache überrascht, daß bei Hildegard nur außerordentlich wenige Pflanzen und Heilpflanzen als Tee empfohlen werden. Dabei müssen wir zwischen dem Tee als Heilmittel und dem Tee als Getränk unterscheiden. Hier beschreiben wir weniger die Heilmittel, als vielmehr die alltäglichen Getränke.

Als durstlöschendes Getränk findet sich bei Hildegard praktisch überhaupt kein Tee. Wenn man einen hundertprozentigen Gesundheitstee haben will, kommt nur der Fencheltee in Frage. Er hat keinen so intensiven Geschmack wie etwa Tee aus Pfefferminze oder Zitronenmelisse. Als neutral und ohne Einschränkungen gut kann nur der Fencheltee bezeichnet werden. Man darf ihn wohlschmeckender machen durch Zusätze von Zitronensaft, Honig, Kandiszucker oder guten Obstsäften. Man könnte aber auch den Fenchel zusätzlich verwenden bei der Bereitung des Dinkelkaffees. Fenchel und Dinkelkörner haben das Gemeinsame, daß sie ohne Einbuße ihrer Wirksamkeit drei-, vier- ja fünfmal abgekocht werden können und sollen. Fenchelzusatz verbessert jedes Heilmittel, schreibt Hildegard. Er verbessert auch jedes Nahrungsmittel, wo es angebracht ist.

Bei anderen Tees gibt es ausnahmslos Einschränkungen. Das gilt vom Pfefferminztee, der die Darmtätigkeit anregt und bei Krämpfen oder Schmerzen im Bauch nicht am Platze ist. Der Gesunde mag Pfefferminztee trinken, und er wird keinen großen Schaden davon haben; aber hundertprozentig ist er nicht.

Der Melissentee scheint mir nach Hildegard »vogelfrei«. Ich habe noch keine Stelle bei ihr gefunden, die eindeutig von der

Melisse berichtet. In diesem Punkte sind wir also frei und dürfen nach eigenen Erfahrungen handeln. Das gilt auch für zahlreiche andere Pflanzen, bei denen Hildegard ab und zu eine Heilwirkung angibt, aber keine Blankovollmacht, um Tee davon zu bereiten (zum Beispiel Silbermantel, Johanniskraut, Schafgarbe, Kamille). Schadenwirkungen werden keine dabei sein, und man kann sie als durstlöschende Getränke brauchen. Doch »Hildegard« schweigt darüber.

Als Tee kämen *Hagebutten* in Frage. Das getrocknete Fruchtfleisch der Heckenrose/Hagebutte, ob mit oder ohne Körner, gibt ein wohlschmeckendes und angenehmes Getränk. Über die Hagebutte schreibt Hildegard:

»Wer körperlich gesund ist und bloß im Magen schwach, der koche die Hagebutte und esse sie oft. Das reinigt den Magen und nimmt den Schleim. Wer dem Leib nach durchaus gesund ist, dem schaden sie weder gekocht noch roh gegessen. Wer aber am ganzen Leib schwach ist, dem taugt das Essen von gekochten Hagebutten nicht, weil diese dem Magen schaden, der gewissermaßen auch welk geworden ist. Ein solcher Mensch esse die Hagebutten oft, aber nur roh oder mäßig teigig.« (PL 1243 B)

Auffallenderweise empfiehlt Hildegard bei Schwerkranken die Hagebutte nur im Rohzustand, als Rohkost. Mit der Vitaminidee hat das kaum etwas zu tun. (Hildegard gibt dafür eine andere Begründung.) Was von den Hagebuttefrüchten gilt, muß nicht unbedingt auch vom Hagebuttentee gelten. Auf alle Fälle werden wir die Warnung zur Kenntnis nehmen und Hagebuttentee bei Schwerkranken lieber nicht verwenden. Doch im allgemeinen ist Hagebuttentee erlaubt. Wenn die Früchte gut sind, wird der Tee nicht schaden. Das gleiche gilt auch vom Apfelschalentee. Gekochte Äpfel sind gesund. Infolgedessen sind gekochte Apfelschalen sicher auch gesund.

Von der Malve schreibt Hildegard:

»Der Gesunde meide Malven.« (PL 1167 C)

Obwohl sie Malvenblätter (als Gemüse) gemeint haben dürfte, wollen wir daran denken und lassen den Malventee lieber weg, denn für Magenkranke, denen Hildegard sonst ein Malvengemüse unter bestimmten Umständen gestattet, kommt Malventee sicher nicht als Dauergetränk in Frage. Wenn Goldmalve zu den Hibiscus-Pflanzen gehört, taugt auch sie nicht als universaler Tee.

Ein ausgesprochener Heiltee wäre Salbei, heilsam für alle Schmerzen und Beschwerden von seiten der Harnwege und der Blase. In diesem Fall nimmt man den Salbeitee längere Zeit. Zum Heilen muß er warm getrunken werden. Salbeitee wirkt auch bei Rheumakranken:

»Seine durch das Wasser gemilderte Wärme behebt nämlich die Lähmung (Paralysis) im Menschen.« (PL 1154 B)

Als Paralysis bezeichnet Hildegard die Vergichtung beziehungsweise die Gicht-Rheuma-Anlage.

Nun sollten wir etwas über den Schwarztee schreiben. Leider Fehlanzeige bei Hildegard.

Bleibt der Dinkel-Kaffee. Viele kennen noch von früher her den Kneipp-Malzkaffee als beliebtes Hausgetränk. Ich bin überzeugt, daß in der Heimat des Pfarrer Kneipp, wo durchweg Dinkel angebaut worden ist, ursprünglich der sogenannte Kornkaffee (Malzkaffee?) in erster Linie ein Dinkelkorn-Kaffee war. Der Dinkel-Kaffee hat einen ganz hervorragenden Geschmack, wenn das Dinkel-Korn richtig geröstet wurde. Man muß nur wissen, daß er niemals gemahlen werden darf. Immer nur die ganzen Körner abkochen! Beim erstmaligen Abkochen bekommt man nur eine Art Dinkel-Tee, einen dünnen hellen Kaffee. Erst nach zwei-, drei-, viermaligem Kochen resultiert der schöngefärbte Dinkel-Kaffee. Mehr darüber bei »F«.

Als Getränk können wir Milch allein nicht brauchen. Milch ist ein Nahrungsmittel, und wir haben an entsprechender Stelle (bei »M«) darüber geschrieben. Auch Obstsäfte können nicht ohne weiteres als Getränke dienen, denn Hildegard schreibt:

»Eine von Saft triefende Speise, wie dies zum Beispiel bei den Säften der Kräuter und bei den Säften des Obstes ist, verursacht manchmal Kopfschmerzen, wenn sie ohne trockenes Brot oft gegessen wird ...« (CC 90,36 ff.)

Man wird also zu Säften Zwieback, Brot oder irgendein Milchgebäck essen. Man denke aber daran, daß der Wert eines Saftes zuerst davon abhängt, von welcher Frucht er gewonnen wurde. Ein Saft aus Äpfeln entspricht der Apfelwirkung. Ohne Erhitzen hergestellt, hat er im wesentlichen die Wirkung roher Äpfel. Für die Birnen trifft das gleiche zu, mit dem Unterschied, daß Birnen schlechter vertragen werden als Äpfel (weil sie die Atmung belasten). Atem- und lungengesunde Menschen können Birnen essen und auch Birnensaft trinken.

Das gleiche gilt vom Most, wobei der Apfelmost mit reiner Apfelwirkung erheblich besser und universeller ist als der Birnenmost. Gemischten Most, wie er meist auf dem Lande aus Äpfeln und Birnen hergestellt wird, empfehle ich nicht

Über Most als vergorenen Apfel- oder Birnensaft sagt Hildegard so gut wie nichts. Die einzige Hildegard-Stelle, die vom Most (mustum) handelt (CC 168,22 ff.), läßt offen, ob es sich bei diesem Most um halbvergorenen Wein (»Heurigen«) handelt oder um unreifen Obstmost.

Ich füge nun einige Abschnitte aus dem Lehrbuch der Hildegard-Medizin ein, die eine Rangordnung von Getränken andeuten: Wein – Bier – Met – Tee (Wasser):

»Ein Rheumatiker, der (wegen seiner Säfteunruhe) in seinem gewöhnlichen Verhalten nicht maßhalten kann, soll deswegen nüchtern Wein trinken oder, wenn er keinen Wein hat, Bier aus Gerste oder Roggen gebraut. Wenn er keines von beiden bekommen kann, soll er Wasser mit Brot kochen und abseihen und dieses abgeseihte Wasser lauwarm trinken. Das mache er tagtäglich, und die stürmischen Wallungen der Gicht (Säfte) in ihm werden sich legen.

Wenn ein solcher Mensch rasch von Kräften gefallen ist, soll er nur (sehr) mäßig davon trinken; wenn er aber sonst körperlich gesund ist, mag er reichlicher Wein oder Bier oder von dem aus Brot gekochten Wasser nüchtern trinken, und die Gicht (Rheuma) kommt in ihm zur Ruhe.« (CC 114,30 f.)

Wenn Kaiser Karl der Große das doch schon gewußt hätte! Den hat im Alter das »Zipperlein« schwer geplagt und ihm manche böse Stunde bereitet.

Seltsame Trinkvorschriften kennt das Hildegard-Lehrbuch für Fieberkranke. Demnach gibt es grundsätzlich nur vier Fieber-gruppen: akute, tägliche, dreitägige und viertägige Fieber. Dann soll man nüchtern nichts trinken, sondern zuerst etwas essen. Nachher ist es erlaubt, Wein oder Bier oder Met (Honigwein) oder ausgekühltes Brotwasser gegen den Durst zu trinken.

»Ohne durch Krankheiten (Rheuma) dazu gezwungen zu sein, soll kein Mensch nüchtern trinken. Wenn es aber (wegen Erkrankungen) notwendig wird, ist Wein zu trinken gesünder als Wasser trinken.

Wenn aber jemand ohne Not auf leeren Magen Wein trinkt, macht es ihn gierig im Verlangen nach Speise und Trank und macht ihn geistlos (verrückt?) und abgestumpft in seinen Sinnesempfindungen.« (CC 150,16ff.)

Das wäre eine sehr seltsame Letztursache für Geisteskrankhei-ten, an die sicherlich bisher noch nie jemand gedacht hat und die von Fachleuten aufgegriffen werden sollte. Die genaue Hildegar-dische Differenzierung über das Trinken bei Fiebern könnte ein Meisterstück eines klug beobachtenden Arztes sein und wäre eines Hippokrates würdig.

Von Schnäpsen, Likör oder Branntwein steht bei Hildegard nichts. Ob es diese scharfen Sachen damals noch nicht gab und sie erst durch die Kunst des Destillierens von den Alchimisten erfunden wurden? Von ihnen und den Arabern stammt auch der Begriff und das Wort »Alkohol«. Bei »scharfen Sachen« gilt die Warnung vor nüchternem Trinken sicher doppelt.

Die Reihenfolge Wein, Bier, Met, Brotwasser bedeutet – wie jede Reihenfolge bei Hildegard – eine Rangordnung. Der erste Rang steht dem Wein zu, gefolgt von Bier und Brotwasser. Bei den Fiebergetränken schaltet sich zwischen Bier und (ausgekühl-tem) Brotwasser der Met ein, der vergorene Honigwein. Von diesem ist sonst bei Hildegard fast nie die Rede.

Wir haben gelesen, daß Bier damals nicht nur aus Gerste,

218

sondern auch aus Roggen gebraut wurde. Dieser Hinweis findet sich sonst bei Hildegard nie. Sollte uns damit ein Wink gegeben werden, daß man so gut wie aus Roggen noch besser aus Dinkel ein Bier herstellen könnte? Dazu bräuchte es ein eigenes Verfahren. Die Mälzung von Dinkel macht Schwierigkeiten, weil seine Keime nicht einheitlich zur gleichen Zeit sprießen. Man müßte Dinkel-Bier wahrscheinlich ähnlich wie das Weizenbier ohne vorheriges Mälzen herstellen.

Es handelt sich zumeist um das Gerstenbier. Die Bierherstellung wird zu allen Zeiten ähnlich gewesen sein, so daß wir das Hildegardische Bier durchaus unserem guten, echten Bier gleichsetzen dürfen.

»Bier läßt die Fleischpartien (carnes) des Menschen wachsen und macht wegen der Stärke und Güte dieses Getreidesaftes ihm eine schöne Färbung seines Gesichtes. (Reines) Wasser hingegen schwächt den Menschen und führt manchmal zu Schlierbildung (livor) in seinem Lungenbereich, wenn er nicht gesund ist, weil das Wasser Mängel besitzt und keine große Wertigkeit hat (virtus). Wenn aber ein Mensch (kern-)gesund ist, wird es ihm nicht schaden, wenn er dann manchmal (auch) Wasser trinkt.« (CC 150,16 ff.)

Um den Stellenwert des Bieres als Diätgetränk zu unterstreichen, füge ich noch eine Angabe aus dem Lehrbuch der Hildegard-Medizin ein. Ihrer Entstehung nach werden drei Typen von Hautkrankheiten unterschieden. Eines der Hautleiden kommt vom reichlichen Essen (Fleisch, Milch) und Trinken (starker Wein). Bei dieser Form entstehen Hauterhabenheiten, die rötlich gefärbt sind. In solchen Fällen nützt es, auf Brotkost, Gemüse oder Bier auszuweichen, die nach Hildegard solche Hautkrankheiten nicht fördern. Bei der Diät von Lungenkranken wäre Bier empfehlenswerter als Wein oder Wasser,

».. . weil Bier etwas Gekochtes ist.« (CC 168,25).

Auch beim Jugendirrsein (Paranoia, Schizophrenie) gibt es neben der Diät besondere Getränke, wobei Met und gewöhnliches Wasser sehr schädlich wirken. (siehe »K«) Das gilt auch für die Epilepsie (CC 207,22 ff.), bei der nur milder, mit Wasser gemischter Wein und Bier als Diätgetränk erlaubt wird. (»K«)

Über den Wein brauche ich hier nicht zu schreiben, weil das Notwendige darüber in diesem Buch an anderer Stelle steht (»O«).

Das Wasser und auch die Mineralwässer finden bei Hildegard eine ausführliche Darstellung. Man müßte zwölferlei Wasserqualitäten unterscheiden. Bedauerlicherweise kennen unsere Physiker so viele Subtilitäten des Wassers noch nicht, auch wenn sie schon wissen, daß zum Beispiel der Anteil an »Schwerem Wasser« in den Gewässern stark wechselt. Die Empfehlungen von Mineralwässern lauten bei Hildegard unterschiedlich (CC 24,5 ff.). Es werden sechs verschiedene Mineralwässer beschrieben, die bisher niemand zu identifizieren vermochte. Zum Teil wird davon abgeraten. Solange die Hildegardischen Wässer nicht genauer bestimmt werden können, meidet man am besten Mineralwässer als Tafel- beziehungsweise Universalgetränk.

Jedenfalls darf das Wassertrinken an sich nicht in Bausch und Bogen als gesund angesehen werden. Es besteht auch, von Notfällen abgesehen, kein Grund, seinen täglichen Flüssigkeitsbedarf durch reines Wasser zu decken. Wer zum Frühstück (oder zum Mittagessen) seine Dinkelsuppe ißt oder Dinkelkaffee oder Tee getrunken hat und sich vor allem nicht von Jugend an übermäßiges Trinken angewöhnte, der deckt damit seinen Flüssigkeitsbedarf. Zum Durstlöschen bei Kranken empfehle ich Apfelkompott, wenn möglich sogar aus ungeschälten Äpfeln (nur nicht bei Durchfällen!).

Mit mehr oder weniger reichlich Wasser gekocht, gibt das ein hervorragendes, erfrischendes »Getränk«. Man kann zum Durstlöschen auch gutes Obst essen. Rohe Äpfel sind aber nach Hildegard um so gesünder, je älter und mürber sie geworden sind. Wenn der frische Saft nicht mehr vorhanden ist, löschen sie den Durst weniger.

Orangensaft, Grapefruitsaft, Zitronenlimonade und wie die Fruchtsaftgetränke heute alle heißen, beurteilen wir von der

Grundsubstanz her, von der Eigenart des Hauptbestandteiles. Orangen können als gesund angesehen werden. Sie haben nach Hildegard das Signum »Keuschheit«. Zitronen gelten als Fieber-(heil)mittel, ebenso wie die Zitronenbaumblätter, die in Wein gekocht werden. Künstliche Kohlensäurezusätze halte ich für unerwünscht. Bekanntlich erfolgt sehr häufig die übermäßige Gewichtszunahme durch zuviel Trinken von solchen Sprudelgetränken.

Milchsaure Getränke gehören in die Milchgruppe.

Ein Trinken während der Mahlzeit gestattet Hildegard durchaus:

»Wenn der Mensch ißt, dann schafft er beim Essen wie die Mühle beim Mahlen, und von der Arbeit des Kauens wird er warm und trocken und fängt an, innerlich zu vertrocknen. Das nennt man Durst. Dann soll er ein wenig trinken und (dann erst) wieder essen, und wenn er vom Erwärmen beim Kauen trocken wird und wieder dürstet, soll er auch wieder trinken, und so soll er es machen, solange er ißt. Denn wenn der Mensch bei Tisch, nämlich zwischendurch beim Essen, nicht tränke, würde er schwerfällig in geistiger und körperlicher Hinsicht. Es würde auch keinen guten Blutsaft herbeiführen, und er könnte darum keine gute Verdauung haben. Trinkt der Mensch aber zuviel beim Essen, dann macht das in den Säften seines Körpers einen üblen Schwall von Sturmfluten, so daß die rechten (regelmäßigen) Säfte in ihm zersprengt werden.

Auch dann, wenn die Speisen in Zersetzung übergehen und eingedickt werden, verlangen die Gefäße und das Blut wegen dieser Kalorienanreicherung (de calore illo) nach Befeuchtung, und das macht den Durst. Auch dann soll der Mensch maßvoll etwas trinken und die Austrocknung in sich befeuchten, weil andernfalls sich eine Schwerfälligkeit und Trägheit an Geist und Körper einschleicht. Der Mensch, der das lebendige Leben in sich hat und von allerlei Speisen sich nährt, hat ein größeres Verlangen nach Getränken beim Essen als die Tiere, die (bloß) Heu und Gras fressen.«
(CC 113,18 ff.)

Obwohl es ja selbstverständlich ist, daß das ganze Lehrbuch von menschlichen Krankheiten handelt, wird doch immer wieder das Wort »Mensch« gebraucht, auch wo es theoretisch nicht nötig wäre. Das bedeutet, wir sollen Mensch und Tier nicht gleichsetzen.

»Oft geschieht es bei Tag oder bei Nacht, daß der Mensch beim Aufwachen, zum Beispiel aus dem Mittagsschläfchen, infolge des Kalorienreichtums (de calore) oder der Trockenheit des Essens Durst erleidet. Doch soll er sich hüten, gleich zu trinken, solange noch ein Schlafgefühl in ihm steckt, weil ihn das dem Krankwerden näherbringt und das Blut und seine (Stoffwechsel-)Säfte zu unrichtigen Stürmen anreizt. Vielmehr soll er, wenn er aufwacht, eine kleine Weile sich vom Trinken zurückhalten, selbst wenn es ihn sehr dürstet, so lange, bis ihn das Schlafgefühl vollkommen verlassen hat. Und dann erst soll er, gleichgültig, ob er gesund oder krank ist, Wein oder Bier trinken und kein Wasser, weil das Wassertrinken dann im Blut und den Säften mehr Schaden stiften als Hilfe bringen würde.« (CC 114,15)

Im Winter soll man eher Wein oder Bier trinken und – wenn man kann – Wasser meiden,

»... weil die Gewässer in dieser Jahreszeit wegen der Erdfeuchtigkeit nicht gesund sind.« (CC 118,21 ff.)

Daß man im Sommer mehr trinkt als im Winter und bei trockener Nahrung noch mehr, das braucht nicht betont zu werden, obwohl es Hildegard erwähnt. Im Sommer schadet das Wasser wegen der Trockenheit der Erde weniger als im Winter. Wir müssen bedenken, daß es sich bei Hildegard nur um Brunnenwasser, eventuell auch um Quellwasser handeln konnte und daß konstante Wasserleitungen oder gar aus den Tiefen der Seen gepumptes Wasser damals nicht üblich waren.
Nach Hildegard können eine Reihe von Gewässern erst nach Abkochen (und Auskühlen) als gesund zur weiteren Verwendung angesehen werden. Der Ort Evian am Genfer See ist

222

berühmt für sein köstlich schmeckendes Naturwasser, aber das ist kein Beweis, daß es nach Hildegard auch schon deswegen und ohne Abkochen gesund sein müßte.

Die Notwendigkeit des Abkochens gilt begreiflicherweise von den Wassern der Tümpel (paludes, Sümpfe), die das schlechteste von schlechtem Wasser enthalten:

»Wenn man sie in der Not wegen Mangel an anderen Wässern trinken will, soll man sie kochen und auskühlen lassen und dann erst trinken. Brot oder eine Speise oder auch Bier, das mit diesen Wassern hergestellt wird, kann man einigermaßen verwenden, da diese Dinge durch das Feuer gereinigt wurden.« (CC 27,36 ff.)

Ganz anders müssen Zisternenwässer beurteilt werden:

»... soweit die Zisternen so tief in die Erde versenkt sind, daß ihr Wasser steht und keinen Abfluß hat, ist dieses Wasser besser und linder für Speisen und Getränke und zum sonstigen Gebrauch der Menschen als das Wasser von sprudelnden Quellen mit einem Abfluß. Man kann es – verglichen mit den sprudelnden-fließenden Quellen – als eine linde Salbe bezeichnen, weil es öfters von der milden Ausgeglichenheit der Luft temperiert wird. Das Wasser strömender Quellen ist dagegen rauh und steht durch seine Rauhheit mit den Speisen in Widerspruch, so daß diese durch (Hitze) nicht weich werden und nicht leicht gargekocht werden können ...
Weil es aber beim Durchfließen von Erde und Sand und Springen über die Steine gereinigt und rein geworden ist, nützt es dem Menschen als Trinkwasser. Es schadet aber den Speisen, die man ißt und auch den Augen beim Waschen wegen seiner Rauhigkeit.« (CC 28,12 ff.)
»... Die Wasser überirdisch strömender Flüsse ... sind zum Trinken nicht gesund ... und verletzen die Menschen, wenn sie nicht vorher abgekocht werden ... und man sie (wieder) auskühlen ließ, so daß sie im Notfall getrunken werden (dürfen). Wenn nötig, kann man sie sogar einigermaßen zum Kochen von Speisen verwenden ...« (CC 28,32 ff.)

Wie eine Illustration zu diesem Text lautet demgemäß die Beschreibung der Flußwässer im Hildegardischen Naturmittelbuch. (PL 1212 A ff.)

Über die Wasser des Rheines steht geschrieben, sie wären so scharf, daß sie, roh eingenommen, schädliche und schlierige Säfte im Menschen beseitigen. Wenn sie jedoch keine solchen vorfinden, greifen sie den gesunden Menschen an, weil sie eben nichts Derartiges zum Vertilgen zur Verfügung haben. Ähnliches geschieht beim Kochen von Speisen mit Wasser des Rheinflusses, wobei es durch Beseitigung schlieriger Bestandteile in den Speisen diese sogar noch gesünder machen kann. Diese Eigenart kommt dem Rheinwasser als Subtilität von Natur aus zu.

Wenn wir uns heutzutage aber die »Rheinwasser« genannte braune Brühe ansehen, zum Beispiel zwischen Bingen und Rüdesheim, dann ekelt es einen schon fast, auch nur mit der Fähre hinüberzufahren. Die Schwäne, die dort am Ufer herumplätschern, tun einem herzlich leid. Ob Hildegard mit diesem Wasser heute noch ihr berühmtes Schöpfwunder wirken könnte, so daß sie einem Blinden die Sehkraft wiederschenken könnte, durch Gebet und bloßes Übergießen der Augen mit dem Wasser des Rheines?

Wasser vom Laacher See nützt weder roh noch gekocht für Verdauung oder Gesundheit, aber als Badewasser macht es eine weiße und gesunde (Gesichts-)Haut. Die Wasser der Nahe, in deren Talgebiet Hildegard aufwuchs (Disibodenberg) machen die Haut weiß und fest, jedoch auch runzelig! Seine Fische sind fett und gesund. Das gilt auch von den Fischen der Donau, obwohl deren Wasser für Speis und Trank nicht gesund ist, weil seine Rauhigkeit die Eingeweide des Menschen angreift ...

Soweit ein kleiner Auszug aus Hildegards hochspezialisierter Wasserlehre. Es würde zu weit führen, die umfangreiche Wasserlehre des Lehrbuches hier wiederzugeben. Damit sollen sich die Hydrologen beschäftigen, die für unser Leitungswasser verantwortlich sind. Wir müssen uns mit dem Wasser zufriedengeben, das aus unseren Leitungen fließt, und können nur darauf vertrauen, daß der Mensch so wunderbar beschaffen ist, daß er mit gar vielen Giften fertig werden kann. Zumal die gläubigen Menschen, die die Verheißung haben:

224

»... und getrunkenes Gift wird ihnen nicht schaden!«
(Mk. 16,18)

Nach Hildegard gibt es noch viele Gefahrenquellen, die auf
das Wasser einen Einfluß haben. Zum Beispiel das Klima und die
Luftverschmutzung (malus fumus ac periculosa nebula) können
das Wasser vergiften, das dann auf alle Fälle vorher abgekocht
werden muß. Regenwasser taugt eher für Kranke, während
Gesunde darunter zu leiden haben, wobei sich auch hier das
Wasser, das in Regenwasserzisternen aufbewahrt wird, für
Gesunde und Kranke eignet, wenn auch nicht so gut wie das
Wasser aus Quellwasserzisternen. Schneewasser löscht den Durst
nicht. Wolkenbruch- und Hagelwasser sind gefährlich, wenn sie
zu Speise und Trank verwendet werden. Soweit einige Grundge-
danken aus dem Lehrbuch über das Wasser.

An einer anderen Stelle wird ein Rat erteilt, der an die Sitten
des Orients erinnert. Die Orientalen wissen, daß warmer Tee
den Durst besser löscht als kalte Getränke oder gar Alkohol.
Ähnlicherweise schreibt Hildegard, daß »ein durstiger Mensch
namentlich im Sommer zum Durstlöschen nicht Wein trinken
soll, sondern lauwarmes Wasser und nachher noch ein wenig auf
und ab gehen sollte«. Diese hygienische Vorschrift kommt sicher
dem ganzen Körper zugute.

Zum Schluß dieses Kapitels über Trinken und Getränke bringe
ich noch eine eigenartige Angabe:

»Wenn ein Mensch einmal ein ihm bis dahin unbekanntes
neues Getränk trinkt, dann werden von den neuartigen Säften
auch andere Säfte in ihm bewegt und fließen verflüssigt zur
Reinigung aus der Nase.« (CC 134,36 ff.)

Damit wird kurz eine der Ursachen geschildert, die Schnupfen
auslösen könnten. Allerdings haben nicht nur neue, das heißt
ungewohnte Getränke diesen Effekt, sondern ebenso auch
»unbekannte« Speisen.

# Untergewicht und Übergewicht

Beim Untergewicht und beim Übergewicht lassen sich die Grenzen gegenüber dem Krankhaften nur schwer ziehen. Ohne Formeln und Tabellen wollen wir mit einfachen Ratschlägen jenen helfen, die sich selbst als untergewichtig oder übergewichtig ansehen. Die wesentlichste Grundlage für Gewichtsabnormitäten ist in beiden Fällen normalerweise eine angeborene Anlage. Schon die vermehrte oder verminderte Eßlust geht manchmal auf eine entsprechende Veranlagung zurück. Zum Beispiel schreibt Hildegard bei der ABO-Blutgruppe, daß diese Menschen

»von wenig essen schon satt werden.« (CC 37,35)

Andere Menschen, die zur Vollmondzeit und ausgeglichener Witterung im Mutterschoß empfangen wurden,

»sind gesund und gierig aufs Essen, so daß sie wahllos vielerlei Speisen durcheinanderessen ... (CC 97,19)

Das Unter- oder Übergewicht hängt nur zum Teil vom Fettgehalt des Körpers ab. Eine Rolle spielt auch der Wassergehalt:

»Niemand soll sich zu sehr die Getränke entziehen, denn wenn er sich durch Enthaltsamkeit vom Trinken dürr (mager), untergewichtig gemacht hat, befällt ihn Schwerfälligkeit an Geist und Körper ...
Wenn er zuviel trinkt, dann verführt er seinen Leib zum nutzlosen (Anhäufen) von überflüssigen Säften ...«
(CC 118,36 ff.)

Was ich im folgenden vom Untergewichtigen schreibe, kann auch dem Übergewichtigen nützen, wenn er das meidet, was dem Untergewichtigen hilft. Fleischessen zum Beispiel führt nach Hildegard zu reichlicherem Fettansatz. Ebenso auch die warmen Bäder, die dem Untergewichtigen durch Zufuhr von Kalorien helfen. Sie sollen vom Übergewichtigen gemieden werden.

Selbst bei stark auszehrenden Krankheiten wie Krebs und Tuberkulose, wo gewöhnlich erst die Behandlung des Grundleidens Abhilfe gegen ihre Magerkeit schafft, bleibt nach Hildegard oft unentschieden, ob es nicht dem Kranken zu einer besseren Heilungschance verhilft, wenn er wieder zu Gewicht und zu Kräften kommt. Ein mäßiger Fettansatz gehört zur Krankheitsabwehr.

Als die Menschen noch natürlicher dachten, war eine gewisse Stattlichkeit als Gesundheitszeichen erwünscht. Hippokrates verlangt das vom Arzt als gutes Beispiel und Vorbild. Das Untergewicht fürchtete man früher mehr als das Übergewicht. Es war infolge Nahrungsknappheit (Mißernten, Armut) das Häufigere. Was kann also nach Hildegard die Küche gegen das Untergewicht mobilisieren, soweit dieses nicht durch Hunger oder ein schweres Leiden verursacht wird?

»Wer dürren (mageren) Körpers ist und fast versagt, der pulvere Ingwerwurzel und nehme ein wenig von diesem Pulver vor dem Essen in einer Suppe und zwischendurch auch einmal ein wenig davon auf Brot, und es wird besser. Aber sogleich, wenn er sich besser fühlt, soll er nicht mehr davon essen, damit er nicht zu Schaden kommt.« (PL 1136 A)

Hier bleibt noch offen, ob die körperliche »Dürre« auf Anlage oder Krankheit zurückgeht. Bei der Empfehlung des folgenden Gewürzes hingegen handelt es sich zweifelsohne um eine krankhafte Körperschwäche:

»Einen Kranken, dessen Körper(-Kraft?) schon fast dahingeschwunden ist, bringt Bertram(wurzel) wieder zu Kräften und läßt nichts in (diesem?) Menschen unverdaut abgehen, sondern macht jenem (Kranken) gute Verdauung.« (PL 1138 C)

Vom Bertram lesen wir, daß er nicht nur für den Gesunden das beste Gewürz ist, sondern daß durch ihn auch der kranke Darm wieder lernt, die Nahrung richtig auszuwerten. Unverdautes ist für das Körpergewicht verloren. Gut verdauen bedeutet auch gute Nahrungsausnützung. Das macht Bertram.

Zur gesunden Kost gehört bei mageren wie bei dicken Menschen auch das Standardnahrungsmittel *Dinkel*, weil er das rechte (Muskel-)Fleisch macht. Etwas Fett gehört auch in die Muskulatur, nicht zuwenig und nicht zuviel. Das kann gerade die Dinkel-Nahrung. Wir denken bei allen Diätplänen daran und freuen uns über das Dinkel-Wunder, das Fette mager und Magere fett macht.

»Das aus den (Wal-)Nüssen gepreßte Öl ist warm und macht die Fleischpartien seiner Esser fett und ihren Geist frohgemut.« (PL 1220 B)

Nußöl verschleimt die Brust des Menschen, doch steht bei Hildegard, daß sowohl die Kranken als auch die Gesunden damit fertig werden und es vertragen können. Nur Menschen, die ausgesprochen schwach auf der Brust sind, belastet Nußöl ein wenig die Atmung. Ähnliches haben wir auch von den Nüssen gehört, mit denen Gesunde »fertig werden«, Kranke aber nicht so gut, weil Nüsse zu Fieber disponiert machen. Vor eventuellem Zuviel an Nußöl – wie bei den Nüssen selbst – wird an dieser Stelle nicht gewarnt. Gutes, kaltgepreßtes »französisches« Nußöl kann als Speiseöl bei mageren Menschen verwendet werden, sofern es sich nicht um Lungenkranke handelt.

Weniger kritisch brauchen wir zu sein bei den *Bucheckern*:

»Wer die Frucht vom Buchenbaum ißt, wird von ihr nicht geschädigt, sondern davon fett.« (PL 1236 B)

Das wäre also die ideale Diätfrucht für Magere! Wer sammelt sie uns in Friedenszeiten? Im Krieg, als alles Fette knapp war, gingen etliche im Herbst in die Buchenwälder. Es gab sogar manchmal Bucheckernöl zu kaufen. Ob dieses bei Mageren genausoviel leistet wie die Frucht, die Bucheckern, weiß ich nicht. Bei Hildegard wird öfter zwischen der Frucht und ihrem Öl unterschieden. Hier steht davon nichts.

*Süße Mandeln* oft essen macht eine gesunde Gesichtsfarbe und ein volles Gehirn. Das leere Gehirn und die schlechte Gesichtsfarbe lassen auf Störungen des Fetthaushaltes schließen. Obwohl vom Fettmachen nichts steht, empfehlen sich die süßen Mandeln für die mageren Menschen, weil

> »Mandeln, ob roh oder gekocht, oft gegessen den Lungen Kraft geben und einflößen, weil sie die Atmung des Menschen in keiner Weise belasten und den Menschen nicht ausdörren, sondern ihn dadurch gestärkt hervorgehen lassen.« (PL 1255 D)

Ebenfalls nur Gutes erwarten wir bei Gesunden und Kranken von den leider nur selten erhältlichen *Mispelfrüchten*:

> »Wieviel man auch davon ißt, die Mispelfrucht wirkt gut und gesund, weil sie die Fleischpartien wachsen läßt und das Blut reinigt.«

Die Mispeln lassen sich im Herbst schön portionsweise in der Tiefkühltruhe einfrieren und bei Bedarf Beutel für Beutel auftauen, wobei sie gerade die rechte Teigigkeit der Reife erhalten. Ungefroren sind Mispeln hart und ungenießbar. Ein erheblicher Teil der Frucht besteht leider aus harten Kernen, die ausgespuckt werden müssen. Aber der hohe Gesundheitswert sollte uns das wert sein. Das gesunde Wachsen der Fleischpartien kann jedenfalls nur gut sein – gerade bei Mageren. Solche Menschen dürfen sich auch *Feigen* gestatten, von denen es heißt:

> »Einem Kranken (Schwachen) ist die Feigenfrucht gut zu essen, wenn er von Körper- und Geisteskräften gefallen ist.
> Er darf sie essen, bis es ihm besser geht. Dann soll er es sein lassen. Für die Schwachen ist es auch nicht wie für die Gesunden nötig, die Feigen vorher in Wein oder Essig zu beizen ...« (PL 1228 B)

229

Das körperliche und geistige Versagen dürfte wohl vor allem die ältere Generation betreffen, auch wenn so etwas nach Hirnhautentzündungen und ähnlichen Erkrankungen schon in jüngeren Jahren vorkommt. Der Hildegard-Text mahnt in diesen Notfällen nicht zum Maßhalten im Essen von Feigen wie bei den Gesunden. Umgekehrt werden Übergewichtige die Feigen auf jeden Fall meiden.

Für Magere gilt ganz allgemein Fleischkost als zuträglich, vor allem *Schaffleisch*:

>»Wenn ein Mensch und sein ganzer Körper von Kräften gekommen ist und auch seine Venen schwach und welk geworden sind, dann schlürfe er oft – wenn er will – den Saft des Schaffleisches und auch die Suppe, worin es gekocht wurde. Er esse auch ein wenig von dem Schaffleisch selbst.
Wenn er sich etwas gekräftigt fühlt, esse er reichlich vom Schaffleisch – wenn er will.« (PL 1324 A)

Dieses »wenn er will« bei Hildegard fällt auf. Es gibt Menschen, denen der Geschmack des Schaffleisches nicht liegt, selbst wenn es nicht von einem Bock stammt. Gegen den Willen soll man das Schaffleisch also niemandem aufdrängen! Außerdem kann man sich merken, daß es in den warmen Jahreszeiten besser zum Essen ist als in den kalten. Möglicherweise kann man durch Eindosen von Sommerschaffleisch die Natur dabei überlisten. Der Hildegard-Text läßt daran denken. Unter Saft wird wohl der Bratensaft zu verstehen sein. Bei den verwelkenden Venen handelt es sich um Kreislaufschwäche.

Ein ähnlich fettes Fleisch, das allerdings sonst nicht so allgemein gesund ist wie das Schaffleisch, kann auch bei Abmagerung eingesetzt werden:

>»Wenn ein Mensch schwer krank ist, so daß er körperlich verfällt und dürr (mager) geworden ist, der soll während seiner Krankheit von jungen Schweinchen ein weniges essen, bis er von dessen Wärme profitiert. Wenn er kräftiger geworden ist, aber nicht mehr, weil es erst recht das Krankwerden in ihm vermehren würde.

Wessen Körperkräfte versagen, der esse oft gekochte Schweineleber. Das labt und kräftigt ihn.« (PL 1326 A)

Daraus ersehen wir, daß bei Hildegards Diätempfehlungen keinerlei kultische Bedenken hereinspielen. Vom Standpunkt des vorchristlichen Judentums wäre auch in Krankheitsfällen kein Schweinefleisch erlaubt. Ehe wir die Fleischgerichte als Mittel gegen Magerkeit und Kraftlosigkeit verlassen, nenne ich als Kuriosum noch die *Bachstelze*:

»Sie hat weiches Fleisch, gut zu essen für die Gesunden und Kranken, weil sie den Kranken labt.« (PL 1307 B)

Aber Bachstelze muß es sein und nicht die Ackerstelze! Man entsetze sich darüber nicht. Es wird deswegen kein Massensterben der armen Bachstelzen einsetzen. Man erkennt aber auch, daß Hildegard schrieb, was ihr diktiert wurde. Gott weiß warum. Sie selbst wäre sicher nicht auf diese Idee verfallen, sowenig wie andere ihrer Zeitgenossen.

Noch ein Wort über die *Butter*:

»Ein phthisischer und körperlich dürrer Mensch darf jede Art Butter essen. Das heilt ihn innerlich und erfrischt ihn.«
(PL 1323 D)

Als phthisisch werden heute die stark abgemagerten, schlankwüchsigen Lungenkranken bezeichnet. Gemeint sind hier sicher hager-magere Menschen. »Jede Art« heißt Butter von Kühen, Schafen und Ziegen. Noch eine zweite Textstelle bei Hildegard handelt von der Butter:

»Ein kurzatmiger Mensch oder einer, der hustet oder der körperlich dürr ist, esse Butter. Es heilt und labt ihn, weil er schwach und dürr ist.« (PL 1198 C)

Vor Butter braucht niemand Angst zu haben. Der Magere zweimal nicht, aber auch der Übergewichtige braucht sich nicht zu fürchten.

»... nur esse er mäßig davon, damit seine geschwächten Gewebe nicht noch mehr zunehmen ...« (PL 1198 C)

Die Eigenart der Butter, ihre Subtilität, ist gut, und das genügt uns.

Beim Käse gilt, daß Gesunde und Menschen mit hartem und dürrem (Muskel-)Fleisch auch harte und trockene Käsesorten essen sollten. Bei Hildegard steht nichts davon, ob das auch für Kranke und magere Leute gilt, ob auch für sie Käse an sich gesund ist, wenn es sich um Hartkäse handelt. Bekannt ist nur, daß der asketisch-magere Bruder Klaus lange Zeit fast nur von gedörrten Birnen und (Hart-)Käse gelebt hat.

Beim Honig liegen die Dinge auch nicht so einfach:

»Ein Dürrer und Magerer wird nicht viel geschädigt, wenn er gekochten Honig ißt. Der gekochte und bestens abgeschäumte Honig schadet nicht dem Fetten und dem Mageren, dem Gesunden und dem Kranken.« (PL 1309 B/C)
»Ein Magerer und Dürrer wird vom Honig verletzt, wenn dieser nicht gekocht ist.« (PL 1197 C)

Wir wundern uns immer wieder, mit welch großer Zurückhaltung bei Hildegard vom Honig berichtet wird. Während unsere Naturapostel die »Natürlichkeit« und das Süßen mit Honig nicht hoch genug rühmen können, liegen die Dinge in Wirklichkeit anders. Ich selbst staune immer, wie wir uns heute in unserer Liebe zum Rohen und Naturbelassenen täuschen können. Ist denn noch niemandem aufgefallen, daß der abgeschäumte und gekochte Honig besser verträglich ist? Es ist allerdings merkwürdig, daß die Apotheke seit vielen Jahrhunderten den bestens abgeschäumten Honig ganz offiziell führt. Auf welche Tradition (Hildegard?) das zurückgeht, weiß ich nicht. Man hat es immerhin in Ärztekreisen seit Jahrhunderten so gehalten. Aber ich glaube nicht, daß diese Hildegard-Stelle eine fremde Texteinschiebung sein kann. Ich meine vielmehr, daß auch hier das Visionsdiktat als Quelle dahintersteckt.

Mit der Magerkeit hängt öfter die *Appetitlosigkeit* zusammen.

»Wenn einer milzsüchtig ist, und wer gegen Speisen Widerwillen hat, so daß ihn das Essen nicht freut, der esse etwas Pfeffer unter die Speisen gemischt und dazu Brot. Es wird in der Milz besser, und die Abneigung gegen das Essen legt sich.«
(PL 1138 A)

Als milzsüchtig bezeichnete man schrullenhafte (»spleenige«), heikle Menschen. Die Unlust am Essen muß aber nicht unbedingt daher stammen, wie aus dem Hildegard-Text klar hervorgeht. Man beachte, daß Pfeffern des Essens allein nicht genügt, sondern daß man Brot dazu essen muß. Fast schon als Medikament gilt eine andere Gewürzmischung gegen die Appetitlosigkeit:

»Wer Abneigung gegen das Essen hat, nehme Salbei, etwas weniger Kerbelkraut und ein wenig Knoblauch und stampfe dies gemeinsam mit Essig zu einem Gewürz. (Alle) Speisen, die er essen will, tauche er (in diese) Würze, und er hat wieder Appetit zum Essen.« (PL 1154 C)

Es wundert uns nicht, daß man zum Essen auch Appetit haben soll, denn sonst schlägt es nicht an. Sehr häufig ist Appetitlosigkeit mit Fieber verbunden. Dagegen hilft zum Beispiel ein marinierter *Karpfen*.

»Wenn ein Mensch Fieber hat und ihm vor dem Essen ekelt und er keine Lust zu einer Speise hat, dann koche er einen Karpfen, schneide ihm den Kopf ab und teile ihn in der Mitte und röste (brate) ihn am Feuer. So lege er ihn in Wein, dem ein Drittel Essig zugesetzt wurde und etwas Honig. Diese Beize soll ihn (den Karpfen) durchdringen. So hergerichtet soll dieser Mensch den Karpfen oft essen, und das Fieber in ihm wird vergehen und der Überdruß am Essen sich legen.«
(PL 1349 A)

Ebenso wirkt gegen Appetitlosigkeit und Fieber ein Becher voll Frankenwein, stark mit einem Kupferstück zusammen eingekocht und neun Tage lang nüchtern getrunken. Auch hier fällt

233

die Beseitigung der Appetitlosigkeit mit der Fieberheilung zusammen. Ebenso bei einem ähnlich wirksamen Mittel aus *Griechenklee*:

>Im Sommer nimm Griechenkleekraut und seinen Samen und mach das in Wein warm. Lasse es oft bei leerem Magen (vor dem Essen) warm trinken, und es wird besser.« (PL 1143 D)

Es handelt sich hierbei um Fieber mit häufigem Schweißausbruch, wobei »die Speisen lästig werden«. Diese drei Mittel gehören eigentlich zu den Arzneien. Aber weil dabei die Appetitlosigkeit eine Rolle spielt, habe ich sie mit hereingenommen. Die gesunde Freude am Essen auch bei Kranken zu erhalten, heißt der Abmagerung vorbeugen.

Eine Sonderform von Magerkeit möchte ich noch erwähnen:

>Wenn einer in den Eingeweiden leidet und mager, aber nicht schwerkrank ist, der soll ein Pulver aus Engelsüß und ein Drittel Salbei essen. Wenn er sehr krank ist, soll er Wein mit Honig kochen, abseihen, auskühlen lassen und mit diesem Pulverzusatz trinken. Gesunde und fette Leute sollen beides vermeiden.« (PL 1205 A)

Da unter Eingeweiden auch die Drüsen mit innerer Sekretion (Hormondrüsen) gemeint sind, wäre hier an krankhafte Abmagerung bei Basedow (Kropf, »Giftkropf«) und Zuckerkrankheit zu denken. Auch bei der sehr schweren sogenannten nervösen Appetitlosigkeit (Anorexie) darf man an dieses Mittel denken. Es paßt zu dem Thema Appetitlosigkeit. Warum sollte eine Köchin das nicht versuchen?

Für Untergewichtige gilt es noch einige Dinge zu meiden. Als erstes nenne ich den Rettich. Ich weiß nicht warum. Außerdem Senf (Körner), sogar in der zubereiteten Form (Mostrich). Ferner gekochte Hagebutten (Tee, Marmelade). Von Schwachen (und Mageren) sollen diese Früchte nur teigig roh gegessen werden. Außerdem heißt es:

»Ein magerer und dürrer Mensch darf vom Meerrettich (Kren) ein wenig essen, um davon etwas Kräfte zu schöpfen. Wenn er aber viel ißt, hat er darunter zu leiden ...
(PL 1178 D)

Auch möchte ich hier nochmals den Hafer erwähnen, der kranken und kalten Menschen nicht gut tut, »weil Hafer Wärme braucht«. Nun sind fast alle mageren Menschen in die Kategorie der kalten Menschen einzureihen, weshalb bei ihnen Haferkost nicht am Platze wäre.

Gegenüber dem recht umfangreich gewordenen Abschnitt vom Untergewicht nimmt das Übergewicht bei Hildegard einen verhältnismäßig kleinen Raum ein. Sicher nicht zuletzt deshalb, weil oft nur die Unmäßigkeit im Essen und Trinken Fettsucht sich erst entwickeln läßt. Einen ausgesprochenen Appetithemmer finden wir bei Hildegard meines Wissens nur an einer einzigen Stelle:

»Wem das Nüchternsein schwerfällt, der nehme einen Diamant in seinen Mund, und es mindert sein Hungergefühl, so daß er es länger ohne Essen aushalten kann.« (PL 1261 D)

Freilich braucht es neben dem Diamant auch den guten Willen dazu. In der modernen Medizin bekämpft man oft den Fettansatz durch Abführmittel. Die gute oder geregelte Verdauung gehört zur Hygiene des Alltags. Menschen, die mit dieser Sorge befaßt sind, können unter dem Buchstaben »St« das Entsprechende finden.

Indirekte Hilfe leisten solche Speisen, die kein Fett oder Fleisch ansetzen, aber doch den Bauch füllen. Vorausgesetzt, daß die Zutaten (vor allem Fett) diese Wirkung nicht aufheben, gilt als wichtigstes Mittel die *Fennichhirse* (Kolbenhirse):

»Mehrt weder Blut noch Fleisch und verleiht keine Kräfte, sondern füllt nur den Magen und mindert bloß den Hunger, weil Fennich keine erfrischenden Geschmacksstoffe hat.«
(PL 1133 A)

Ich habe die beiden Hildegardischen Hirsekapitel hier zusammengezogen. Fennichhirse – weniger schädlich als die Rispenhirse – wäre also ein ideales Mittel für Abmagerungskuren, wenn es nicht den Magen wahrscheinlich träge und saftlos machen würde.

Ebensowenig kann ich die ähnlich wirkenden *Linsen* empfehlen, die nach Hildegard auch bloß den Magen sättigen,

»... ohne Mark und Fleisch und Blut« (PL 1132 C)

zu vermehren. Sollten im Menschen krankmachende Säfte vorhanden sein, so peitschen die Linsen diese stürmisch auf.

Was sollen die Übergewichtigen essen? *Roggenbrot*

»... ist für jene gut, die Fett angesetzt haben, weil es ihre Fleischpartien reduziert und sie trotzdem stark macht,«
(PL 1130 A)

außer wenn diese Menschen an schwerer Gastritis leiden (»kalter Magen«), weil sie dann den Roggen nicht verdauen können. Auf alle Fälle genügt das Brot aus Roggenmehl. Ich rate nicht zu den aus Grobschroten hergestellten sogenannten Roggenvollkornbroten oder auch Pumpernickel, weil Hildegard von einem Brot aus Roggenmehl spricht. Wie man reines Roggenmehl zu Brot verarbeitet, ist allerdings eine fast ausgestorbene Kunst. Ich habe ein solches Brot noch nicht im Handel gefunden. Das sogenannte Roggenbrot ist fast immer Mischbrot, wie zum Beispiel das Kommisbrot.

Für die Dicken gibt es eigentlich nur ein spezifisches Gewürz: *Bachminze.*

»Wem vom vielen Essen und Trinken der Magen schwer und er davon kurzatmig geworden ist, der esse oft Bachminze roh oder gekocht mit Fleischgerichten oder in Suppen oder Gemüse, und die Kurzatmigkeit vergeht, weil Bachminze die verfetteten und hitzigen Eingeweide ... kühlt ...
Wer durch eine kranke Lunge schwer atmet, der hat Auswurf und muß bei der geringsten Bewegung husten. Wer wegen

der Verfettung und zu reichlichem Essen und Trinken schlecht Luft bekommt, muß bloß schwer atmen und hat keinen Auswurf. So kann man es erkennen und die Bachminze gebrauchen. (PL 1161 B)

Hier haben wir ein echtes Mittel gegen Übergewicht, auch wenn es »nur« den Magen (und die Atmung) entlastet. Aber kann man besser durchatmen, bewegt man sich mehr, und wenn man sich mehr bewegt, setzt man weniger Fett an. Auch der wieder »befreite« Magen dürfte Willen und Selbstvertrauen heben und den Weg zum Maßhalten erleichtern.

In ganz anderer Weise, aber im gleichen Sinne, wirkt die *Rainfarnsuppe*:

»Wer von vielerlei schlechten Speisen im Magen-Darm Völlegefühl und ein Drücken hat, der koche sich eine Suppe (Bouillon, Knochenbrühe, Hühnerbrühe), ohne irgendwie andere Gemüse oder andere Pflanzen (Grünzeug) mit zu verwenden. Zu dieser Suppe gib (frische) Rainfarn (Blätter) und koche das nochmals und iß diese gekochte Rainfarnsuppe oft. Es macht deinen Magen–Darm wieder geschmeidig und leicht und führt zu guter Verdauung.« (PL 1174 A)

Übergewicht und Stuhlverstopfung haben beide oft fast die gleiche Ursache: das vielerlei Durcheinanderessen, weil's gut schmeckt, ohne Rücksicht darauf, ob's gut tut oder gut ist. Die Rainfarnsuppe (samt den Rainfarnblättern) gehört zur Standarddiät der Übergewichtigen. (Vgl. dazu Buchstabe »St«.)

Vielleicht noch wirksamer, freilich auch erheblich teurer, wäre ein Essen, bereitet aus dem *Fleisch vom Vogel Strauß*:

»Das Fleisch vom Vogel Strauß ist für fette, kräftige Menschen zum Essen geeignet, weil es ihren übermäßigen Fleischansatz mindert und sie stark macht. Mageren und Schwachen taugt es nicht ...« (PL 1287 D)

Es gibt in Südafrika Straußenfarmen. Straußenfleisch ist tiefgefroren (wenigstens in der Schweiz) im Handel zu haben. Den

Übergewichtigen rate ich, jede Woche ein Viertel bis ein halb Kilo von diesem Fleisch zu essen, wobei die Zubereitung keine große Rolle spielt. Es hat sich bewährt, davon Hackbraten oder Gulasch nach einem der üblichen Küchenrezepte zu machen und die Menge dann auf mindestens vier, besser fünf Tage der Woche zu verteilen. Die abgeteilten Portionen werden tiefgekühlt und bei Bedarf jeweils nur das Nötige zum Kochen gerichtet.

Nicht ganz so wirksam, aber für Übergewichtige doch wenigstens erlaubt, wäre *Hühnerfleisch*.

»Für Gesunde ist Hühnerfleisch zu essen gut, weil es nicht fett macht.« (PL 1295 A)

Das gilt ganz allgemein für die sonst gesunden und nicht sehr kranken Menschen. An sich führen nach Hildegard fast alle Fleischarten letztlich zum Fettansatz, und eine nur auf Fleischgenuß aufgebaute »Abmagerungskur« ist Unfug. Der Mensch kann bei reichlich »Eiweiß« seine Essensmenge reduzieren, und das ist schon etwas. Aber Fleisch ist nicht Fleisch bei Hildegard, wobei die Subtilitäten, die Eigenarten der verschiedenen Eiweißträger den entscheidenden Ausschlag geben (»W«).

Daß fett essen fett macht, wissen wohl alle Köche. Was sollen wir speziell von der Butter halten?

»Wer fettes Körperfleisch hat, esse nur wenig Butter, damit sich seine kranken Gewebe nicht noch mehr vergrößern.« (PL 1198 C)

Und Käse?

»Jenen Menschen, die ein weiches, fettes und saftiges Fleisch besitzen, schadet weicher und frischer Käse (Quark) nicht.« (PL 1324 C)

Danke, das genügt.

Vielleicht wäre hier auch noch der Aderlaß zu erwähnen, der bei kräftigen, gesunden und dicken Menschen alle Vierteljahre gemacht werden könnte. (CC 120,10) Wenn auch davon nichts geschrieben steht, daß er Fettsucht vermindert, so könnte ich mir doch denken, daß er alle anderen dahin zielenden Maßnahmen zweckmäßig unterstützt. In unserer blutscheuen Kultur müßte man zufrieden sein, wenn sich dicke Leute wenigstens zweimal jährlich (mit sechs Monaten Pause) dazu bereit fänden.

Man kann durch Wenigtrinken sein Gewicht reduzieren, aber wir riskieren dabei Schwerfälligkeit an Körper und Geist, wie wir gehört haben. Die Salzreduktion macht eher innerlich trocken als äußerlich und schädigt, weil es zuerst die Lunge und dann die Leber austrocknet. (Das innerliche Dürrmachen erfolgt übrigens auch durch den Rauch von Eichenholz, woran man bei offenen Kaminen denken sollte.) Wenn wir Salz maßvoll anwenden, brauchen wir keineswegs darauf zu verzichten, sondern benötigen es als eine sehr notwendige Würze. Jeder Mensch soll allzustark Gesalzenes meiden, aber nicht das Salz an sich.

Dagegen sollen fettleibige Menschen sich vor dem *Honig* hüten.

»Wenn ein fetter und dicker Mensch oft Honig ißt, führt das zur Bildung von Faulstoff (tabes) in ihm. (PL 1197 D)
... ein gekochter und bestens abgeschäumter Honig schadet den Fetten und den Mageren nicht viel.« (PL 1309 C)

Was den Mageren helfen kann, werden die Dicken vermeiden: Ingwer und Feigen. Von den Gemüsen schaden ihnen *Kohl* und *Kraut* am meisten.

»Fetten Menschen schaden sie, weil ihr Fleisch ohnehin schon an Saftüberfluß leidet, und Kohlarten schaden ihnen beim Essen fast soviel wie den Kranken ...« (PL 1163 D)

Mancher wird mit Kopfschütteln quittiert haben, daß wir die Kalorientabellen vergessen wollen. Die Dinge liegen doch so einfach: Wenn man von krankhafter Fettsucht absieht, führt Hildegard eigentlich nur drei Gründe an, die bei entsprechender Veranlagung zum Ansetzen von Fett beziehungsweise zum Dickwerden führen: (Übermäßiger) Fleischgenuß, vielerlei Durcheinanderessen und (reichlich) warme Bäder. Weiß Hildegard nicht, was alle Welt weiß, daß Faulheit, Fressen und Saufen vor allem das Körpergewicht in die Höhe treiben, vom »Kummerspeck« ganz abgesehen? Solche Dinge sind keine Diätfehler, sondern, schlichtweg gesagt, Laster. Gegen das moderne Überangebot von Fett und Süßigkeiten müssen wir uns selbst zur Wehr setzen. Das gab es zu Hildegards Zeiten nicht.

Die radikalsten Fastenkuren bringen nur bleibende Erfolge, wenn eine geistige Umkehr stattgefunden hat. Die Hildegard-Küche setzt den Geist Hildegards voraus. Wenn die Menschen den Zwängen zum Essen mit einem Mindestmaß innerer Freiheit gegenübertreten und guten Willen haben, hat es einen Sinn, sich auf die Hildegard-Küchengeheimnisse einzulassen. Ich habe mit Freuden festgestellt, daß dies bei vielen der Fall ist.

Nun wird das Bagatellisieren der Kalorien verständlich. Vernünftige Menschen wissen, haben es erfahren oder gelernt, daß jedes Übermaß schadet. Dies vorausgesetzt, darf jeder wenigstens einmal am Tag soviel essen, bis er richtig satt ist. Die Hildegard-Küche benützt keine Tabellen und macht keine generellen Vorschriften, wieviel der einzelne essen soll. Für die leichtere Einhaltung des richtigen und angemessenen Kostmaßes sorgen aber bestimmte Grundzüge der Hildegard-Küche:

1. Die Dinkel-Küche als Grundlage jeder Hildegard-Diät. Gegen das Überessen schützt der Dinkel auf dreifache Weise:
    a) Er liefert alles, was der Mensch braucht, so daß der »Hunger aus Mangel« an bestimmten Lebensstoffen von selbst wegfällt, denn nicht selten essen Menschen deshalb übermäßig viel, weil sie Mangel an einem bestimmten Stoff leiden, den der Körper dann durch ungezielten Massenkonsum auszugleichen bestrebt ist.
    b) Die Dinkel-Nahrung macht fröhlich. Der gesunde Humor des Dinkel-Volkes – durch Jahrhunderte waren das die Schwaben und Alemannen – ist sprichwörtlich. So fällt die »Freßsucht aus Humorlosigkeit« weg. Wenn die Augen nicht schalkhafter sind als der Magen, ist viel gewonnen.
    c) Gezielte Dinkel-Ernährung sorgt automatisch für guten Stuhlgang.

2. Durch den Fortfall »geheimer Küchengifte« (wie zum Beispiel Porree oder Erdbeeren) werden weniger Gegengifte, Entgiftung durch Ausgleichsnahrung benötigt. Wer die rechte Küchenlinie einhält, braucht keine Zickzack-Massenkost in der Hoffnung, daß sich unter möglichst viel Verschiedenem auch ein paar Gesundheitsvolltreffer befinden müssen. Gerade dieses Vielerlei macht nämlich dick. Die reine Hildegard-Küche kennt fast nur »Volltreffer« und kann von vorneherein das Überflüssige ausschalten.

3. Durch Zurückweisung vieler falscher Theorien unserer Zeit werden moderne Ernährungssünden vermieden. Zum Beispiel widerspricht der Apfel oder Salat am Anfang der Mahlzeit dem Hildegard-Grundsatz: »Das erste, was der Mensch zu sich nimmt, soll eine aus Getreide und aus Mehl bereitete Speise und warm sein.« (CC 115,27 ff.)

   Wir wissen, daß zum Beispiel eine warme Suppe am Anfang des Essens den Heißhunger rasch zu dämpfen vermag und daß Suppenesser im allgemeinen früher satt werden.

4. Durst fällt bei der Hildegard-Küche weitgehend weg. Eine gar nicht seltene Ursache des Übergewichtes ist nicht das Essen, sondern das Trinken. Das gilt namentlich bei den Kindern, die oft von frühester Jugend an zu einem Überkonsum an Getränken erzogen werden. Von extremen Arbeiten in der Sonnenhitze abgesehen, braucht außerhalb der Mahlzeiten nichts getrunken zu werden.

5. Die Hildegard-Küche bevorzugt wenige und geregelte Mahlzeiten. Das Süße wird zum Schluß gegessen und hilft gegen das üble Naschen unter der Zeit. Außer etwa Früchten sollte zwischendurch nichts genossen werden. Dabei weisen wir den gefürchteten dickmachenden »Zucker« in die Schranken.

Fassen wir kurz die wichtigsten Diätmaßnahmen der Übergewichtigkeit zusammen:

1. Straußenfleisch und Roggenmehlbrot.
2. Alles Essen soweit nur möglich (Suppen, Fleisch, Gemüse, Salate) mit Bachminze würzen. Roh oder gekocht, nimmt diese den Baucheingeweiden den »Schmer«, also das Fett,

den Speck. Ich halte das für wichtig, weil noch gar nicht feststeht, ob nicht die Verfettung des Verdauungsapparates überhaupt den Anfang und die Ursache für die Fettsucht abgibt. Minze schmeckt angenehm und »würzt wie Salz«.

3. Rainfarn-Diätsuppe oft essen!

4. Eine Rettichkur gehört auch dazu.

5. Als leere Mahlzeit zum Magenfüllen kann Fennichhirse benützt werden oder auch Pastinak.

6. Es kann richtig sein, daß mit Fisch »die Pfunde wegschwimmen«. Man wähle aber nur gute Fische (siehe Buchstabe «W»).

7. Alle gängigen Diätpläne müssen vom Standpunkt der Arteigenheiten aller Dinge (Subtilität) korrigiert werden. Mit der Beachtung der Arteigenheiten aller Naturdinge belasten wir das Gehirn nicht unnötig und müssen nicht alle paar Jahre wieder umlernen.

Zum Schluß darf ich noch ein besonderes Abmagerungsmittel nennen, die *Myrrhe.*

»Wenn jemand Myrrhe ißt, macht es ihn sehr dürr, löscht seine Sinnlichkeit aus, nützt also nichts, außer wenn der Mensch in großer Not ist.« (PL 1197 B)

Für ältere und alte Menschen mit kritischem Übergewicht, wenn dieses bereits lebensgefährlich zu werden droht, käme Myrrhe demnach in Frage. Das wäre dann so ein Notfall. Hildegard rät, daß jemand Gold am Leib tragen soll, der Myrrhe benützt. (Vielleicht einen goldenen Ehering.) Myrrhe also nur dann, wenn einer über die Jahre hinaus ist und an großem Übergewicht leidet.

# Vitamine und Viridine

Vitaminmangel ist normalerweise eine Krankheit der Unkultur, ein partieller »Hunger«, der mit spezifischen Medikamenten gestillt werden kann, die wir dann Vitamine nennen. Bei vernünftigen Menschen darf dieser »Hunger« gar nicht aufkommen. Durch den Vorteil der Dinkelverwendung in der Küche gibt es keinen Vitamin-B-Mangel-Hunger. Durch das Weglassen schlechter Fette und vieler Fleischwaren und den Wegfall von Vitamin-A-Räubern gibt es keinen Vitamin-A-Hunger. Licht, Luft und Bewegung lassen keinen Vitamin-D-Hunger aufkommen.

Und was ist's mit dem so gesunden (Roh-)Gemüse als Lieferant des Vitamin C? Was mit der Zitrone, die diesem Vitamin den Namen gab? Und was sollen wir von den »kaliumreichen« Rohsäften halten? Alles Probleme, die der klinischen Krankenhauskost vorbehalten bleiben und welche die Hildegard-Küche nicht zu haben braucht. Die überängstliche Sorge um diese Dinge macht ihrerseits krank mit der Gewalt eines Naturgesetzes. Lieber Wasser und Brot ohne Angst als täglich ein Dutzend Vitamintabletten mit Angst. Vitaminmangel ist eine Krankheit, die der Arzt kennen soll – nicht aber die Köchin. Aber die Subtilitäten aller Naturalien sollte sie kennen! Dann kommt es nämlich unter normalen Verhältnissen gar nicht zum Vitaminmangel.

Nicht daß wir Gemüse, Obst und Obstsäfte meiden sollen, wenn es uns danach gelüstet und wenn sie keinen Schaden stiften. Wer will, darf seinen Salat essen, wobei wir wirklich Blätter-Salat meinen und nicht etwa Zichorien-»Salat«; oder Kartoffel-, oder Sellerie-, oder Kraut-, oder Rettich-, oder Nüssli- (Rapunzel), oder sonst einen »Salat«. Bei der Gelegenheit erwähne ich den ganz hervorragenden Dinkel-Salat oder besser gesagt, Essig-Dinkel. Dinkel-Ganzkörner kann man nicht

243

nur mit Nutzen den »Salaten« beifügen, sondern sie sogar zur Grundlage eines Salates machen. Die Hildegard-Küche verwendet grundsätzlich den Kopfsalat, von dem zum Beispiel in der regenreichen schwarzen Erde Salzburgs eine ganz hervorragende Qualität wächst. Über den Salat und den Salatkult möchte ich ein wenig ausführlicher schreiben.

## Zweimal Salat

An einem schönen warmen Sommertag wollten wir uns um die Mittagszeit am Vierwaldstättersee zur Krönung des Ausflugs in einem der malerisch gelegenen Restaurants neben dem herrlichen Blick in die Bergwelt zum Essen etwas Gutes leisten. Zum Beispiel ein Felchen-Filet. Wir bestellten, und jeder bekam eine Schüssel mit Salat vorgesetzt. Schön knackfrisch der »Grüne« und diverse andere »Salate« dazu: Möhren, Rettich, Tomaten, Gurken, Kraut, Zichorie. Dann kam lange nichts. Sehr lange. Man hatte nämlich erwartet, daß wir zuerst den »Salat« vorweg essen würden. Erst als wir nach einiger Zeit reklamierten, kam die Hauptsache, zu der wir uns den Salat dann schmecken ließen.

Es gehört derzeit nämlich zum guten Ton einer gesundheitsbewußten Küche, daß man etwas »Rohes« vorab ißt, und ein Schweizer Hotel wird sich nicht nachsagen lassen, daß es nicht auf der Höhe der Zeit steht. Seit einigen Jahren verfolge ich diese Lebensreform-Neuerung mit Erstaunen. Anfangs war es nur der Apfel vor dem Essen, jetzt ist es der Salat. Das entspricht irgendeiner theoretischen Überlegung aus dem Rohkost-System, dessen Logik mir bisher nicht einleuchten konnte. Wenn eine bekannte Kochkünstlerin in einem Magazin für Lebensfragen ihren mehrspaltigen Artikel über feine Kochrezepte mit den Worten schließt: »Das Wichtigste ist wie seit eh und jeh: Zuerst stets lebendige Frischkost zu genießen ...« (Gesundheitsreport 1979), dann stimmt das »eh und jeh« ganz sicher nicht.

Auch wenn das Mittagessen nicht die erste Mahlzeit wäre, gilt doch jene beim Frühstück (»F«) angeführte Hildegard-Regel:

244

»Eine warme Speise soll der Mensch zuerst essen, damit sich
sein Magen erwärmen kann, und keine kalte. Wenn er als
erstes eine kalte Speise ißt, macht er auf diese Weise auch
seinen Magen so ausgekühlt, daß dieser nachher Mühe hat,
sich durch das nachfolgende warme Essen wieder zu erwärmen. Als erstes soll der Mensch eine warme Speise essen, bis
sein Verdauungsapparat schön warm geworden ist. Wenn man
nachher kalte Speisen ißt, dann bewältigt die Erwärmung, von
der sein Magen vorher durchdrungen wird, nachher leicht das
Kalte am Essen. Auch alle Obstarten und überhaupt alles, was
Pflanzensaft und viel Feuchte enthält – wie beispielsweise
(grüne) Kräuter – soll der Mensch am Anfang der Mahlzeit
meiden. Andernfalls ist er selbst schuld daran, wenn sich unter
seine Stoffwechselsäfte ein »tauber Stoff« (= bei Hildegard als
»Tabes« bezeichnet. Vermutlich ein Colloid, das Material für
einige Krankheiten) und Unruhe stiftender Schleim mischt.
Nachher, wenn man eine (warme) Speise gegessen hat, kann
man so etwas essen, und dann erst trägt es dazu bei, eher
Gesundheit als Krankheit hervorzurufen.«
(CC 115,30 ff.)

Eine eindeutigere Absage an die oben gerügte kalte Salat-
Vorspeise kann man sich nicht denken. Es scheint fast so, als ob
der Hildegard-Text genau auf unsere neuerdings aufgekommene
Unsitte des Salat- oder Apfel-Voressens abzielt. Dies ist um so
erstaunlicher, als Hildegards Zeit dieses Problem sicher nicht
gekannt hat. Denn seit urdenklichen Zeiten war es üblich, zur
Eröffnung der Tafel etwas Warmes, etwa eine Suppe oder ein
Dinkel-Habermus, zu essen, das der hildegardischen Forderung
nach »trockener und warmer« Kost für den Anfang in idealer
Weise entspricht. Dieser gesunde Instinkt früherer Zeiten mußte
heute einer theoretischen Überlegung weichen, die es schwer
genug hatte, mit den bisherigen Essensgewohnheiten zu brechen.
Und jetzt kommt die Hildegard-Medizin daher und sagt: »Nein,
was die Menschen früher getan haben, war schon richtig!«
Der Einwand, daß die Menschen heute andere geworden
seien, gilt nicht. Die Menschen sind nicht anders geworden.
Sowenig der Bauplan der Welt jemals geändert werden kann,

kann sich auch der Aufbau des Menschen ändern. Daß wegen unserer – zugegeben – außergewöhnlichen, unnatürlich gewordenen Lebensverhältnisse gerade auf dem Ernährungssektor eine andere Lebensordnung verlangt wird als früher, erinnert an das Prinzip, den Teufel mit Beelzebub auszutreiben. Die Denaturierung unserer Nahrungsstoffe durch eine Denaturierung unserer Eßgewohnheiten korrigieren zu wollen fügt einem Übel noch ein neues zu. Gewiß, man stirbt nicht gleich daran, wenn man den Salat vor dem Essen konsumiert. Aber eines Tages ist das Maß eben doch voll.

Noch einmal muß ich vom Salat schreiben. An einem anderen schönen Sonntag waren wir bei einer befreundeten Familie zu Gast, und es gab den Salat nach alter Väter Sitte als Zukost zum anderen Essen. Man konnte sich davon vorher überzeugen, daß er schön knackfrisch war. Außerdem war er mit einer Art Sauermilch »angemacht«. Prima! Ich nahm ihn mir gleich einmal vor und zerschnitt ihn kreuz und quer und kurz und klein und tauchte ihn tief in die Tunke. Das ging um so leichter, als eine schöne eckige Salatschüssel jedem zur Verfügung stand. Jetzt konnte er schön durchziehen, und mein Hildegard-Salat war fertig. Denn in den Hildegard-Büchern steht über den Salat:

»Der Garten-Salat, den man essen kann, hat ein ganz frostiges Prinzip. Unzubereitet gegessen, macht sein zu nichts tauglicher Saft das menschliche Gehirn leer und erfüllt den Magen–Darm mit Krankheitsmaterien. Wenn also einer Salat essen will, soll er die Blätter zuerst mit Dill oder Essig oder Knoblauch abschmecken, so daß der Salat noch kurz vor dem Gegessenwerden Zeit hat, sich mit diesen Würzstoffen zu durchtränken. Ißt man ihn so zubereitet, dann stärkt er das Gehirn und macht eine gute Verdauung.« (PL 1165 A)

Es war also schon richtig, zuerst den Salat aufzutischen, damit ihn der einzelne vorher würzen und zubereiten kann, kurz bevor er ihn ißt. Der Hildegard-Text sagt nicht, daß man läpprigen Salat auftischen soll, der schon lange in der Brühe lag. Kurz vorher soll er zubereitet werden. Aber zubereitet muß er noch werden, weil er sonst genau das Gegenteil von seiner möglichen guten Wirkung hervorruft: In dem einen Fall stärkt er das Gehirn; unzubereitet aber schwächt er es. Zubereitet kräftigt er die Verdauung, ja, es steht sogar, daß er gute Verdauung macht; im anderen Fall macht er den Verdauungsapparat krank.

Der von vielen gerühmte, mürbe angemachte Salat kommt also zu seinem Recht. Hildegard schreibt gerade ihm die gesunde Wirkung zu, nicht dem reschen, frischen Salat. In manchen Gegenden soll es schon bisher zur Kochkunst gehören, den Salat anzumachen wie ein »Wilder«.

Darf man den Salat mit heißgemachten Speckstücken oder gerösteten Zwiebeln abschmelzen? Darf man dazu auch saure Sahne (Rahm) oder Sauermilch oder Zitrone oder Apfelessig verwenden oder gar eine Mayonnaise? Das richtige Bereiten einer Salatwürze scheint mir eine große Kunst.

Was sollen wir weiter schreiben über den Vitaminspender »Sauerkraut«? Wir achten vor allem darauf, was am Kraut dran ist und berücksichtigen die Eigenheiten (Subtilitäten) der Kraut- und Kohlgewächse. Wir wiederholen hier, was Hildegard darüber schreibt:

»Grünkohl (cauli; Wedenkohl, Weißkohl, Weißkraut?) und Rotkohl sind feucht, und Kappus (cappes?) ist etwas mehr kalt als warm und auch ein wenig trocken. Sie wachsen aus dem Schlier (livor) des Taues und der Luft. Davon haben sie Kräfte und gleichsam Eingeweide. Ihr Saft ist etwas unnütz, und von ihnen entstehen im Menschen Schwächen (Krankheiten), und sie verletzen schwache Eingeweide. Gesunde Menschen, die kräftige Blutadern und nicht viel Fett haben, vermögen mit ihren Kräften die Kohlarten zu bewältigen. Fetten Leuten sind sie schädlich, weil deren Fleisch zu sehr von den Säften aufgeschwemmt ist, und es ist ihnen genauso schädlich, den Kohl zu essen, wie den Kranken.

In Gemüse(-Gerichten) und mit Fleischsorten gekocht, sind alle Kohlarten schädlich und vermehren die Unsäfte mehr, als daß sie diese vermindern würden.« (PL 1163 C)

Der letztgenannte Hinweis läßt die Kohleintöpfe (Irish stew) in der Hildegard-Küche nicht ratsam erscheinen. Bei Sonderdiäten kann Kohl für sich im Rahmen der oben gegebenen Einschränkungen seinen Platz haben. Die Angst vor dem »Kohldampfschieben« findet bei Hildegard ihre Rechtfertigung. Es ist ein Notgemüse. Man braucht sich nicht zu wundern, wenn man nach einem Rotkrautgericht einen Migräneanfall bekommt. In einer Diät- und Gesundheitsküche hat Kohl nichts zu suchen, ist die klare und eindeutige Aussage des Hildegard-Textes. Er steht im Widerspruch zur Volksmeinung und zur breiten Verwendung von Kraut und Kohl in der Küche aller Zeiten. Aber vielleicht erinnert sich ein Arzt, daß man in unseren Tagen nachgewiesen hat (Süddeutsches Ärzteblatt, Juli 1979), wie zwischen Kohlgenuß und Kropfbildung ein Zusammenhang besteht. Das wäre also eine von den Krankheiten, die nach Hildegard mit dem Kohlessen in Zusammenhang stünde.

Auch vom Sauerkraut steht bei Hildegard nichts. Es ist Kohl. Ob es einem gesunden Instinkt entspricht, daß Kohlduft in Haus und Küche eigentlich als »unfein« gilt? Man läßt diesen Geruch so schnell als möglich wieder aus dem Zimmer. Das kunstgerechte Einsäuern ändert daran nichts, so daß wir beim Sauergemüse dem Rübenkraut (eigentlich Rüben-Sauer) den Vorzug geben werden. Saure Rüben, wie Sauerkraut gemacht und vergoren, schmecken hervorragend und haben nicht annähernd den Nachteil der Kohlgewächse, denn von den Rüben schreibt Hildegard:

> »Die *Rübe* ist mehr warm als kalt und liegt schwer im Magen des Menschen, kann aber doch leicht verdaut werden. Wer sie roh essen will, schäle die äußere Rinde (Schale) vollständig ab, weil sie holzig ist und weil ihr Viridin (viriditas) dem Menschen schädlich ist. Ist die Schale abgezogen, kann das Innere gegessen werden. Aber gekocht ist sie besser als roh und liefert keine schlechten Säfte. Gekochte Rüben soll man essen, wenn der Körpersaft zur Geschwürbildung führt. Das Geschwürige wird beseitigt. Wenn aber einer Rüben gekocht oder roh ißt, der von der Lunge her kurzatmig ist, den erschöpft es in der Lunge, weil die Rübe nicht die Kräfte hat, um den großen Krankheiten zu widerstehen.« (PL 1164 B)

In der Küche soll Kraut von Rüben unterschieden werden. Wir dürfen beide weder wörtlich noch im übertragenen Sinne in einen Topf werfen.

Ein ähnlicher Unterschied wie zwischen Rüben und Kohl besteht zwischen Kürbis und Gurken: So gut der Kürbis, so schlecht die Gurken, haben wir gehört (»E«). Die Küche Hildegards meidet Gurken, auch Gurkensalat oder Essiggurken. Eingelegter Kürbis ist gut, eingelegte Gurken schlecht. Wie schon im Essigkapital ausgeführt, heißt es bei Hildegard:

»... Die *Gurken* rühren die Säure (Amaritudo, das Saure oder auch Bittere) der (menschlichen) Säfte auf und taugen Kranken nicht zum Essen ...« (PL 1164 B)

Daraus können wir entnehmen, daß Gurken keinen Gesundheitswert haben, sondern immer »versäuern«. Es gibt eine Gruppe von Menschen, die vor allem gegen die Versäuerung Stellung nehmen und von dort her alles Übel im Menschen erwarten. Das ist Einseitigkeit. Auch die Hildegard-Texte kennen das Saure als Krankheitsfaktor, doch es ist nur ein Krankheitsfaktor unter anderen. Die Säuerung durch die Gurken tritt bei jedem Menschen ein, ein Risiko, das bei der Diätkost in Rechnung gestellt werden soll. Bei Hildegard steht hier nicht: »Gesunde Menschen können das vertragen ...«, wie es sonst öfter im Text heißt. Nein, auch der Gesunde riskiert etwas. In der Kranken- und Altersheimkost haben die Gurken nichts zu suchen. Die Hildegard-Angaben sind klar. Aber bis die Wissenschaft dahinterkommt, was es mit der hildegardischen Vorstellung von der Versäuerung auf sich hat, wird noch einige Zeit vergehen. Mag man uns noch soviel vom Kalium- und Vitaminreichtum der Gurken vorschwärmen, das gibt uns keine Entscheidungshilfe. Hildegard gibt an, was schadet oder nützt und unter welchen Umständen. Damit ist alles, auch der Vitamin- und Mineralreichtum und die Vitalstoffe, inbegriffen.

Wenn wir schon bei den Vitaminen sind, wollen wir auch noch ein Wörtlein über die »gelben Rüben« sagen, die *Karotten* und *Möhren*, wie sie eindeutiger heißen.

Wir sehen davon ab, daß gerade die Möhren auf dem Felde

heute gewöhnlich sehr massiv mit (Wurmbefall tötenden) Chemikalien bearbeitet werden. Nehmen wir an, daß wir es mit biologisch gezogenen »großgelben Rüben« zu tun haben. Sie sind keine »Rüben«, sondern ein Wurzelgemüse eigener Art, botanisch ein wenig verwandt den Pastinaken. Hildegard schreibt von einem »moorkrut« (Moorkraut). Die Möhre wurde als urgermanische Pflanze schon immer »Moorwurz« genannt und schon in der Pfahlbauzeit angebaut. Dieses Moorkraut kommt bei Hildegard nicht so gut weg:

»Moorkraut ist kalt und eine refectio des Menschen und nützt ihm weder viel zur Gesundheit noch schadet es ihm. Gegessen füllt sie dem Menschen nur den Bauch an.« (PL 1189 B)

Das ist kein Lob, auch wenn der bei Hildegard seltene Ausdruck »Refectio« soviel wie Vervollständigung, Wiederauffrischen bedeuten könnte, also doch so etwas Ähnliches, wie wir es den Vitaminen zutrauen.

Beim Moorkraut steht noch der Name »Pastinake«. Die Alten haben (die weiße) Möhre als Pastinake bezeichnet. Was vom Moorkraut gesagt ist, dürfte auch auf die Pflanze Pastinake zutreffen. Nachdem sie nicht schaden kann, werden wir sie in der Hildegard-Küche verwenden; wenn auch nicht ihres Vitamingehaltes wegen.

## »Die vitaminreiche Kresse«

So stand in einem Kaufhaus schwarz auf weiß angeschrieben, und die Käufer wurden wegen des reichlichen Angebotes dringend eingeladen: »Kauft, kauft!« Gartenkresse natürlich. Denn Brunnenkresse habe ich noch nie in einem Lebensmittelgeschäft gesehen. Im Winter verlockt alles Grüne, noch dazu, wenn es als vitaminreich angepriesen wird. Wer kann da widerstehen? Vitaminreichtum oder Vitaminarmut haben im Hildegard-System keinen Platz. Diese Eigenschaften gehen quer durch alle Naturstoffe, ohne Rücksicht darauf, ob diese menschenfreundlicher oder menschenfeindlicher Natur sind. Uns kommt es auf die

Subtilitäten an. Ein gutes oder ein schlechtes Wirkspektrum schließt seine Vitaminbeziehungen mit ein. Nicht umgekehrt. Mit dem Vitamingehalt wird nichts über Gut oder Schlecht gesagt. Vom Ganzen her gesehen, heißt es bei der *Gartenkresse:*

»Gegessen vermehrt sie die falschen Säfte im Menschen und schädigt die Milz ... (PL 1160 D)

Mit Hildegard lehnen wir in der Küche die Gartenkresse ab. Anders liegen die Dinge bei der Brunnenkresse, die der Gartenkresse ausdrücklich gegenübergestellt wird:

»*Brunnenkresse* zu essen nützt dem Menschen nicht viel und schadet ihm auch nicht viel ...« (PL 1161 A)

Zweifelsohne ist auch die Brunnenkresse vitaminreich. Ihr Nutzen als Nahrungsmittel ist nicht groß. Man kann aber aus ihr ein Heilmittel gewinnen. Die Hildegard-Küche darf Brunnenkresse verwenden.

Ich sage nicht, daß die Vitaminforschung sinnlos und die Vitaminlehre falsch oder nicht hochinteressant wäre. Aber die Wahrheit wird oft mehr verdunkelt als erhellt, wenn man mit der Etikette »vitaminreich« sich aller weiteren Sorgen überhoben wähnt.

Was entdecken wir auf der heute üblichen Salatplatte noch?

## Sellerie-Knollen

Ganz selten roh, zumeist gekocht. Was sagt der Hildegard-Text?

»... Sellerie enthält mehr Vergrünendes als Trocknendes und viel Erdsaft (lat. *succus,* der Saft, der, aus der Erde gelöst, in Pflanzen und Bäumen hochsteigt [PL 1126 B]) und eignet sich im rohen Zustand nicht zum Essen, weil Sellerie, in dieser Rohform genossen, zur Bildung falscher Hormone führt (Mali hormones – von mir als »falsche Hormone« übersetzt; heißt wörtlich »Fehlsäfte«).

Gekochter Sellerie ist für den Menschen nicht nachteilig, sondern macht sogar gesunde Körpersäfte. Man mag allerdings Sellerie essen, wie man will, gleich ob roh oder gekocht, es schleicht sich dadurch ein unsteter Sinn ein. Seine grünenden Stoffe (vergrünende Stoffe, Pflanzenstoffe aus der Erde, »Viridine«) wirken manchmal direkt schädlich, ein andermal erzeugen sie die Traurigkeit eines unbeständigen Gemütes.« (PL 1159 C)

Viel Sellerie und vor allem Rohsellerie wäre nicht ratsam. Die Wirkung auf das Gemüt, die Auslösung von unstetem Denken läßt sich freilich kaum mit wissenschaftlichen Tierexperimenten beweisen.

Daß Sellerie mit Hormonen zu tun hat, stellte jüngst auch Tierarzt Rolf Claus vom Institut für Physiologie in Freising-Weihenstefan fest (1979). Er wies erstmals nach, daß ähnlich wie beim Schmetterling auch beim Tier, dem Schweine-Eber und sogar beim Menschen sogenannte Lockstoffe, Pheromone, vorkommen, die eine hormonähnliche Feinstruktur aufweisen. Sie finden sich in ganz gleicher Art und in relativ hoher Konzentration auch im Sellerie. Es handelt sich um Duftstoffe, die die unruhigen Schmetterlinge beim Flug wie eine Fahne hinter sich lassen. Was für den flatterhaften Schmetterling zur Erhaltung seiner Art lebensnotwendig ist, das braucht der Mensch nicht. Der unruhige Geist macht traurig, schreibt die hl. Hildegard. Sie kennzeichnet gerade unsere Zeit als vom Geist der Unruhe (vagatio) umgetrieben. Durch reichlich rohen Selleriesalat noch unruhiger zu werden, haben wir wirklich nicht nötig.

Häufig finden wir auf dem Grünzeugteller auch noch Chicorée (Zichorie). Unter dem Namen »Sonnenwirbel« beschreibt der Hildegard-Text die verwandte Wegwarte. Von der Eßbarkeit steht nichts, sondern nur, daß diese Pflanze ihrem Träger den Haß anderer Menschen zuzieht (PL 1153 B), was mir nicht nach einer Empfehlung klingt.

Was finden wir auf der so »vitaminreichen« Gemüseplatte noch? Tomaten, natürlich Tomaten. Sie gehören in die bedeutende Familie der Nachtschattengewächse, über die wir bei den Kartoffeln (»Z«) einiges lesen werden. Das sollte uns genügen, auch wenn sie noch so viele Vitamine enthalten. Man wird wegen ein paar Tomaten nicht sterben; aber verdächtig sind sie allemal.

Wer »Grünes« liebt und sonst gesund ist, kann zum Beispiel vom (rohen) Schnittlauch ausgiebig Gebrauch machen. Gerade für diesen trifft das oben Gesagte zu, daß man weiß, daß er Vitamine enthält. Welche Pflanze enthält keine Vitamine? Man weiß aber nicht, welchen Einfluß sonst Schnittlauch auf den Vitaminhaushalt hat. Aber bei Kranken gelten Einschränkungen:

> »Roh gegessen, schadet Schnittlauch den Gesunden nicht. Für Kränkliche soll er aber gekocht werden, damit sich nicht seine Feuchtigkeit mit der Feuchte jener (Kranken) vereinige, da die Kranken widersprüchliche Säfte in sich haben.«
> (PL 1163 B)

Wir dürfen also Rohkost und Gesundheitskost beziehungsweise Krankenkost nicht identifizieren.

Zu den Vitaminspendern rechnet man auch das Obst. Welche Arten davon sich für den Menschen universell eignen, haben wir bei »Q« gelesen.

# Wild- und Fleischspeisen

»Wenn jemand Fleisch und andere überfette Speisen zu essen gewöhnt ist oder durch ihren Blutreichtum verfettete Speisen gern ißt, dem strömt daraus mehr Krankmachung als Gesundmachung zu, weil solche Kost nicht so lange im Magen–Darm verweilen kann, als es zu einer richtigen und heilsamen Verdauung der überfetten und schlüpfrigen Feuchtigkeit notwendig wäre.

Wenn man einmal Fleisch ißt, so soll es unter Berücksichtigung seines Fettgehaltes und seiner Bluthaltigkeit ausgewählt sein, weil es dann so lange im Darm zurückgehalten werden kann, als wegen der Verdauung gut und recht ist. Nur wer an Rumpf und Gliedern sehr abgemagert ist, dem kann dann und wann ein nicht verfettetes Gericht seine Trockenheit und Dürre wieder mit Feuchtigkeit füllen und zu einem guten Ausgleich bringen. Denn Tierfleisch verfettet das Fleisch der Menschen, wenn es gegessen wird, mehr als andere Speisen oder auch die Getränke.« (CC 149,30 ff.)

Diese frei übersetzte Stelle aus Hildegards Lehrbuch der Medizin dürfte das Wesentliche wiedergeben. Fleisch ist in besonderen Fällen Heilmittel. Der Alltag braucht das Fleisch nicht. Grundsätzlich lehnt jedoch Hildegard den Fleischgenuß nicht ab.

Daß ich Wildfleisch an die Spitze des Artikels über gute und schlechte Fleischgerichte gerückt habe, soll darauf aufmerksam machen, welches Fleisch den ersten Rang einnimmt. Mehr als bei anderen Kapiteln bringe ich hier eine fast reine Aufzählung für den Küchenalltag anhand einschlägiger Hildegard-Stellen. Dabei sind die heutigen Natur- und Tierschutzbestimmungen, auf deren Einhaltung unbedingt geachtet werden muß, nicht berücksichtigt. Im Teil I lesen wir von den guten und für gesund erklärten

254

Arten von Fleisch. In Teil II finden Sie jene Fleischsorten, die nur für Gesunde oder nur mit Einschränkungen brauchbar sind; in Teil III heilendes Fleisch und in Teil IV schädliches oder abzuratendes Fleisch. Alle vier Teile geben ein imposantes Bild der Hildegardischen Naturvision. Wir fragen uns, wofür sollen so viele Einzelheiten gut sein? Hildegard hat sich darüber sicher keine Rechenschaft gegeben, geschweige denn sich mit der Erforschung der Genießbarkeit oder Ungenießbarkeit von fast vierzig Fischen und über sechzig Vögeln die Zeit vertrieben. Fast von allen Tieren schreibt Hildegard ausdrücklich, ob sie ungenießbar sind oder nicht, wie Tiger, Wolf, Hund, Hamster, Marder, Wiesel, Maus, ja sogar vom Maulwurf und Dromedar.

## Teil I

# Welches Tierfleisch allen Menschen gut tut
### (Vgl. Teil II)

## Wild (der höhere Preis lohnt sich)

*Hirsch*
»Gesunden und Kranken gut zu essen. Wer Hirschfleisch warm, aber nicht kochend heiß ißt, dem reinigt es den Magen und macht ihn glatt (levis).« (PL 1321 A,C)

*Reh*
»Sein Fleisch ist für Gesunde und Kranke gut.« »Wer oft sein Fleisch ißt, den reinigt es von Schleim und (allem) Stinkenden (Darmgase).« (PL 1322 A)

*Wisentfleisch*
»Gesund und gut.« (PL 1322 D)
(Waren das noch Zeiten, als es noch Wisent/Auerochsen gab!)

*Biber*
»Gut zu essen für Gesunde und Kranke.« (PL 1329 A)

255

# Haustiere

### Schaf, Widder, Lamm
»Sein Fleisch ist Gesunden und Kranken gut zu essen. Sein Fleisch ist im Sommer gut zu essen, weil die Hitze es wärmt. Im Winter aber taugt Schaffleisch nicht zum Essen, weil es kalt ist und die Winterzeit auch kalt ist ...« (PL 1324 A,B)

### Ziege
»Ihr Fleisch ist Gesunden und Kranken gut zu essen. Eine ausgewachsene Ziege kann bis in den August hinein gegessen werden. Der Bock ist auch (noch) im August gut zu essen. Jungziegen (Kitzen), Böcklein und Zicklein taugen zum Essen bis in den Herbst hinein ... Die weibliche Ziege hat eine Natur wie der Bock, nur wirkt dieser noch kräftiger ...« (PL 1325 A,B)

# Geflügel

### Kranich
»Sein Fleisch ist eine gute Speise für Gesunde und Kranke.« (PL 1289 B)

### Reiher
»Sein Fleisch ist für Kranke und Gesunde gut zu essen, weil es im Magen keinen Schleim macht.« (PL 1290 B)

### Wildgans
Für Kranke und Gesunde gut zu essen, »denn sie ist sehr warm und hurtig im Flug und müht sich beim Fliegen ab ...« (PL 1294 A)

### Auerhuhn
»Gesunden und Kranken gut zu essen.« (PL 1296 A)

### Schnepfe
»Fleisch für Gesunde und Kranke gut zu essen.« (PL 1302 C) (Sie werden sich wohl ein wenig entsetzen, wenn Sie lesen, was

alles gegessen werden kann; aber das vergeht. Vögel verspeisen ist keine Sünde.)

*Meise*
»Sie hat gutes Fleisch, gesund zum Essen für Gesunde und Kranke.« (PL 1303 C)

*Bachstelze*
»Hat weiches Fleisch, das Gesunden und Kranken gut zu essen ist, weil es einen schwachen (Kranken) wieder zu Kräften (Fett, Fleisch) bringt.« (PL 1307 B)
(Nur die Bachstelze kann das, nicht aber die Ackerstelze.)

*Möwe*
»Ist gesunde Speise für Gesunde und Kranke.« (PL 1299 C)
(Obwohl die Möwen zum Geschlecht der Rabenvögel gehören.)

## Fisch

*Walfisch*
»In seinem Fleisch ist so viel Kraft (Stärke, fortitudo), daß es, gegessen, allen schlechten und schwächenden Säften widersteht ... (chronische Krankheiten). Das Fleisch dieses »Fisches« ist gesund und gut zu essen für Gesunde und Kranke.«
(PL 1271 A)

*Wels (Waller)*
»Hat gesundes Fleisch, das Kranken und Gesunden gut zu essen ist.« (PL 1275 A)

*Hecht*
»Hat hartes und gesundes Fleisch, das gut zu essen ist für Kranke und Gesunde. Wenn ein Mensch oft seine Leber ißt, macht ihm das gute und leichte Verdauung.« (PL 1276 B)

*Äsche*
»Frißt Gräser und Kräuter, von denen ihr Fleisch gut wird für
Kranke und Gesunde.« (PL 1279 C)

*Rotauge*
»Ist gesunden und kranken Menschen gut zu essen.« (PL 1280 A)

*Haselfisch*
»Ist Gesunden und Kranken gut zu essen.« (PL 1281 A)

*Speckgrasse*
»Frißt Sauberes und ist Gesunden und Kranken gut zu essen.«
(PL 1280 D)
(Auffallend viele, heute recht unbekannte Fische.)

*Kaulbarsch*
»Das Körperfleisch – ohne Kopf und Eingeweide – kann gegessen werden.« (PL 1282 C)

*Barsch (»Egli« Kretzer)*
»Er schwimmt um Klippen und Steine und manchmal in Grotten
und sucht dort bestimmte gute und heilsame Kräuter, die er frißt.
Darum ist sein Fleisch Gesunden wie Kranken gut zu essen.«
(PL 1279 B)

## Teil II

# Nur für Gesunde oder nur mit Einschränkungen

## Wild

### Hase

Es steht nichts über seine Genießbarkeit geschrieben, jedoch ist anzunehmen, daß man damals auch Hasen gegessen hat, weil merkwürdigerweise beim Schweineigel zu lesen steht:

>»Koche ihn wie den Hasen in Wasser ... wie man Wildbret zu beizen gewohnt ist ...« (PL 1331 D)

## Haustiere

### Rind

»Das Fleisch ist wegen seiner Kälte nicht gut für einen kalten (kreislaufschwachen) Menschen zu essen; gut aber für einen warmen (hitzigen) Menschen.« (PL 1323 A)
»Herz und Lunge taugen zum Essen nicht viel.« (PL 1323 B)

## Geflügel

### Schwan

»Für Gesunde gut zu essen, ungeeignet für Kränkliche.« (PL 1289 D)
(Soll heute scheußlich »tranig« schmecken.)

### Gans

»Hochfliegen kann die Gans nicht, weil sie zuviel Erdluft (in den Flügelfedern?) besitzt; vom Wasser hat sie Wasserluft. Dieser zweifachen Wesenheit wegen taugt ihr Fleisch nicht als Krankenkost, weil es im Menschen Schleim und Geschwüre hervorruft ähnlich dem Aussatz, weil sie auch Unsauberes frißt. Gesunde Menschen können ihr Fleisch irgendwie vertragen.

259

Wenn jemand eine Gans essen will, lasse er sie drei Tage oder zwei stark hungern, damit sich die falschen Säfte in ihr verflüchtigen, und füttere sie hernach nur mit Getreide. Dann brate man sie am Feuer, gefüllt mit Salbei und anderen guten Kräutern. Man sprenge mit einem Wedel dauernd Wein und Essig über sie, damit ihr Blut auch alles ausfließt, dessen Fettgehalt nicht gegessen werden soll (Blutfett, 12. Jh!), da es den Magen des Menschen durch sein aus den falschen Säften stammendes Fett krank macht. Die so gebratene Gans kann einer, der gesund ist, essen – jedoch nur in mäßiger Menge.« (PL 1213 C)

Wer hat schon so eine Gans gegessen?

*Hausente*

»Gesunde werden beim Essen mit ihrem Fleisch fertig. Kranken taugt es aber nicht. Auch eine Ente esse man nie gekocht, sondern – wie bei der Gans beschrieben – feuergebraten.« (PL 1294 C)

Es ist also nichts mit dem Enten- oder Gänse-Klein.

*Wildente*

»hat dasselbe Wesen wie die zahme Ente, doch ist sie zu essen gesünder als die Hausente, weil sie dauernd im Wasser herumplätschert.« (PL 1294)

*Haushuhn*

»Sein Fleisch ist gut für gesunde Menschen und macht sie nicht fett. Schwachen (Kranken) dient es etwas zur Auffrischung. Für Kranke ist die Henne besser zu essen als der Hahn, weil Hennenfleisch zarter ist als Hahnenfleisch. Wer körperlich gesund ist, kann beides essen. Wenn einer recht krank ist und oft Hühnerfleisch ißt, macht es dem Magen Schleim und Siechtum, weil er die gegessene Speise kaum verdauen kann, da sein eigenes Fleisch zu kalt ist. Will ein sehr Kranker ausgerechnet Hühnerfleisch essen, lasse er es mit irgendeinem anderen Fleisch kochen, damit es durch dessen Saft temperiert werde, weil es zu trocken ist. So darf es gegessen werden. Der Kranke meide aber gebratene Hühner, die er nicht verdauen kann.« (PL 1295 A,B)

260

Man wird jedenfalls nur gesundes Fleisch zum Mitkochen wählen.

*Kappauner*

»können Gesunde gut essen, das Fleisch ist aber nicht geeignet für Kranke, weil der Kappauner nicht genug werkt, sondern sich immer ruhig verhält, weshalb sein Fleisch um so stärker ist.« (PL 1295 B)

*Rebhuhn*

»zu essen, schadet Gesunden nicht viel, taugt aber nicht für Kranke, weil es in ihrem Magen Schleim erzeugt.« (PL 1296 B)

*Birkhuhn*

»Hat fast die gleiche Beschaffenheit wie das Rebhuhn, aber sein Fleisch ist Gesunden und Kranken besser und gesünder als Rebhuhnfleisch.« (PL 1296)

*Taube*

»Ihr Fleisch ist nicht fest, sondern etwas dürr (trocken) und gibt für den Menschen wenig Saft ab. Einem Gesunden nützt sie als Speise nicht viel, auch wenn sie ihm nicht schadet. Einem Kranken, der körperlich heruntergekommen ist, schadet dieses Essen.« (PL 1299 D)

*Amsel*

»Ist gesunden Menschen gut zu essen, schädigt aber Schwache, weil sie trocken ist.« (PL 1303 D)

# Fisch

*Hausen*

»Nährt sich von sauberer Weide, und sein Fleisch ist deshalb gesunden Menschen gut zu essen, schadet allerdings etwas den Kranken.« (PL 1273 A)

Daß die Nahrung der Fische auf ihre Fleischqualität einwirkt, kommt oft vor, doch ist es nicht immer das einzige Ausschlaggebende für die Genießbarkeit. Dazu gehört noch mehr.

*Stör*
»Er hat ein gesundes Fleisch, das zu essen den Gesunden nicht schadet. Kranken aber macht es Schmerzen, weil es ihnen zu stark ist.« (PL 1273 D)

*(See-)Lachs* (Wintersalm? Felchen? Renken?)
»Hat gesünderes Fleisch als der Salm, das Gesunden gut zu essen ist, die Kranken aber etwas erschöpft.

Weil der Fisch von der warmen Luft wächst, ist sein Fleisch gesunden Menschen, die warm sind, gesund; taugt aber Kranken nicht, die kalt sind.« (PL 1275 C)
Es bleibt offen, ob damit gesagt sein soll, daß alle Kranken kalt sind, kreislaufgestört, sauerstoffarm.

*Koppe*
»Sein Fleisch zu essen schadet gesunden Menschen nicht. Schwächliche (Kranke) sollen nur mäßig davon essen, weil es aus kalter Luft stammt. Seine Leber ist ungenießbar, außer mit Dill und Fenchel gewürzt und so gegessen.« (PL 1275 C)

*Karpfen*
»Sein Fleisch zu essen schadet dem Gesunden nicht, schädigt aber den Kranken etwas. Wer gesund ist, kann sogar Milch und Rogen von ihm essen, nicht aber der Kranke.« (PL 1277 A)

*Hering*
»Frisch gefangen, taugt er nicht zum Essen, weil er leicht den Körper anschwellen läßt und innerlich eitrig macht, und er ist deshalb, grün gegessen, Gesunden wie Kranken schädlich. Nachdem er aber stark mit Salz durchtränkt ist, wird jener Wust, sein Eiter, ihm durch das Salz gemildert, so daß es dann weniger schadet, ihn zu essen. So kann der Gesunde mit ihm schon fertig werden; einem Schwachen (Kranken) aber würde es schaden, viel davon zu essen. Kranken wie Gesunden ist gebratener

262

Hering heilsamer und besser als gekocht. Auch Milch und Rogen können gegessen werden. Wenn ein frischer Hering gekocht wird und er noch warm ist, gieße man mit Essig gemischten Wein darüber und beize ihn so eine Stunde, und er schadet dem Esser um so weniger.« (PL 1280 B)

*Bitterling*
»Ist Gesunden gut zu essen, nützt Kranken aber nicht viel.« (PL 1281 B)

*Forelle*
»Nützt gegessen kranken Menschen nicht viel, verletzt aber gesunde nicht.« (PL 1271 A)

# Teil III

# Heilendes Fleisch

## Wild

*Hirsch*
»Essen von Hirschleber nimmt die Gicht (Rheuma), reinigt den Magen und macht ihn glatt.« (PL 1321 C)

*Reh*
»Wer von der Vicht geplagt wird (Bauchgrimmen, Präkanzerose), esse oft von seiner Leber, und das vertilgt in ihm das Vichtleiden.« (PL 1322 A)

## Haustiere

*Rind*
»Wer in seinen Gelenken und Gliedern stechende Schmerzen hat und auch Magen-Darm-Schmerzen, esse oft und reichlich abge-

kochte Rinderfüße mit ihrem Fett und Schwielen. Das räumt auf mit diesen Stichen und Schmerzen.« (PL 1323 B)
»Oft seine Leber essen, macht stark wegen ihrer guten Art.« (PL 1323 B)

*Schaf*

»Der Mensch esse reichlich und oft von der Leber des Schafes. Sie mindert den Schleim in ihm und reinigt den Magen von Unrat. Wer in der Brust hustet und seinen Atem schwer einzieht und ausstößt, aber kein Leiden in der Lunge hat, esse häufig die Lunge von Schaf, und er wird es in der Brust besser haben.« (PL 1324 D)

Es handelt sich dabei sicher um das Bronchialasthma mit seiner Kurzatmigkeit.

»Wessen Körper ganz von Kräften gekommen ist und dessen Venen zusammenfallen (Kreislauf), schlürfe oft – wenn er will – den Saft von Schaffleisch und die Brühe (Suppe), worin es gekocht wurde; und wenn es ihm besser geht, esse er auch das Schaffleisch selbst – wenn er will.« (PL 1324 A)

Wenn er will! Man soll es also niemandem aufdrängen.

*Ziege*

»Ziegenfleisch, oft gegessen, heilt gebrochene und gerissene Eingeweide und heilt und stärkt den Magen des Essers. Welcher Mensch Magenschmerzen hat, brate oft Ziegenleber und esse sie oft so bis Mitte August. Es heilt und reinigt den Magen wie ein Abführtrunk.« (PL 1325 B)

*Schwein*

»Wenn ein Mensch krank ist, daß sein ganzer Körper abgenommen hat und dürr geworden, der esse für die Krankheitsdauer etwas vom jungen Schweinchen (Ferkeln), damit er von ihrer Wärme profitiert. Wenn er zu Kräften gekommen ist, esse er aber nichts mehr, weil die Krankheit dann wieder wachsen würde.

Ein Mensch, der körperlich völlig heruntergekommen ist, der esse oft von gekochter Schweinsleber, das stärkt ihn und bringt ihn wieder zu Kräften (labt ihn).« (PL 1326 A)

# Geflügel

*Strauß*
»Ein Mensch, der Fallsucht (Epilepsie) hat, esse oft Straußenfleisch, das bringt ihn zu Kräften und behebt das Hirnleiden der Fallsucht.

Fetten und starken Menschen ist sein Fleisch gesund, weil es das Überflüssige (Fleisch) mindert und sie stark macht. Ein Melancholiker esse oft von dessen Leber.« (PL 1287 C,D)

*Kranich*
»Ein Mensch, der von Gicht geplagt wird, esse oft sein Fleisch, und die Gicht wird von ihm weichen. Wer das Vichtleiden hat, esse oft von seiner Leber.« (PL 1289 B)

*Reiher*
»Wenn einer einen traurigen Sinn hat, soll er oft Reiherherz essen, es erheitert sein Gemüt.

Wer Bauchkrämpfe und harten Stuhlgang hat, esse oft dessen Leber, und das macht seinen Magen dann weich.« (PL 1290 B)

*Schwan*
»Wer keucht (schwer atmet), koche seine Leber und esse sie oft. Es nimmt die Fäulnis von seiner Lunge weg, und er wird geheilt.« (PL 1290 A)

*Wildgans*
»Wer an Vichtschmerzen leidet, koche ihre Leber und esse sie oft, und es wird ihm besser gehen.

Wer Husten hat, esse oft ihre gekochte Lunge, und der Husten hört auf.« (PL 1294 B)

Gegen Magenschmerzen gibt es noch eine Sonderzubereitung.

*Haushuhn*

»Oft gegessen, nützt die Leber von Huhn und Hahn gegen Krankheiten, an denen der Mensch innerlich leidet.« (PL 1295 B)

Vielleicht Diabetes, Drüsenstörungen, Arteriosklerose, Blutverfettung? Für nicht sehr Kranke hat das Fleisch Erholungswert (Gewichtszunahme, Rekonvaleszens). Für sehr Kranke gilt Sonderzubereitung (s. Teil II).

*Grünspecht*

»Ein Hautkranker (Leprosus) röste den Grünspecht am Feuer und so esse er ihn öfters, und das nimmt ihm die Hautkrankheit, so daß sie verschwindet.« (PL 1303 A)

*Meise*

»Ein rheumatischer (gichtischer) Mensch koche Meisen in Wasser und mache daraus mit Butter ein Eingemachtes. Er esse dieses oft, und er wird geheilt.« (PL 1303 C)

*Drossel*

»Wer an der Leber oder Lunge Schmerzen hat (leidet), nehme Drosseln, esse sie oft in Wasser gekocht, und er wird geheilt.« (PL 1304 A)

# Fisch

*Walfisch*

»Ein Rheumatiker (Vergichteter) esse oft von diesem Fleisch, und die Gicht (Rheuma) in ihm wird vergehen.

Wenn einer seine Leber ißt, reinigt es den Magen von innen her und nimmt alle seine inneren Schmutzigkeiten weg wie der beste Reinigungstrank.

Seine Lunge, in Wasser gekocht und oft gegessen, läßt jene Fieber von einem Menschen weichen, der tägliche oder nächtliche Fieber hat, die sich nach der Witterung richten. Getrocknete Walfischlunge, in Wasser oder Wein getrunken, läßt alle Fieber weichen, welcher Art immer sie auch sein mögen.

Wer Leberschmerzen hat und in der Lunge schwach wird, koche die kleineren Eingeweide des Fisches mit Ysop in Wasser, mache eine Sulze daraus und esse diese oft, und der Leberschmerz läßt nach und die Lunge erhält ihre Gesundheit wieder zurück.« (PL 1271 B,D)

Vergleiche auch die zweiundzwanzig Heilmittel vom Walfisch im Buch »Das Wunder der Hildegard-Medizin«.

*Hecht*
»Wenn ein Mensch oft seine Leber ißt, macht ihm das gute und leichte Verdauung.« (PL 1276 B)

*Eltze (Nase)*
»Wer seine Leber oft ißt, wird am Herzen gestärkt und am Magen gesund.« (PL 1278 B)

*Bleie*
»Ein Magenkranker koche diesen Fisch in Wasser und beize ihn mit Cuminum-Essig (Kuminumpulver in Essig), sulze ihn und esse ihn so. Sein Magen wird von Schleim und Fieber gereinigt.« (PL 1277 D)

# Teil IV
# Schädliches oder abzuratendes Fleisch

## Wild

*Bär*
»Sein Fleisch ist dem Menschen nicht gut zu essen, weil es den Menschen zur sinnlichen Gier entflammt. Ähnliches bewirkt auch das Schweinefleisch und auch das Fleisch mancher anderer Tiere, aber doch nicht so sehr wie das Bärenfleisch, das die Sinnlichkeit im Menschen wie ein Mühlrad sich wälzen läßt, und der Mensch bleibt dadurch irgendwie unsauberer geworden

zurück. In Rindern, die wiederkäuen, kommt die Sinnlichkeit rasch zur Ruhe.« (PL 1317 A)

*Steinbock*

»Taugt weder Gesunden noch Kranken. Gesunde können jedoch damit fertig werden.« (PL 1322 C)

*Wildschwein*

»Sauberer als das Hausschwein, doch von gleicher Art.« (PL 1326 B)

# Haustiere

*Schwein*

»Ist nicht gesund, sondern verschroben und weder für gesunde noch für kranke Menschen zu essen gut, weil es weder die Verschleimung noch sonst eine Krankheitsanlage mindert, sondern sie vielmehr vermehrt ...

Jeder Hautkranke (leprosus) meide Schweinefleisch ...« (PL 1326 A)

*Pferd*

»Sein Fleisch ist zäh und beschwerlich zu essen und dem Menschen widrig, weil es seiner Stärke wegen kaum verdaut werden kann. Das Fleisch von Wiederkäuern dagegen ist ausgeglichen, wie gekeltert, so daß es leichter gegessen und verdaut werden kann.« (PL 1319 C)

# Geflügel

*Pfau*

»Taugt nicht für Gesunde und Kranke. Der Gesunde kann das Fleisch zwar vertragen, im Kranken aber erregt und bewegt es alle schlechten Säfte.« (PL 1289 A)
Vergleiche Kapitel »K« (Wassersucht)

268

*Ungenießbar*
Geier, Adler, Storch, Lerche.

*Gans*
»Gekocht, wäre die Gans eine ganz üble Speise für den Menschen, weil die Unsäfte durch das Kochen nicht im gleichen Maße entzogen werden wie beim Braten.« (PL 1293 D)

*Ungenießbar*
Falke, Habicht, Sperber, Raben und Krähen – nicht die Möwe. Ausdrücklich als ungenießbar erklärt.

*Turteltaube*
»Das Fleisch der Turteltaube ist ungenießbar, Holz- und Ringeltauben helfen auch nicht heilen.« (PL 1300 A)
Also: Was nicht heilen hilft, hat wenig Wert.

*Giftig*
Kuckuck, Elster, Eule, Uhu, Häher

*Spatz*
»Hält sich oft in dicker Luft auf und hat darum schwaches Fleisch, das weder für Gesunde noch für Kranke taugt.« (PL 1303 C)

*(Gold-)Ammer*
»Taugt weder Gesunden noch Kranken zur Speise, weil sie Sauberes und Unsauberes abweidet und selbst bitter ist.« (PL 1306 D)

*Ackerstelze*
»Wer ihr Fleisch ißt, weckt das Rheuma in sich.« (PL 1307 C)
(Großer Unterschied gegenüber der Bachstelze.)

*Unbrauchbar*
Schwalbe, Fledermaus, Pirol.

269

# Fisch

*Salm* (Rhein- oder Sommerlachs)
»Sein Fleisch ähnelt etwas dem Mond, ist weich und unkräftig und ist keinem Menschen gut zu essen, weil es alle im Menschen schlummernden Unsäfte weckt.« (PL 1274 C)

*Bleie*
»Liebt die Nacht und bächelt sich im Mondenschein und ist deshalb Gesunden wie Kranken nicht gut zu essen, obwohl sie noch damit zurechtkommen.« (PL 1277 C)

*Münne*
»Weilt gern in Höhlen und Abwässern und frißt zuweilen unsaubere Würmer. Darum ist sein Fleisch nicht gesund und nützt weder Gesunden noch Kranken viel, auch wenn es ihnen nicht gerade schadet.« (PL 1279 A)

*Schleie*
»Taugt zum Essen weder Gesunden noch Kranken.« (PL 1281 B)

*Gründling*
»Sein Fleisch zu essen ist ungesund, auch wenn sonst gesunde Menschen es bewältigen können. Kranken und besonders Rheumatikern (Gichtischen) schadet es sehr und wühlt überhaupt alle Krankheitsherde im Menschen auf.« (PL 1281 C)

*Aal*
»Nützt dem Gesunden als Speise sowenig wie Schweinefleisch, doch schadet es ihm nicht viel. Im Kranken rührt es aber alle schlechten Säfte auf sowie Fieber und Schwächen, macht verbittert, verschlagen und argwöhnisch.« (PL 1284 A)

*Scholle*
»Frißt gar manche unsaubere Weide und eignet sich nicht sehr zum Essen, weder für gesunde noch für sieche Menschen.« (PL 1278 B)

# Xantophyl und die Farbstoffe
## in der Küche

Von Xantophyl haben Sie noch nichts gehört? Ist es nicht ein schönes Fremdwort, aus dem man etwas machen könnte? Was nicht ist, kann noch werden. Das Zeitalter der Zauberer (Malefitium) ist nach Hildegard im Kommen. Wir müssen immer mehr damit rechnen, daß man versuchen wird, uns zu verführen. Wer das Buch gelesen hat: »Die geheimen Verführer«, der weiß, wie planmäßig schon jetzt optische »Argumente« eingesetzt werden.

Beim Thema »Vitamine« haben wir den Begriff »grün« schon ein wenig zu entzaubern versucht. Grüne Rohkost zu lieben garantiert keineswegs, daß jemand sich auf dem rechten Ernährungsweg befindet. Genausowenig darf die Betonung einer anderen »Lebensfarbe«, etwa des Rot-Gelb, ein Hinweis sein, daß solcherart Gefärbtes dem Blute dienen müsse; oder daß die Farbe Schwarz-Blau grundsätzlich Schlechtes bedeute, weil die Pflaume (Zwetschge) und die Heidelbeere und vielleicht auch noch die Tollkirsche und die Einbeere, die als gesundheitsschädlich gelten, eine blauschwarze Farbe haben. Auch die Brombeere und die Maulbeere erscheinen schwarzblau gefärbt und schaden dem Menschen doch nicht. Es stimmt zwar, daß verdorbene Lebensmittel und auch Angebranntes oft grauschwarz aussehen, zum Beispiel ein stockfauler Apfel, ein verdorbenes Fleisch oder ein verbranntes Brot. Es ist nichts dagegen einzuwenden, wenn der gesunde Instinkt von Verbranntem und Mißfarbenem abrät, aber es ist auch falsch, daraus ein System zu machen. Solche Verallgemeinerungen täuschen. Wahre Schadensursache ist oft weniger das »Schwarze«, sondern mehr die Gaumenlust. Sogar ein kurzdauernder Gaumenkitzel kann schaden. In diesem Sinne steht bei Hildegard:

»Arme Leute, die körperlich gesund sind und dabei auch die Natur der Gefräßigkeit angenommen haben, aber delikate (zubereitete) Speisen und (raffinierte) Getränke (gewöhnlich) nicht nach Wunsch haben können, ziehen sich (schon) in drei oder zwei oder gar nur einer Woche ein (Geschwür-)Leiden zu, wenn sie solche Speisen und Getränke ... einmal ungeordnet durch gieriges Verzehren in sich hineinschlingen. Das kann man zum Beispiel bei Jugendlichen und Jünglingen feststellen. Auch durch Fleischgerichte und starken Wein bilden sich oft solche Krankheiten aus, nicht aber vom Brot und auch nicht vom Gemüse und nicht vom Bier.« (CC 160,29 ff.)

Daß Schwarzbrot gesünder sein muß als das weiße, gilt nur mit Einschränkungen. In unserer Jugend hatten mein Bruder und ich die Gewohnheit, bei den öfteren Radtouren während der Fahrt von Badgastein nach Salzburg, wo wir in die Schule gingen, auf halber Strecke ein ganz einsames Bauernhaus an der Salzach aufzusuchen, wo es tiefschwarzes Roggenbrot gab, das schönste meines Lebens. Die einfachen Bauersleute waren immer glücklich über unsere Begeisterung für ihr notgedrungen selbstgebackenes reines Roggen-Hausbrot. Das war ein Laib Natur-Pumpernickel, wie ich ihn seitdem nie wieder gefunden habe. Meinem Bruder und mir, kerngesunden, das heißt einfach aufgezogenen Naturburschen, bekam dieses »Schwarzbrot« ausgezeichnet. Aber ich möchte es keinem Magenkranken oder sonstwie empfindlichen Menschen anraten! Ganz anders das schöne weiße, für alle ausnahmslos gesunde Dinkel-Brot. Hier ist einmal die helle Farbe ein Gütezeichen, wenn seine Herstellung aus reinem Dinkel-Weißmehl garantiert wird. Die Vorliebe der Städter (und Stadtbäcker) für weißes Brot findet in diesem Fall nicht nur im Geschmack, sondern auch wegen der universalen Dinkel-Verträglichkeit ihre Rechtfertigung. Das gilt aber nicht vom weißen Weizenbrot (siehe »L«).

Wenn einmal das Malheur passiert und eine Stelle des Gesundheitsamtes die Metzgereien kontrolliert, weil sie zuviel Nitrit (Pökelsalz) in ihre Fleisch- oder Wurstwaren hineinpraktiziert haben, damit sie schön »rot« aussehen, dann geht ein Sturm der Entrüstung durch den Blätterwald, und die Innungen haben ihre liebe Not, diesen wieder zu beschwichtigen. Was und wer war und ist an den chemischen Lebensmittelfärbungen schuld? Der Käufer, weil er frische, schön rot aussehende Fleischwaren einkaufen möchte? Der Metzger, weil er den Glauben an die Frische seiner Waren erhalten will? Die Verstädterung, weil sie zur verlängerten Vorratshaltung zwingt? Der Staat, weil er chemische Eingriffe in unsere Grundnahrungsmittel zuläßt? Die (Lebensmittel-)Chemie, die ihre Produkte an den Mann bringen will? Sie alle meinen, einem Bedürfnis zu entsprechen vom Standpunkt unseres heutigen Wissens aus. Darin liegt das Übel, daß wir unser gegenwärtiges Wissen überschätzen und das Wissen unterschätzen, das von Gott kommt, der mit Jahrhunderten rechnet.

Wenn wir die Naturstoffe mit Hilfe raffinierter chemischer Tricks nachmachen, dann schwillt die Brust des modernen Menschen, »wie herrlich weit wir es gebracht haben«. Man hat bedenkenlos der (hellen) Butter mit dem schönen »Buttergelb« nachgeholfen, bis man den kleinen Schönheitsfehler entdeckte, daß dieses künstliche Buttergelb (Leber-)Krebs hervorruft. Derartige »Ausrutscher« wirken sich auf dem Gebiet der Lebensmittelchemie am gravierendsten aus, weil wir mit der Küche und ihren Erzeugnissen täglich konfrontiert werden.

Der Wunsch nach Schönheit der Lebensmittel hatte einst durch das Polieren von Reiskörnern die zahllosen Beriberi-Kranken in den Kolonialländern zur Folge, bis man entdeckte, daß mit dem Silberhäutchen dem Reis der wichtige Vitamin-B-Anteil entzogen wurde. Wir essen trotzdem in Europa zum überwiegenden Teil den »schönen« Reis. Nur wenige sind auf den echten Naturreis umgestiegen. Das macht in unseren Gegenden nicht viel, weil der Reis nicht unser Grundnahrungsmittel darstellt und weil wir ja auch wieder Dinkel haben, Gott sei Dank. Ich meine damit, daß die Augen nicht das letzte Argument über Wert und Unwert unserer Nahrung liefern dürfen. Das Polieren möchte ich aber nicht grundsätzlich verurteilen. Ich könnte mir denken, daß z. B. ein »polierter« Dinkel Vorteile hätte und trotzdem seinen vollen Dinkelwert liefert. Das liegt am Dinkel-Geheimnis, der Dinkel-Subtilität.

Wir wissen nicht, wie viele erlaubte Farben auf dem Lebensmittelmarkt angeboten werden. Eine moderne Aufzählung nennt

»nur« einhundertsiebzig erlaubte Färbemittel. Ob unser Xantophyl (schon) darunter ist, weiß ich nicht. Jedenfalls wird für den Farbstoff der Roten Bete (Betain) viel geworben, welcher der Rotweinfarbe und dem Rot der Holunderbeeren chemisch »verwandt« sein soll. Als ich die einschlägigen Schriften dazu gelesen hatte, machte mir nur eines Eindruck: Bei den Roten Beten besitzen nicht nur die (roten) Wurzelknollen, sondern auch die (grünen) Stengel und Blätter die gleichen Eigenschaften. Eine Bestätigung und ein Hinweis mehr, daß es nicht auf die Farbe ankommt. Zudem konnten wir dort lesen, daß nicht der Rohzustand entscheidet, sondern die Roten Beten auch in gekochtem Zustand ihre Wirksamkeit behalten. Genau das, was Hildegard auch sagt.

Aber mit einer Signatur »Rot« hat das nichts zu tun. Viele versuchen, unter Berufung auf den großen Arzt Theophrastus von Hohenheim (Paracelsus) den schwierigen Beziehungen von Mensch und Pflanze durch die sogenannte Signaturlehre auf die Spur zu kommen. Das Volk liebt solche Spielereien, wonach die Gewächse von Gott ein äußeres Zeichen bekommen hätten, das, richtig gedeutet, Schlüsse erlaube auf ihren Zweck und Nutzen für den Menschen.

Bei Hildegard findet sich keine Angabe, die Rückschlüsse in dieser Richtung zuläßt. Darum paßt zu diesem »magischen« Kapitel »X« der Rat der Bibel:

»Urteilt nicht nach dem Augenschein!« (Joh.7,24)

Auch die Größe kann kein Wertmaßstab sein. Das »vergrößern« von landwirtschaftlichen Produkten kann in die falsche Richtung führen. Ich erinnere mich, daß in meiner Jugend die kleinen Frühkartoffeln, »Kipfler« genannt, weitaus am besten schmeckten und mit der zarten Schale zusammen verspeist wurden. Wenn ich dagegen höre, wie man bereits mittels Hormonen und sogar durch Keimgutmanipulationen (Gene) sich bemüht, »große« Lebensmittel zu erzeugen, überkommt mich ein Bangen vor dieser Gigantomanie in der Küche, und ich würde am liebsten mein eigener Bauer werden, um zu wissen, was auf meinen Tisch kommt.

Es gibt bei Hildegard eine Stelle über die großen und kleinen Früchte. Im allgemeinen gilt: Je wilder, desto kleiner. Durch Zucht und Selektieren kann man Qualität und Quantität von Naturprodukten so lenken, so daß sie trotzdem noch Naturprodukte bleiben. Fleiß und Klugheit der Menschen können das Natürliche veredeln, sofern es im Dienste der Wahrheit und nicht des Mammons erfolgt. Hildegard schreibt:

»Alle Bäume haben in sich entweder Kaltes oder Warmes gleich wie die Pflanzen. Doch gibt es Bäume, die wärmer sind als andere und auch solche, die kälter sind. Diese Bäume haben größere Erwärmung in sich als andere auch warme, während jene mehr an Kühlung in sich enthalten als andere auch kalte. Denn die Bäume tragen Früchte. Soweit sie rechte Früchte hervorbringen, wie etwa die waldgewachsenen (silvestres), sind sie mehr kalt als warm. Jene unter den »wilden« Bäumen, die größere und zahlreichere Früchte tragen, als andere es tun, sind im Vergleich zu den anderen Wildbäumen die wärmeren. Jene, die kleinere und weniger Früchte hervorbringen, sind kühlender als andere (gleichartige) Waldbäume.« (PL 1215/16)

Was steckt in diesen wenigen Sätzen nicht alles drin! Wir hören, daß nur Wildbäume rechte Früchte tragen. In der lateinischen Formulierung Hildegards »silvestres arbores« steckt mehr. Es braucht sich keineswegs dabei um verwilderte oder Waldbäume handeln. Mit der sogenannten Wildheit wird nur ausgedrückt, als daß es sich dabei um Bäume handelt, die in ihrer Ur- und Naturwüchsigkeit nicht wesentlich beeinträchtigt wurden. Der Mensch darf – behutsam – auch Bäume kultivieren, in Hege und Pflege nehmen. Denn eine andere Hildegard-Stelle lautet folgendermaßen:

»Pflanzen, die durch menschliche Arbeit gesät werden und allgemach sich erheben und heranwachsen wie gezähmte Tiere, die der Mensch zu Hause mit Müh und Fleiß ernährt, verlieren durch diese Mühewaltung, mit der sie von Menschen ins gepflügte Land gesät werden, das Scharfe und Bittere

(Saures) ihrer (natürlichen) Säfte, so daß jenes Feuchte an ihren Säften ein wenig der Qualität des Menschensaftes sich annähert, und insoweit sind sie für Speis und Trank gut und nützlich.

Pflanzen, die von selbst ihre Samen ausstreuen und ohne Mühewaltung eines Menschen aufwachsen und plötzlich und rasch wie ungebändigte Bestien hervortreten, sind, gegessen, Menschenfeinde, weil das Ernähren des Menschen (vom Säugen) mit Milchnahrung über das Essen (fester Nahrung) und altersgemäße Steigerung der Ernährungsweise vor sich geht, was aber bei den genannten Pflanzen nicht der Fall ist. Dennoch nehmen einige von ihnen, zu medizinischen Zwecken benützt, schädliche und krankmachende Säfte vom Menschen weg.« (PL 1126 B)

O Hildegard, wer vermag in den Tiefsinn deiner Texte einzudringen! Wir wollen zufrieden sein, wenn wir gewarnt wurden, auf Farbe und Größe der Nahrungsmittel mehr Wert zu legen als auf ihre Subtilität, ihren von Gott in sie hineingelegten Menschenzweck.

# Ysop und heimische Gewürze

Vom Gesundheitswert des Würzens handeln bei Hildegard zahlreiche Stellen. Nicht nur auf die Geschmacksverbesserung kommt es dabei an, sondern auf eine Art Entgiftungsfunktion, ein Neutralisieren von zahlreichen Schadstoffen, die auch in einem naturbelassenen und natürlichen Nahrungsmittel enthalten sein können. Die Natur ist nämlich der aus dem Lot geratenen Menschheit keineswegs nur freundlich gesonnen. Wie erst durch Kochen viele Dinge genießbar werden, so auch durch Würzen. Dabei haben wir schon beim Salz gelesen, daß richtiges Dosieren wohl den ersten Rang beim Würzen einnimmt. Als Salzersatz kennt Hildegard eigentlich nur die

## (Krause-)Minze

»Wie das Salz, maßvoll eingesetzt, jede Speise abstimmt, weil es nicht gut wäre, wenn man zuviel oder zuwenig davon ans Essen gäbe, so liefert auch, maßvoll beigegeben, Krause-Minze (römische Minze) den Fleischspeisen oder den Fischgerichten oder Gemüsen erst den guten Geschmack und erweist sich als gute Würze.
Ißt man sie so (als Würze), erwärmt sie den Magen und führt zu guter Verdauung.« (PL 1161 D)

Noch stärkere Wirkung auf die Verdauung hat die *Ackerminze*, von der ich annehme, daß sie der Pfefferminze nahesteht:

»Was man die kleinere Minze nennt ... die esse man roh oder mit Fleisch oder mit Fischgerichten gekocht, wenn man einen kalten Magen (Magenkatarrh) hat und Speisen nicht verdauen kann, und dann wärmt sie den Magen und führt zu gutem Stuhlgang.« (PL 1161 C)

Hier haben wir ein Beispiel einer Minzen-Heilwirkung. Während Krause-Minze als Diätgewürz empfohlen wird, gilt bei der Ackerminze die Obstipation als Verwendungsgrund. Das geht aus einem kleinen Textunterschied hervor, weil Krause-Minze gute Verdauung (bei jedem Menschen) macht, wogegen Ackerminze bei einem Obstipationstypus erst zum Stuhlgang führt. Außerdem darf man für diesen Zweck auch die rohe Ackerminze (nachträglich) verwenden. Als Gewürz nimmt man Krause-Minze. Es steht nichts von ihrer Anwendung als Rohpflanze, und nichts, daß man sie mitkochen soll; aber aus dem Vergleich mit dem Salz ist das anzunehmen. Bei der Bachminze (»St«) wird der Verdauungseffekt (gegen Verfettung durch Überessen), von der rohen und von der gekochten Bachminzebeigabe erwartet.

Hildegard behandelt Fragen von Heilung und Behandlung oder Vorbeugen von Krankheiten, doch nur wenig das reine Würzen des Geschmackes wegen. Sie schreibt eben ein Heilmittelbuch und keine »Naturkunde«. Sie wirft die einzelnen Minzenarten nicht in einen Topf, sondern unterscheidet sehr subtil. Gegen die Vollmondzeit geerntet, wirken alle Kräuter und Pflanzen kräftiger, schreibt Hildegard (CC 80,3ff.). Von sonstigen Feinheiten bezüglich der Ernte steht nichts. Hinter den artgemäßen Wesenheiten tritt alles andere zurück. Wer die richtige Pflanze für den richtigen Zweck zu wählen weiß, braucht sich weniger andere Sorgen zu machen.

Von der Verwendung einer Minze zur Teebereitung lesen wir nichts. Eine allgemein gehaltene Würzregel finden wir im Lehrbuch der Hildegard-Medizin:

»Die verschiedenen und edlen Kräuter, auch die Pulver und die aus edlen Pflanzen bereiteten Gewürze, werden gesunden Menschen nichts nützen, wenn sie ordnungslos genossen werden. Sie werden ihnen vielmehr dadurch Schaden bringen, daß sie ihr Blut austrocknen und ihr Fleisch mager werden lassen, weil sie in ihnen nicht diejenigen Säfte vorfinden, an denen sie ihre Kräfte entfalten könnten.

Sie fördern bei den Menschen die Kräfte nicht, lassen auch deren Fleisch nicht wachsen, sondern verhindern nur die schlechten Säfte, denen sie sich feindlich gegenüberstellen. Werden sie aber von jemandem aufgenommen, so soll dies vorsichtig und nach vernunftgemäßem Bedarf ... geschehen. Sie sollen mit Brot oder auch in Wein mit irgendeiner anderen Zutat und nur in seltenen Fällen von einem noch nüchternen Menschen aufgenommen werden. Andernfalls beengen sie die Brust dessen, der sie genießt, und schädigen seine Lunge, machen seinen Magen schwach, wenn sie in diesen hineingeraten, weil sie ohne Zutat genossen wurden. Wie der Staub der Erde, den der Mensch in sich einzieht, ihm schadet, so bringen auch diese Mittel, nicht ordnungsgemäß gebraucht, dem Menschen mehr Schaden als Gesundheit. Gewürze sollen deshalb hauptsächlich mit der Nahrung oder gleich nach dem Essen eingenommen werden, weil sie dann die Säfte der Speisen verdünnen und den Menschen befähigen, die aufgenommene Nahrung zu verdauen. Nur wenn ein Mensch solche Leiden hat, gegen die er edle, kräftig wirkende Kräuter oder kostbares Pulver nüchtern einnehmen soll, darf man Ausnahmen machen.« (CC 185,2ff.)

Immer kommt es bei Hildegard auf die Einzelheiten an. Dies gilt auch vom *Ysop*:

»... hat sogar so große Eigenkraft, daß ihm nicht einmal ein Stein widerstehen und sein Wachstum hindern könnte, wenn seine Same dorthin gesät worden wäre.
Wenn man Ysop oft ißt, reinigt er das krankmachende und stinkende Aufschäumen der Säfte, das heißt, er reinigt, wie die Hitze etwas im Topf wallend abschäumt. Ysop ist gut bei allen Speisen.
Er ist nämlich gekocht und gepulvert nützlicher als roh.
Im Essen (als Gewürz) macht er die Leber »querk«, (leistungsfähig, aktiv) und säubert auch die Lunge etwas.

Wer an Husten und (zugleich) an der Leber leidet, und auch wer von der Lunge her unter Keuchen leidet (Brustwassersucht?), jeder von beiden esse Ysop mit Fleischspeisen oder auch eingebrannt (Ysopsoße), und es wird ihm leichter. Würde einer dagegen Ysop bloß unter Verwendung von Wein oder Wasser allein (als Tee) zu sich nehmen, hätte er davon mehr Leid als Hilfe.

... Wenn die Leber eines Menschen vor Traurigkeit krank wird, soll er Hähnchen mit Ysop kochen, noch ehe die Krankheit in ihm überhand genommen hat, und soll den Ysop samt den Hähnchen oft essen. Auch frischen Ysop, in Wein gelegt, soll er oft verspeisen und auch diesen Wein trinken. Denn für eine derartige Erkrankung ist Ysop nützlicher wie für jemanden, der (bloß) an der Lunge leidet.«
(PL 1156 A/C)


Ysop und Hähnchen zusammen machen das Heilmittel aus.
Das zuletzt genannte Mittel habe ich nur deshalb aufgenommen, weil es einen Sonderfall von »Ysop in Wein« darstellt, während vom (gekochten) Ysopwein abgeraten wird.
Bei den heimischen Gewürzpflanzen macht uns Hildegard auffallend häufig auf den Unterschied von roh und gekocht aufmerksam. Fast scheint es, als ob sie jene kritiklose Anbetung des »Rohen« in unserer Zeit vorausgeahnt hätte. Das gilt besonders für die wichtige und große Gruppe der Schirmblüterpflanzen und ihre Würzwirkung.


## Dillkraut

»... macht den Menschen traurig, wie immer es gegessen wird.
Roh (frisch) taugt es fürs Essen überhaupt nicht, weil es eine größere Erdfeuchte in sich hat als zum Beispiel der Fenchel. Auch zieht es die sogenannte Fettigkeit der Erde in sich ein, weshalb es dem Menschen schlecht bekommt, Dill roh zu essen.
Wenn Dillkraut jedoch gekocht wird, beseitigt es den Gichtstoff (Rheumastoff) und ist in diesem Fall im Essen nützlich.«
(PL 1158 B)

Wenn also mancherorts bei jung und alt die Dillsoße als Ersatz einer Gemüsebeilage wegen ihres interessanten Geschmackes recht beliebt ist, so hätte das bei der weitverbreiteten Anlage zu Rheuma seinen guten Sinn. Mit dem traurigmachenden Effekt kann man fertig werden, unter anderem durch entsprechende Zubereitung (Muskatnuß) und süßen Nachtisch.

Anders liegen die Dinge beim verwandten

## Petersilienkraut

»... das aus Wind und Feuchte wächst. Für den Menschen ist es roh besser und nützlicher zu essen als gekocht. Gegessen schwächt es die Fieber, die den Menschen erschüttern, aber sanft ergreifen (anfangs?).

Doch es erzeugt im Denken des Menschen Schwerfälligkeit.« (PL 1158 D)

Im Naturmittelbuch folgt die Beschreibung des berühmten Hildegard-Herzweines, in dem die Petersilie eine Hauptrolle spielt. Die Petersilienwirkungen, die heute die Chemie kennt, kommen an diese Charakteristik nicht heran. Weder seine harntreibende Wirkung noch sein gerühmter Vitamingehalt gleichen dieser Darstellung Hildegards. Dagegen schließt der Hildegard-Text die Warnungen ein, die von anderer Seite gegen die Petersilie vorgebracht werden: Größere Mengen sollen nicht von Menschen mit empfindlichen Nieren und auch nicht von Schwangeren eingenommen werden; oder daß zuviel Petersilie Krebs machen soll.

Dagegen lob ich den allgemeinen Brauch, mit Rohpetersilie verschiedene Fertiggerichte zu garnieren, wobei unbekannt bleibt, ob diese Sitte auf Hildegard zurückgeht oder nicht. Die einfache und auch die krause Blätterpetersilie haben die gleiche Petersiliensubtilität. Die Hildegard-Texte sprechen von Petersilie schlechthin und meinen wohl in erster Linie die Blätter.

An die Petersilie reiht sich ganz natürlich bei Hildegard die *Selleriepflanze.*

Wie bei Petersilie, wird bei der allgemeinen Beschreibung nicht auf Wirkunterschiede zwischen Wurzeln und Blättern hingewiesen. Die ganze Pflanze ist so. Nur für bestimmte Heilzwecke empfehlen sich einmal die Blätter, einmal die Wurzeln und einmal der Samen.

»Sellerie hat mehr eine grüne Natur als eine trockene und hat viel Saftiges in sich. Roh taugt er den Menschen nicht zum Essen, weil er in ihm schlechte Säfte bereitet. Gekochte Sellerie zu essen schadet dem Menschen nicht, sondern macht ihm vielmehr gesunde Säfte.
Aber wie immer er auch gegessen wird, führt er den Menschen zu einer unsteten Gesinnung, weil sein Grünes ihm manchmal schadet, manchmal wegen der Unstete traurig macht.«
(PL 1159 C)

Also nicht gerade eine Empfehlung für rohen Selleriesaft, der vor allem bei Saftfastenkuren zu Unrecht empfohlen wird. Davon abgesehen kann Sellerie oder Selleriesamen in manchen Kombinationen Heilwirkung besitzen.
Wenig verwendet, jedoch als heimisches Küchengewürz nicht unbekannt, ist der *Kerbel.*

»Der weder aus kräftiger Luft noch starker Feuchtigkeit der Erde wächst, sondern aus minderwertiger Witterung (aura), noch ehe die fruchtbringende Sommerwärme anhebt.
Kerbel ähnelt in einigem den Unkräutern, weil er viele Gase (Dämpfe) im Kopf des Menschen bereitet, wenn er roh gegessen wird.
Weder gekocht noch roh nützt er dem Leib des Menschen.«
(PL 1160 A)

Nur das eine kann Kerbel, Eingeweidebrüche heilen:

»Zerstampfe den Kerbel und lasse beim Auspressen den Saft in Wein fließen. Diesen Kerbelsaftwein reiche dem zum Trinken, der gebrochene Wundstellen der Eingeweide hat, und mache das oft, und er wird geheilt.« (PL 1160 A)

Zur Ehrenrettung des Kerbelkrautes habe ich eines der Kerbelheilmittel hierher gesetzt. Die gebrochenen Wundstellen nennt man heute kurz »Brüche«. Sicherlich gehören dazu auch die Zwerchfellhernien, wahrscheinlich auch Gebärmuttervorfall, vielleicht sogar einfache Mißbildungen.

Als Schirmblüterpflanze wäre hier noch einzufügen die *Liebstöckel-Pflanze*:

»Wenn man Liebstöckel roh ißt, löst es die natürliche Beschaffenheit des Menschen auf und zersetzt sie.
Wenn man Liebstöckel ohne andere würzende Beigaben für sich allein gekocht ißt, macht es schwerfällig und einen trägen Körper und Verstand. Wenn es aber mit anderen Beigaben gekocht und gegessen wird, schadet es dem Essenden nicht viel.« (PL 1186 A/B)

Wegen seines eigenartigen Geruches wird Liebstöckel auch als »Maggikraut« bezeichnet. Es benötigt seinerseits etwas Würze, damit es nicht schädigt. Sollte es also in den Brühwürfeln zur Vertiefung des Fleischgeschmackes mitgekocht sein, so wäre es da richtig am Platze.

Nach dieser Pflanzengruppe, zu der auch noch der Fenchel gehört und den wir an anderer Stelle beschrieben haben, folgen bei Hildegard die verschiedenen Lauchsorten. Zuerst hören wir vom *Knoblauch*, der angeblich erst durch die Türkenkriege im nördlichen Europa verbreitet wurde. Nach der Befreiung Wiens hat man neben dem Kaffee auch große Mengen Knoblauch erbeutet, wodurch er zum Liebling der Wiener Küche avancierte. Man schätzt ihn mehr als Heilmittel denn als Küchengewürz und hat ihn deshalb auch eingehend untersucht. Neben einem aus vierzehn Bestandteilen zusammengesetzten ätherischen Öl fand man Vitamin A und B, Nikotinsäureamid und Vitamin C, Hormone, Fermente, Jod. »Doch gelingt es nicht, eine einzelne Reinsubstanz aus dem Knoblauch herzustellen, die der ganzen Knoblauchwirkung entspräche.« (Dr. R. F. Weiß)

Wer den rohen Knoblauch ißt, riecht danach, womit bewiesen sein soll, daß er auf den ganzen Körper wirkt. Man spricht von einer Desinfektionswirkung über den Darm, so daß Knoblauchessen die Soldaten gegen Ruhr schützen soll und vielleicht auch diesen Zweck im Türkenlager hatte. Auch eine Wirkung gegen Aderverkalkung, Blutverfettung und Blutgerinnung wird dem Knoblauch zugesprochen. Dabei wurde nachgewiesen, daß diese Wirkung nur dem Frischknoblauch zusteht, der nicht über ein Jahr alt sein darf. Und was steht bei Hildegard?

»*Knoblauch* hat die rechte Wärme und wächst und grünt aus der Kraft des Taues, das heißt, vom ersten Nachtschlaf an bis fast gegen das Tagwerden zu und wenn die Zeit zur Matutin gekommen ist. Für Gesunde und Kränkliche ist er gesünder zu essen als der Porree.
Man muß ihn roh essen, weil er beim Kochen fast wie verdorbener Wein wird (Seiger). Denn sein Saft ist wohlabgestimmt, und er hat die rechte Wärme.
Den Augen schadet er nicht, auch wenn von seiner Wärme die Bindehaut ums Auge stark gereizt wird. Nachher werden sie nämlich klar.
Doch soll man maßvoll Knoblauch essen, damit er das Blut des Menschen nicht zu sehr erhitzt.
Wenn Knoblauch alt (geworden) ist, dann verschwindet seine gesunde und rechte Fruchtigkeit; aber er kommt dann wieder zu Kräften, wenn er von anderen Speisen ins rechte Maß gebracht wird.« (PL 1162 A)

Zum Mitkochen (als Würze) eignet sich also ausschließlich der alte Knoblauch. Den frischen Knoblauch soll man roh, also nach dem Kochen, den Speisen zufügen. Merkwürdigerweise gibt der Hildegard-Text kein Mittel an gegen den recht unangenehmen Geruch des rohen Knoblauchs. Man kann versuchen, durch Nachessen von Fenchel den Knoblauch-Mundgeruch zu nehmen. Eine andere Möglichkeit besteht darin, daß man den Knoblauch so zubereitet, wie man ihn gegen den Wurmbefall der Kinder ißt: Die rohe Knoblauchzehe wird in ein warmes Röstbrot eingerieben, das mit Butter und Salz gegessen wird. Dadurch läßt sich der Knoblauchgeruch weitgehend binden. Wenn ich den Schlußsatz bei Hildegard richtig deute, hilft man sich am besten dadurch, daß man ihn alt werden läßt und dann einfach mitkocht.

Als nächste Lauchart folgt im Hildegard-Text die *Perlzwiebel (Schalotte)*,

»die zum Essen weder für Gesunde noch für Kränkliche taugt. Wenn jemand Schalotten essen will, soll er sie vorher in Wein legen und darin beizen. So kann sie sowohl der Gesunde wie der Kranke essen.
Auch dann ist die Perlzwiebel für den Kranken, mäßig und roh gegessen, besser als gekocht. Denn gekocht würde sie im Bauch das (bekannte) Beißen machen.
Darum beize man sie vorher in Wein wie beschrieben, wenn man sie roh essen will.« (PL 1162 B)

Leider werden die hübschen Perlzwiebeln in Essig eingelegt. Es sollte aber zum Beizen Wein genommen werden. Das muß man selbst machen. Merkwürdigerweise werden sie auch nach dem Beizen noch als »roh« bezeichnet, während sonst bei Hildegard durch das Beizen das Rohe beseitigt wird. Roh bedeutet hier soviel wie ungekocht.
Das folgende *Porree-Kapitel* übergehe ich hier, weil Porree ganz sicher nicht zum Würzen taugt und er von mir auch beim Giftkapitel (»G«) beschrieben wurde. Dagegen hören wir uns an, was ganz allgemein über die *Laucharten* geschrieben steht. Hierher müßte man wohl auch den Bärlauch einreihen:

»Jede Art von Lauch, der hohl ist, Sörge und Prieslauch und Planza (Winterzwiebel) und ähnliche, sind nicht allzu warm, sondern wohlabgestimmt und haben so etwas wie einen weinartigen Saft. Ihr Wachstum haben sie von Wind und Erdfeuchte. Unter anderem ist der (Schnitt-)Lauch weniger schädlich und führt nicht zu menschlichen Säftestürmen und kann rasch verdaut werden.
Roh genossen, schädigt er Gesunde nicht; für die Kranken soll er gekocht werden, damit sich seine Feuchte nicht zum Feuchtigkeitsgehalt jenes (Kranken) gesellt, denn die Kranken haben widersprüchliche Säfte in sich.« (PL 1163 A/B)

Den Schluß der Laucharten macht die bei Hildegard »Unlauch« (englisch: onion) genannte *Zwiebel*:

> »Sie hat nicht die richtige Wärme, sondern eine heftige Feuchte und wächst aus jener Art des Taues, der sich gegen Tagesbeginn bildet, das heißt dann, wenn die Kräfte des Taues bereits schwinden.
> Roh gegessen, ist die Zwiebel so schädlich und giftig wie der Saft von Unkräutern; gekocht ist sie gesund, weil durch die Feuerhitze die in ihr vorhandenen Schädlichkeiten gemindert werden.
> Für solche, die an Schüttelfrösten (ridden?) leiden oder Fieber oder Gicht haben, ist sie gekocht (besonders) gut. Den Magenkranken macht sie roh wie auch gekocht Schmerzen, weil sie (zu) feucht ist.« (PL 1163 B/C)

Wir haben hier wieder ein Beispiel dafür, daß auch in der Küche des Feuers Macht wohltätig sein kann. Das kommt all den Dingen zugute, die man aus Zwiebeln machen kann, vom »Zwiebelkuchen mit Speck« bis zur »Zwiebelsuppe mit Wein«.

Ein uraltes Heil- und Würzkraut ist *Salbei*. Wenn man einer Speise einen Hauch Fleischgeschmack geben will, braucht man nur Salbei beizufügen, denn fast alle Wurstsorten schmecken danach. Bei Hildegard steht nur seine Heilwirkung und nichts von einer eigentlichen Würzkraft.

> »Salbei ist nützlich gegen krankhafte Säfte, weil diese Pflanze trockener ist. Roh oder gekocht gegessen, ist sie gut für solche, die schädliche Säfte plagen, weil sie mit diesen aufräumt.
> Nimm darum Salbei(-Blätter) und pulvere sie und iß dieses Pulver auf Brot, und es mindert in dir den Überfluß an schlechten Säften ...« (PL 1154 A)

Dieses Mittel gehört bereits zu den Arzneien Hildegards. Gemeint sind hier chronische Katarrhe und Ausflüsse. Ähnlich wie Salbei sind auch die bitteren Blätter von *Rainfarn* mehr Heilkraut als Würzkraut:

»Rainfarn hilft gegen alle überfließenden und ausfließenden Säfte. Denn wer leicht Schnupfen bekommt und den Husten, der esse Rainfarn als Suppe, in Pfannkuchen oder mit Fleisch (gekocht) oder auf irgendeine Art. Er schränkt die Säfte ein, daß sie nicht überhandnehmen und so vergehen ...«
(PL 1173 C/D)

Von seinen Heilwirkungen steht noch mehr, aber nichts von einer Würzwirkung. Man nimmt nur die Blätter beziehungsweise ein Rainfarnpulver, das nur aus den Blättern gemacht wurde ohne die Blüten. In ähnlicher Weise ist auch *Beifuß* ein ausgesprochenes Heilmittel und eigentlich kein Gewürz.

»Das Saftige des Beifußes ist sehr nützlich. Wenn Beifuß gekocht und in Gemüsen mitgegessen wird, heilt er die schwachen Eingeweide und wärmt den kalten Magen.« (PL 1172 A)

Hinter dieser harmlosen Angabe verbirgt sich ein vorzügliches Gemüsegewürz bei asthenischen, das heißt schmalen und lang aufgeschossenen Menschen, die an Krampfadern, Hämorrhoiden und Magensenkungen leiden. Sogar an Bauchspeicheldrüsenerkrankungen ist zu denken, weil auch sie nach Hildegard zu den Eingeweiden gehören. Dafür spricht auch die Wirkung des Beifußes als Gewürz gegen Sodbrennen, wenn er zusammen mit Fleisch oder auch anderen Gemüsen gekocht gegessen wird.

Die Blätter der *Weinraute* sollen besser roh nach dem Essen gekaut als trocken und gepulvert im Essen mitgekocht werden. Daß dieses Rautenpulver gekocht schaden würde, steht aber nicht, so daß wenigstens ein Rest seiner gegen die Melancholie eingestellten Wirkung noch im Essen vorhanden sein dürfte.

Auch Quendel ist ausschließlich Heilkraut gegen Hautausschläge, wenn es als Würzbeigabe mit Fleisch oder Gemüse gekocht wird. Die Hildegard-Medizin kennt also kaum den Gebrauch von heimischen Kräutern nur zum Würzen. Und was wird heute nicht alles zum Würzen empfohlen, um das Essen doch noch auf »natürliche« Art und Weise schmackhaft zu machen! Man nimmt dazu auch den *Thymian*. Bei Hildegard

287

steht nichts von einer Würzwirkung. Man muß ihn selbst noch würzen – zur Gewinnung einer heilsamen Salbe:

»Wer eine Lepra (Anlage zu Hautausschlägen) in sich hat, der würze diese Pflanze mit anderen feinen (Heil-)Kräutern und Wirkstoffen und salbe (mit diesem Kräuterbrei) die Hautausschläge (Lepra, Geschwüre?), und so mindert diese Pflanze durch ihre wärmende Wirkung und Stärke die Fäulnis (Infektionskeime!) dieser Leprakrankheit, es mag eine Hautinfektion sein welcher Art immer.« (PL 1209 A)

Vom Senf steht unter »E« in diesem Buch geschrieben.

Von einer Würzwirkung der Wacholderbeeren lesen wir bei Hildegard nichts, obwohl diese sicher seit jeher als Würzmittel verwendet wurden. Ebensowenig über die Verwendung der Lorbeerblätter in der Küche; dagegen lesen wir von vielen Heilwirkungen des Lorbeerbaumes und seiner Früchte.

## Pilze

spielen bei Hildegard als Heilmittel eine größere Rolle als in der Küche. Sie schreibt:

»Die auf der Erde wachsenden Pilze (Schwämme) gleich welcher Art... zu essen schadet dem Menschen etwas, weil sie Schleim und Schaum in ihm hervorrufen. Doch die Pilze, die an trockenen Stellen (Luft) auf trockenem Boden wachsen, sind etwas besser als die an feuchter Luft und auf feuchtem Boden ..., die einen bösen Saft im Menschen erwecken, der sie ißt ...
Aber die Schwämme, die auf Bäumen stehend oder liegend wachsen, sind als Essen für den Menschen einigermaßen gut und schaden gegessen weniger ...« (PL 1194 BC)

Als ausgesprochen gut für den kranken wie für den gesunden Menschen gilt der Schwamm auf dem Buchenholz (frisch). Als genießbar und gut wird auch der Weidenschwamm bezeichnet.

# Zucchini, Exoten und Kartoffel

Jüngst rief mich ein Hildegard-Freund an und meinte: »Ach, die Leute verstehen ja nichts von Hildegard! Sagen Sie mir doch, lieber Doktor, sind Zucchini gesund? Mais, Kiwi, Sesamkörner?« Auch ich mußte den Mann enttäuschen. »Was, davon hat Hildegard noch nichts gewußt?«

Warum steht bei Hildegard nichts von den Kartoffeln? Nichts von Ananas, Avocado, Bananen, Bambussprossen, Kakifrucht, Kiwi, Papaya und anderm mehr? Neunzig von hundert Lesern beantworten sich selbst die Frage damit, daß es zu Hildegards Zeiten so etwas (in Europa) noch nicht gab. Noch vor hundert Jahren kannte man die meisten dieser Exoten nicht, nicht einmal vor fünfzig. Die Hildegard-Texte geben nur über die Dinge Auskunft, von denen man damals mindestens den Namen wußte. Was würde heute Hildegard dazu sagen? Um diese Auskünfte zu erhalten, bestehen heute schon in gewissen Kreisen Tendenzen, eine neue Seherin nach Art der hl. Hildegard »aufzubauen«: Spiritisten behaupten, den Geist Hildegards in einem »Medium« eingefangen zu haben. Vor solchen Leuten soll man sich hüten. Mit dem Apostel möchte ich sagen: »Habt keinen Umgang mit ihnen!« (2. Thess. 3,14)! Solange nicht einmal Hildegard von Bingen nach Gebühr bekannt und anerkannt ist, braucht Gott der Welt keine neue Hildegard zu schenken.

Bei manchen Küchenneuheiten können wir aus dem Geist Hildegards mit vernünftigen Überlegungen selbst die Antwort geben. Das habe ich an entsprechenden Stellen in diesem Buch versucht. Aber brauchen wir Küchenneuheiten überhaupt? Ein gesundes Mißtrauen gegen Fremdes sollte uns eher warnen. Neuerungssucht gehört jedoch zu den Kennzeichen unserer Zeit. Wer nicht mitmacht, kommt sich rückständig vor. Hildegard hat unserer Zeit vorausgesagt:

»Semper novabunt et variabunt ...« (PL 910 C)

das heißt, man wird immer wieder etwas Neues hervorholen und nach Abwechslungen haschen. Das hat sich wortwörtlich erfüllt.

Man könnte gegen die Überfremdung unserer Küche auch den großen Arzt Paracelsus als Kronzeugen anführen. Er schrieb, daß jedem Land seine Nahrung und seine Heilmittel selbst erwachsen. Wer die Kochbücher der Jahrhundertwende und früherer Zeiten ansieht, wird feststellen, daß man ohne die neuen Exotenimporte ganz hervorragend und wohlschmeckend zu kochen verstand. Aber versuchen wir trotzdem eine Stellungnahme zu einigen Exoten. Ist nicht *Papaya* die Frucht vom tropischen Melonenbaum? Bringt uns die äußere Ähnlichkeit mit der Melone weiter? Was die Wissenschaft über die Verdauungskraft der Papaya festgestellt hat, klingt gut: Sie soll eine schwache Eiweißverdauung ersetzen können. Wird aber dabei die subtile Eigenart der Papaya berücksichtigt? Eine eventuelle Wirkung aufs Gemüt? Wie müßte man Papaya richtig zubereiten? Was soll man von ihr verwenden? Wozu? Die Zweifel bleiben also. Von der *Ananasfrucht* gilt das gleiche: Unsere Wissenschaft hat darin einen Stoff gefunden, der das Blut »verdünnt«, ähnlich modernen Chemikalien. Aber soll man das Blut verdünnen? Der Zweifel bleibt.

## Bambussprossen

bietet uns Ostasien als spargelähnliches Gemüse oder Essiggemüse an. Man sagt, die Bambuspflanze stünde unseren Gräsern nahe, zu denen letztlich alle heimischen Getreidesorten zählen. Handelt es sich bei diesen Sprossen um etwas Ähnliches wie bei unserem gekeimten Getreide? Aber wie viele Unterschiede gibt es allein schon unter den Getreiden (»L«)!

## Kakifrüchte

heißen mit anderem Namen Kakipflaumen, Kakifeigen oder Dattelpflaumen. Sollen wir uns damit befassen, weil ihr Anbau bereits nach Italien und Spanien vorgedrungen ist? Etwa auch mit der »verwandten« Lotosfrucht und Posimen? Letztere ähneln an Größe und Aussehen den Mispeln und werden zu Branntwein verarbeitet. So unsympathisch uns der Vergleich mit Pflaumen oder Feigen berührt, so sympathisch wären uns Ähnlichkeiten mit Datteln oder Mispeln. Warum aber dann nicht gleich zu Datteln oder Mispeln greifen?

## Kiwi

auch chinesische Stachelbeere genannt, ebenfalls schon »europäisiert« (Holland, England, Frankreich), wird bereits Konserven und Essenzen zugesetzt, ob wir es wissen oder nicht. Nach Hildegard können wir nicht einmal etwas Sicheres über unsere heimische Stachelbeere aussagen. Es gibt sogar noch eine »falsche« Stachelbeere, aus Peru. Sie ist ein Nachtschattengewächs ... Mit dem Weisen aus dem alten Griechenland möchte ich ausrufen: »Wie viele Dinge gibt es doch, ohne die man glücklich sein kann!«

## Avocado

oder Alligatorbirne habe ich einmal probiert und fand sie widerlich fett. Sie steht botanisch dem Lorbeerbaum, der Muskatnuß und dem Zimtbaum nahe. Wir wissen, daß diese viel Gutes liefern. Worin liegt beim Avocado das für uns absolut Brauchbare? In der Rinde – wie beim Zimt? Im Stein – wie bei der Muskatnuß? In der ganzen Frucht – wie bei der Lorbeere? Fragen über Fragen. Aber wozu, frage ich noch einmal, wenn wir doch Zimt und Muskatnuß und Lorbeeren haben? Wir wissen nun auch, warum nichts bei Hildegard zu stehen braucht über *Zucchini*, die Früchte des Gemüsekürbis von der Lianenpflanze

Cucurbita pepo giromantiina: Weil wir den Kürbis haben!
Warum alles so weit herholen? Ist doch Energieverschwendung.

Bei den Nachtschattengewächsen, *Kartoffel, Tomate und Paprika* liegen die Dinge nicht so einfach, weil sie schon lange heimisch geworden sind. Mathias Claudius (1740–1815) dichtete in einer Zeit, in welcher der Siegeszug der Kartoffeln zuerst in Preußen und dann in Europa begann, als guter Patriot:

>»Schön rötlich die Kartoffeln sind
>und weiß wie Alabaster.
>Sie däu'n sich lieblich und geschwind
>und sind für Mann und Weib und Kind
>ein wahres Magenpflaster.«

Friedrich II. hatte den vermehrten Kartoffelanbau befohlen, um in Kriegszeiten eine Reservenahrung zu haben. 1772, zur Zeit der schweren Teuerung und Hungersnot nach dem Siebenjährigen Krieg, verbreitete sich der Kartoffelanbau in Norddeutschland, nachdem diese Knollen schon längst als Kuriosum ein bescheidenes Dasein geführt hatten. In Süddeutschland und in Österreich und in den Alpenländern wurden die Kartoffeln spät eingeführt, vor allem in rauhen Höhenlagen, wo die Getreide nur noch schlecht wachsen und – zur Schnapsherstellung. Das Dinkelland hat ziemlich lang dem Kartoffelanbau widerstanden. Ob die Einführung der Kartoffel Segen oder Fluch bedeutet hat?

Unter den heute geltenden Diätrichtungen gibt es propotatische (von »potato«, dem englischen Namen für Kartoffel) und antipotatische Richtungen, Fürsprecher und Gegner. Bei Kranken können weichgekochte Kartoffeln, ja sogar Kartoffelsaft, überschüssige Magensäure binden. Die Kartoffeln liefern praktisch Kartoffelstärke und Kalium, was über die Subtilität allerdings nichts aussagt (»Q«).

Alle Nachtschattengewächse haben hochaktive, oft sogar sehr giftige Eigenheiten (Kartoffelsamen, Tollkirsche, Bilsenkraut, Einbeere, Tabak), und alle Nachtschattengewächse haben Psychotropie, eine Wirkung auf das Gehirn-Nerven-System. Jeder kann einen diesbezüglichen Versuch machen: Man esse vier

Wochen lang keine Kartoffeln und dann an einem der folgenden Tage relativ viel Kartoffeln. Dann beobachtet man die Träume in der Nacht, falls man auf Träume zu achten versteht. Um den Versuch nicht zu beeinflussen, verrate ich nichts.

Ein Argument gegen die Kartoffeln stammt von den Früchteessern. Diese beachtliche Diätrichtung legt Wert darauf, daß unsere Nahrung über dem Erdboden wächst. Was die Sonne bestrahlt und zur Reife bringt, müßte auch mehr Sonnenkraft liefern. Wie stimmen Mensch und Kartoffeln zusammen? Kulturgeschichtlich fällt das Urteil negativ aus. Die Urheimat der Kartoffeln war das Inkaland. War die Inkakultur eine Kartoffelkultur? Man hört immer nur von den Grausamkeiten der Spanier bei der Eroberung. Vergessen wir aber nicht, daß die Inkas noch viel grausamer waren, weil sie ihrem Sonnengott Menschenopfer dargebracht haben, indem sie ihnen das Herz lebendig aus dem Leibe rissen.

Um sich mit Kartoffeln zu sättigen, braucht man relativ große Mengen. Das spricht nicht für ein Diätnahrungsmittel. Der Kartoffelbrei hat überdies den Nachteil, daß die Kartoffelstärke molekular in das Blut aufgenommen werden kann und dadurch nachweislich Allergie erzeugen kann. Vorgefertigter Kartoffelbrei scheidet sowieso in der Krankenküche aus (Konservierungsmittel, Herstellungsprozedur). Wir werden den Kartoffeln den Rang eines Salatgemüses und einer Abwechslung zubilligen.

## Tomaten

das zweite Nachtschattengewächs, unterscheidet sich von den Kartoffeln wesenhaft dadurch, daß bei ihnen die Frucht und nicht die Wurzelknollen verwendet werden. Dadurch steht nicht der Stärkeanteil, sondern ein hoher Samenanteil im Vordergrund. Um so mehr ist mit einer Nachtschattenwirkung zu rechnen, über die nichts Näheres bisher bekannt ist. Warum heißen sie im süddeutschen Raum Paradiesäpfel (Paradeiser)? Man wird den Tomaten einen Geschmackswert zweiten oder dritten Ranges bei Saucen und Salaten einräumen. Auch *Paprika*, als drittes Nachtschattengewächs, ist kein unbeschriebenes Blatt. Ist das feurige ungarische Wesen auf den reichlichen Paprikaanteil in der Kost zurückzuführen? Man nimmt an, daß Paprika stimuliert. Wieder lassen sich seine subtilen Beziehungen zum Menschen aus dem hohen Vitamingehalt nicht erkennen. Das Menschenfreundliche und das Menschenfeindliche bei den Nahrungsmitteln auseinanderzuhalten, vermochte bisher bloß Hildegard, die einmal schrieb:

»... in allen Kreaturen, den Tieren, den Reptilien, Vögeln und Fischen, den Kräutern und den Obstbäumen liegen geheime Mysterien Gottes verborgen, die weder ein Mensch noch ein anderes Geschöpf weiß oder erkennt, wenn es ihnen nicht von Gott gegeben wird.« (PL 893 C)

# Hildegard von Bingen

## Kurzbiographie

Hildegard wurde 1098 auf einem Gutshof in Bermersheim bei Alzey, Bistum Mainz, geboren. Das zehnte Kind ihrer adeligen Eltern wurde vom Mutterschoß an als »Zehent« Gott geweiht. So war diesem Kind eine ungewöhnliche Fähigkeit angeboren: Sie hatte von Geburt an »das zweite Gesicht« und sah, was Menschen sonst nicht sehen können, zum Beispiel die Färbung eines Kälbchens in der Kuh oder Bilder aus fernen Gegenden und aus den Frühzeiten der Menschheit.

Wegen der wunderlichen Gaben und der natürlichen Frömmigkeit vertrauen die Eltern Hildegard mit acht Jahren der Klausnerin Jutta auf dem Disibodenberg (bei Kreuznach) zur Erziehung an. Mit sechzehn Jahren trat Hildegard als Nonne dort in das Benediktinerinnen-Kloster. Nach dem Tode Juttas leitete sie von ihrem 35. Lebensjahr an bis an ihr Lebensende (1181) das aufblühende Frauenkloster als Meisterin (Äbtissin). Eine kurz nach ihrem Tode von Augenzeugen verfaßte und glaubwürdige Biographie unterrichtet uns über ihr Leben sowie eingestreute Bruchstücke einer Autobiographie und schriftliche Zeugnisse Hildegards in ihren Büchern.

Ihr Leben zerfällt in zwei ungefähr gleich lange Abschnitte. Während 35 Jahren lebte sie in der Abgeschiedenheit des klösterlichen Alltags. Anno 1141 überflutete und erfüllte sie ein intensives Licht von oben. Sie erhielt ihre Prophetenweihe zugleich mit dem Einblick in den Tiefsinn aller heiligen Schriften des Alten und Neuen Testamentes. Gleichzeitig wurde ihr die Gabe »des dritten Gesichtes« verliehen. Sie sah zu jeder Tages- und Nachtzeit, ohne je irgendwelche ekstatische Entrücktheiten zu haben, einen himmlischen Fernsehschirm vor sich: eine flimmernde Lichtwolke und darin Worte und Bilder. Sie hörte daraus Reden und Erklärungen in lateinischer Sprache. Eine himmlische

Stimme befahl ihr, dieses »Programm« niederzuschreiben. So entstanden alle Bücher Hildegards. Sie schrieb selbst auf Wachstafeln oder diktierte einer Mitschwester und einem Sekretär (Volmar), der auch die Übertragung auf Pergament vornahm, bis in ihr 75. Lebensjahr drei große Bücher: *Scivias* (1141–1151), *Vita meritorum* (1158–1163, eine Psychotherapie) und *Divina Opera* (1163–1173). Es steht fest, daß Hildegard keine Studien gemacht oder besonderen Unterricht genossen hat und nur das liturgische Kirchenlatein beherrschte.

Aus dieser himmlischen Programmvision stammt auch das Medizinbuch Hildegards und aus der gleichen Zeit (1151–1158) je ein Buch der Lieder, der Briefe und der Evangelienauslegungen sowie eine unbekannte Sprache. Aus ihrer Vision erhielt sie auch den Auftrag zur Gründung eines Klosters auf dem Rupertsberg bei Bingen und eines Tochterklosters in Eibingen (Rüdesheim) und den in der ganzen Kirchengeschichte einzigartigen Befehl zu vier größeren Predigt-Reisen (1158 Bamberg; 1160 Lothringen; 1162 Köln; 1170 Schwaben).

Hildegard gilt als »Heilige der ungeteilten Christenheit« und besaß die Gabe der Prophetie und Wunderheilung und Gebetserhörungen. Sie war zeitlebens kränklich und öfters krank (einmal drei Jahre). »Ihre« Medizin scheint sie weder für sich noch für andere jemals angewandt zu haben. Ihr Medizinbuch, dem die Angaben der *Küchengeheimnisse* entstammen, war praktisch 800 Jahre verschollen und wurde nach ihrem Tode in die zwei Bücher geteilt, die wir heute wieder haben: das *Lehrbuch* (Causae et Curae) und das *Heilmittelbuch* (Physica). Dr. med. G. Hertzka hat seit 40 Jahren diese Bücher studiert und mit Erfolg erstmals nachgewiesen, daß ihre Angaben praktisch brauchbar sind und mit vielen modernen Ansichten übereinstimmen.

# Register

## Naturmittel

Aal 95, 124, 270
Abendessen 86
Ackerminze 206
Ackerstelze 269
Äpfel **149**
Äsche 258
Alkohol 218
Anis 108
Ammer 269
Apfelessig 66f.
Avocado 176, 291

Bachminze 236
Bachstelze 231, 257
Bär 267
Bambus 290
Bananen 176, 196
Barsch 258
Beifuß 287
Bertram **143**, 204, 227
Biber 255
Bier 88, 120, 124, 178, 217, **219**
Birnen **151**, 211
Bitterling (Fisch) 263
Blaubeeren (s. Heidelbeeren 95)
Bleie (Fisch) 267, 270
Bohnen 97, 196
Bohnenkaffee 85
Bohnenmehl 204
Brennessel 137, 196
Brombeeren 112
Brot 62
Brunnenkresse 196, 206, 251
Bucheckern 29, 228
Buchensprossen 196

Butter **27**, 178, 231, 238
Buchweizen 82, 135

Chicorée 197, 252
Currygewürz 106

Datteln 146
Diamant 235
Dillkraut 172, **280**
Dinkel **52**
Dinkelkaffee 49, **84**, 216
Dinkelrezepte 179
Distelöl 31

Eier **33**
Eltze (Fisch) 267
Ente 35, 95, 260
Erbsen 96, 119, 197
Erdbeeren 94
Essig **66**, 210

Faserstoffe 175
Feigen 143f., **145**, 229, 239
Felchen 262
Fenchel 46, 169, 214
Fennich (s. Hirse)
Fische 24f.
Fleisch **254**
Flohsamen 167
Forelle 263
Frühstück 79

297

Galgant 73, 108
Gans 34, 95, 259, 269
Gartenkresse 95, **251**
Gemüse 119, 124 f., **194**
Gerste 83, 133
Getreide 129
Gewässer 223
Gewürze 277 f.
Gewürze (klassische) 103
Gewürze (heimische) 277 f.
Griechenklee 234
Gründling (Fisch) 270
Grünkern 135
Gurken 68, 95, 197, 249

Habermus 80, 82
Hafer **81, 132**
Hagebutten 158
Hanfsamen 101
Hase 259
Haselfisch 258
Hausen (Fisch) 261
Hecht 207, 257, 267
Heidelbeeren (Blaubeeren) 95, **112**
Hering 262
Himbeeren 111
Hirsch 255, 263
Hirse (Kolbenhirse) 101, 135, 235
Holunderbeere 115
Honig **144**, 176, 232, 239
Hopfen 173
Hülsenfrüchte 96
Huhn 210, 238, **260**, 266

Ingwer 95, 105

Johannisbeeren 110
Johanniskraut 215

Käse 119, 125, 238
Kaffeebohne 85

Kakao 141
Kakifrucht 291
Karotten 176, 249
Karpfen 233, 262
Kartoffeln 127, 289, 292
Kichererbse 99, 196
Kirschen **157**
Knoblauch **283**
Knollenfenchel 196
Kohl 70, 196, 239, 247
Koppe (Fisch) 262
Kornelkirsche 159
Kranich 265
Kraut 196, 239
Kren (s. Meerrettich 71)
Kümmel 205
Kürbis 69, 196
Kürbiskernöl 31
Kubeben 168

Lachs 262
Lauch (s. Porree 285)
Lebertran 31
Leinsamen 167
Leinöl 30
Liebstöckel 283
Linsen 98, 119, 197, 236
Löwe 208
Lorbeerblätter 107

Mais 134
Malve 215
Mandeln (süße) 120, **229**
Mangold 196
Meerrettich (Kren) **71** f., 197, 235
Meersalz 77
Meise 257, 266
Melde 206
Merande 88
Milch 63, 74, 82, **136**
Mineralwasser 49, 220
Minze 206, 277
Mirabellen 156

298

Mispeln 158, **229**
Möhren 197, 249
Möve 257
Mohnöl 30
Most 217
Münne (Fisch) 270
Muskatnuß 107
Myrrhe 172, 242

Nachtschattengewächse 127, 294
Nelken (Gewürz) 107

Obst 119, 124, 149
Obstsäfte 216
Öl 29
Olivenöl 29, 119, 122, 210

Papaya 290
Pastinake 250
Petersilie 172, **281**
Pfau 127, 268
Pfeffer **106**, 233
Pfefferkraut 169
Pferd 210, 268
Pflaumen **93, 155**
Pfirsiche 95, **156**
Pilze 197, 288
Porree **91**, 197
Preiselbeeren 113
Psyllium (s. Flohsamen 167)
Pudding 141

Quendel 287
Quitten **153**

Rainfarn 206, 237, 286
Rebhuhn 261
Regenwasser 209
Reh 255, 263
Reis 134

Rettich 72, 234
Rhabarber 95
Rind 28, 126, 259, 263
Rispenhirse 100
Roggen 132, 209, 236
Rohkost 83, 104, 253
Rotauge (Fisch) 258
Rüben 70, **71, 249**

Salat **244**
Salbei 216, 286
Salm (Rheinlachs) 270
Salz **66**, 75, **77**
Sanddorn 144
Saubohnen 99
Sauerampfer 171
Sauerkraut 247, 248
Schaf 28, 120, 123, 230, 256, 264
Schalotte 285
Schlehen 157
Schleie (Fisch) 270
Schnepfe 256
Schnittlauch 253
Scholle (Fisch) 270
Schwan 259, 265
Schwarzbeeren (s. Heidel-
   beeren 112)
Schwarzwurzeln 196
Schwein 231, 264, 268
Schweinefleisch 95, 123, 198
Sechskornmischung 83
Sellerie 171, 251, **282**
Senf 74, 234
Silbermantel 215
Sonnenblumenöl 31
Spargel 196
Spelt (s. Dinkel 52)
Sperling 269
Spinat 194
Stachelbeeren 114
Steinbock 268
Stör (Fisch) 262
Strauß (Vogel) 170, 237, 265
Süßholz 170, 205

299

Taube 216
Teigwaren 62
Thymian 288
Tiger 208
Tomaten 252, 293
Turteltaube 269

Vanille 108
Vesen (s. Dinkel 52)
Vitamine 243
Vögel 26
Vogelbeeren 114

Wabenhonig 172
Wacholderbeeren 115, 288
Walfisch 31, 207, 257, 266
Walnuß 119
Walnußöl 30, 228
Wasser 128, 209, 222
Wein 88, **162** ff., 217

Weinessig (s. Essig 66)
Weinraute 147, 287
Weintrauben 161
Weißmehl 131
Weizen **129**
Weizenkleie 175
Wild (Fleisch) 255
Wildgans 121, 177, 256, 265
Wildschwein 200, 268

Ysop 118, 127 f., 279

Zichorie 95
Ziege 29, 208, 256, 264
Ziegenmilch 121
Zimt 108
Zitrone 73, 160
Zucchini 289
Zucker **139**
Zwiebel 197, 286

300

# Krankheiten und Verschiedenes

Abführtrunk 31
Aderlaßdiät 124
Alter 71, 140, 169, 199, 230
Appetitlosigkeit 106, 111, 233f.
Appetithemmer 235
Arteriosklerose 46, 153
Atemnot 27
Augen 75, 169f., 284
Ausfluß 286

Bänderzerrung 126
Bandscheiben 126
Bauchspeicheldrüse 96, 111
Blähungen 66, 73, 87, 255
Blase 71
Blasensteine 194
Blut 58, 91, 143, 159, 202, 211, 221
Blutfett 266
Bluthochdruck 76, 107
Bronchial-Asthma 264
Bruchleiden 265, 282
Brust 151, 228
Brustwassersucht 280

Cholesterin 177
Colities 206

Darm 70
Darmflora 84
Diabetes 46, 96, 206, 234, 266
Drüsen 96
Durchblutung 56

Durchfall 213
Durst 19, 78, 163, 209, 220

Eingeweide 72, 96f., 202, 287
Eiweiß 177, 238
Ehrgeiz 145
Ekzem 152
Epilepsie 123, 220
Essen und Trinken 17, 19, 103

Fasten 43, 44, **45** ff.
Fettleibigkeit 71, 105, 144, 236
Fettsucht 239
Fieber 66, 73 f., 100, 111, 160, 218,
 228, 233, 266 f., 270, 281, 286
Frauenleiden 96
Frohsinn 53, 60, 133, 166, 169, 228
Furunkulose 71

Galle 73
Gallenblase 152
Gallenblasenentzündung 111
Gastritis 209, 236, 287
Gehirn 72, 75, 100, 101, 107, 121,
 139, 168, 170, 246
Gelenke 94, 126, 153, 263
Gemüt 59, 167 f., 170, 252
Gesichtsfarbe 81, 169, 224
Gesundheit 23, 204 f.
Geschwüre 71, 259, 272, 288
Gicht (s. auch Rheuma) 92, 107, 112,
 153, 263, 265, 286

301

Habgier 145
Hämorrhoiden 96f., 287
Harn 162
Harnblase 163
Harnsäure 93
Haut 194, 200, 219, 266, 268, 287f.
Hautausschläge 92, 94, 123, 152
Hautfarbe 133, 205
Hautkrankheiten 136
Herbst 153
Herz 67, 92, 105, 107, 151, 167, 169f., 202, 267
Hormone 102
Hunger 100, 235
Husten 93, 120, 265, 287

Kinder 80, 87, 111, 159, 194
Knochenmark 58, 163
Körpergeruch 169, 205
Körperschwäche 145f., 199, 229, 265
Kopf 75, 101, 143, 282
Kopfweh 102
Kraftlosigkeit 143, 199f., 230, 257, 265
Krebs 56, 92, 127, 172, 177
Kreislauf 96, 230, 259
Kropf 96, 234, 248
Kurzatmigkeit 146, 231, 237

Leber 117, 151, 202, 267, 280
Leukämie 58, 127
Lunge 71, 76, 78, 119f., 138f., 151, 202, 219, 228, 265f.

Magen 31, 56, 75, 100f., 105, 157f., 160, 169, 208, 215, 255, 260, 264, 267, 277, 286
Magerkeit 27, 72, 234f., 254
Melancholie 60, 93, 144, 265
Migräne 151f.
Milz 67, 202, 251
Mittelohrentzündung 94

Mundgeruch 169
Muskel 58, 159, 232

Nerven 57, 104, 107, 153, 170
Niere 71, 76, 91, 97

Operation 152

Parkinson (Zitterlähmung) 154
Polyarthritis 93
Psyche 166

Rheuma (s. auch Gicht) 92, 113, 124, 153, 157, 216f., 263, 265f., 270, 281
Schizophrenie 121, 220
Schlaf 18, 86
Schnupfen 225, 287
Schwäche 67
Schwangerschaft 169
Schwarzgalle (Melanche) 91, 155, 172
Schwerfälligkeit 22, 144, 172, 211, 221, 281, 283
Sinnlichkeit 91, 123, 164, 198, 242, 267
Sodbrennen 147
Sommer 20, 157, 222

Traurigkeit 21, 166, 169f., 252, 265, 280
Trinken (s. auch Durst) 211, **214**
Tuberkulose 27, 76

Übergewicht 206, **226**, 242
Unbeständigkeit 172
Untergewicht **226**

Vegetarismus 39, 41
Venen 230
Verbitterung 170, 270
Verdauung 80, 86 f., 143, 149, 167
Vereiterung 262
Versäuerung 68
Verschleimung 156, 169, 259, 264, 267
Verstopfung 105, **202** f.
Vicht 263, 265

Wassersucht 107, **127** f.
Wetter 59
Winter 20, 151, 222, 256

Zuckerkrankheit (s. Diabetes)
Zwölffingerdarm 206

# PRANA HAUS®

*das Brevier für alle Freunde eines besonderen Lebensstils*

bietet auf nahezu 100 Seiten Literatur über Esoterik, Meditation, Yoga, Astrologie, Leben nach dem Tode, alternative Lebens- und Heilweisen.
Außerdem Schallplatten und Kassetten mit meditativer Musik, Autosuggestion und Tiefenentspannung
sowie Produkte aus der Natur zum Vorbeugen, Lindern und zur Körperpflege.

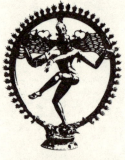

## PRANA

ist ein uraltes Sanskritwort. In der klassischen indischen Philosophie bezeichnet es den Lebensatem, die alles erfüllende, bewegende und verwandelnde Energie.

Prana wirkt im Makrokosmos wie im Mikrokosmos. Alle Kräfte des Universums wie des menschlichen Geistes sind Ausdrucksformen dieses dynamischen Prinzips.

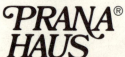

Kronenstraße 2 · Postfach 167
7800 Freiburg im Breisgau
Telefon 07 61/70 82-0

**Bitte fordern Sie unverbindlich den Katalog an.**